美容と東洋医学

人間美と健康美の原点

JN253595

大阪府立大学教授
大形　徹　監修

関西医療大学教授
王　財源　著

静風社

推薦のことば

京都大学 人文科学研究所教授　武田時昌

「美」の探求。これは芸術家の専売特許ではない。学問や技芸の全般に欠かせない要素である。レオナルド・ダ・ヴィンチが多数の解剖図を描いたことはよく知られているが、ルネサンス期には自然哲学者、芸術家または錬金術師が、自然や人体の神秘を探り、近代科学を発進させる数多くの発見、発明を成し遂げた。医学の進歩には、錬金術師パラケルススの金石薬が貢献したほか、デッラ・ポルタ達が自然魔術のなかで美顔術、若返り法を詳しく議論しているように、身体美、健康美を追い求めることも大きな推進力となった。

そのような試みは、近世ヨーロッパに限らない。イスラム、インドでも、東アジア世界でも、「美」の技法を大いに発達させてきた。それらの技術的伝統は現代まで受け継がれ、様々な美容術や薬品、化粧品が広く普及している。現代社会は、かつてないほどに美欲を満たしてくれる時代である。

ところが、残念なことに、美容への学問的追究が医薬研究の枠外に置かれている。薬事法において、医薬品と医薬部外品、薬用化粧品の区別立てがあるのはそれなりの理由がある。しかしながら、研究レベルでは、それほどに峻別すべきではないように思われる。というのは、美と健康は相補的な関係にあり、両者の重なり合うところに現代医療が取り組むべき重要課題が横たわっているからだ。

健康を実感するメカニズムには、様々な文化要素が絡み合っている。先端医療は高度に発展していて、よっぽどの難病でなければ、何らかの治療手段がある。しかしながら、多くの人々は、心身の不調を訴えながら悩ましい日常生活を送っている。古代人に比べてずっと豊かな健康社会であると自負できるわけではない。医薬研究が難病の克服に偏りすぎていて、日常的なハッピーライフをメインテーマにしていないために、健康観や美意識に認知の歪みがある。長寿高齢化社会に、生き長らえる苦悩や憂鬱を感じてしまうのは、喜びや楽しみをもたらす医療文化が欠如しているからである。

東アジアの伝統医学の場合、鍼術、灸法、按摩、接骨の諸技法や方剤調合による投薬が中心であるが、養生術、瞑想による修養法、心理療法も包含し、豊かな文化複合体を形成している。唐以前の古医書を網羅した医学百科全書である『医心方』には、その医療体系の全体像が明示される。そこでは、部位別の薬方とともに化粧品や美容法、気を巡らす身体技法に至るまで癒やしの技法が多種多様に語られている。それを通覧すれば、古来より健康を維持、増進させる多元的、複合的なアプローチがなされてきたことがわかる。

近年には、鍼灸を美容術に応用しようとする新たな動きがある。最もポピュラーなのは、鍼を顔面に施し、小顔、美肌のエステ効果を謳うものである。そのような美顔術は、鍼治療によって血流を良くして顔のむくみ、くすみを取ることができる効能に依拠している。しかしながら、顔面に数多くの鍼を突き立て、その皮膚刺激だけに限定して施術するのであれば、受け継いできた伝統鍼灸の本道を大きく外れてしまう。

王財源氏は、鍼灸美容の有用性に注目しながらも、そのような皮膚表面の施術に矮小化する現状に疑問を投げかけ、全人的治療からのアプローチを提言する。伝統鍼灸の本質は、患者の全身に表出する様々な疾病情報を的確にキャッチし、患者の体質や病証に即応した医療を行うところにある。そのようなホリスティックな側面を切り捨て、局部的な美容に特化してしまうのは、極端な欧化政策によって漢方薬や鍼灸術を非科学、邪術として根絶しようとした近現代医学の弊害と連動している。

鍼灸美容の飛躍を目的とするフレームワークとして最も肝要であるのは、伝統医療文化への遡及的考察である。その試みには、気の思想、東洋的な美意識、道教的身体観といった思想史的考察が必要である。そこで、王財源氏は佛教大学や大阪府立大学の大学院において中国文学、中国思想史の専門知識を学び、文献読解の本格的なトレーニングを受けた。本書は、その学問的な研究成果を臨床での実践と融合させた特筆すべき労作である。

命題として掲げるのは、「鍼灸医学にとって《美》の創出とは何か」である。そのような問いかけは、これまでにない斬新なものであることは言うまでもない。

鍼灸と美容の関係を深く考察しようとするならば、中国に特有の「気」の哲学に挑まなくてはならない。そこで、美意識や死生観あるいは養神、延寿といったキーワードによって先秦諸子百家から道教文献、古典文学に至る典籍を博捜し、縦横無尽の多角的な考察を繰り広げる。

外面だけではない真の美しさとは、充実した身体内部からの「気」の表出である。こころとからだの内外合一的な身体観をベースにして、鍼灸医術がどのように心身の健康維持システムを制御してきたのか、臨床医の視点を交えながらの哲学談義は実に読み応えがある。美を創り出すことは術者と依頼者の共同作業であるとし、古代鍼を用いた刺さない鍼の魅力を語るなど、優れた知見が随所に披露され、示唆に富む議論が展開されている。

以上のような王財源氏の論考は、『黄帝内経』を理論基盤にして発達してきた鍼灸医学の本質に迫っており、医学思想史的なアプローチとして新たな地平を切り拓いている。その視界の先には、鍼灸美容学の確立がある。

古代人の叡智に大いに学び、「美しさ」を保つ秘訣を会得できるならば、21世紀の調和型文明にふさわしい「美」の創出を目論むことができるだろう。伝統医学を復権し、現代化を企てるうえでも、そのような遡及と革新の複眼的思考が必要であるように思う。

美容と東洋医学

人間美と健康美の原点

目次

まえがき

２０１０年の６月、ある雨の降る蒸し暑い日であった。

その日の夕刻、私は大阪府立大学にいた。そこで出迎えてくださったのは、人間社会学部の大形徹教授であった。研究室に入ると多くの中国文献が処狭しと並べられていた。大形教授との面識は直接なかったが、大阪大学中国哲学科の湯浅教授の紹介であった。

東洋医学の教鞭をとる私にとって、中国哲学は大変に興味のあるものであった。なぜならば中国哲学の底辺に脈打つ生命観が、中国の伝統医療文化を理解するうえで、大きな助けとなるからである。ところが、研究室に積み上げられた数多の書籍をみると、これらを一朝一夕で理解することは至難な業であることがわかる。

この頃、大阪府立大学の扉を叩いたのには少し訳があった。それは未だ理解不足である中国哲学を基礎として、長い歳月を経て形成された伝統医学について、より深く学ぶために、中国哲学の研究者より指導を受けることであった。正しい歴史観を認識するという基礎のうえに、東洋医学と哲学との関係について、より深く研究を行うことを目的に、府大の大学院課程博士での受験を決意したのである。そして翌年の２月に実施された入学試験に合格した。

そこでは教員という肩書きは捨て、一人の学生という身分で、研究指導を受けることになった。元来、修士は佛教大学で中国哲学を専攻していたので、若干の知識はあるものと豪語していたが、入学後、多くの先生方との語らいで、十分な知識は持ち合わせていなかった浅薄非才を実感した小生を導き育てていただき、大変に感謝に堪えない場を提供していただいた。

また、大形教授には京都大学の武田時昌教授を紹介していただき、人文科学研究所での討論会に参加するチャンスにも恵まれた。そこで知り合った新たな門人らとの出会いは、門前の小僧たる小生の研究にとっては大きな刺激になった。さらに京大人文学科学研究所の「東アジア伝統医療文化多角的研究班」の一員となり、研究する機会にも恵まれた。そこに集いし多彩な人材群は、私にとって煌星の如く輝いてみえた。

医学は理論を実践に移し、その実践結果を定量化することで、誰にでも容易に理解できることを可能とし、普遍的な学問として実証化させた。つまり、どのような優れた文献上に蓄積された理論であっても、実践なき応用は机上の空論となり得る可能性が大きい。とりわけ医学は「患者」という、病と闘いつづける人間を中心に据えた学問である。

否、すべての学問の本質には、人類を幸福に誘う導火線のようなものが存在するのであろう。これらを鑑みたとき、論理化されたものを、鋳型にはめずに実践的に検討を加えることが、伝統医療文化を後世に伝える支柱となる。その代表を為す『黄帝内経』には、歴代医家たちによる、珠玉の実績により築かれた学問の蓄積がある。つまり、『黄帝内経』は抽象的な概念で成立したものではなく、実証により論証している。拙著もこのような概念を基礎としている。

近年、美顔のためという鍼施術が社会に定着している。これらは伝統医療文化に育まれた鍼灸で施術を行うことにより「美」を創出するという。しかしながら、伝統医学にみえる「美」の定義については、未だ研究は進んでいない段階にある。局所の肌や筋に鍼灸を行い、それを「美容」と称することは、些か性急すぎはしないだろうか。

力学的物理刺激が、皮膚や筋の状態に変化を引き起こすことは誰しも認めることであろう。だが、果たしてそれは「美」の真実を究明し、証明しきったのかという点に疑問を抱く。人間の数だけ「美」の価値観は異なっているからである。

拙著の研究テーマの中心にあるのは、人間の本質的な「美」とは何かに焦点を絞ったことである。そこから派生する「美」の価値観や、医療実践の現場から、より具体的な「美」の創出方法について考察した。とくに注目すべきことは、医書『黄帝内経』等々には、伝統的に継承されてきた医術に、「美」を彷彿とさせる概念が見え隠れしていることである。

『黄帝内経』は養生（性）を中心に説かれているが、そこにみえる具体的な施術法や、身体観に醸し出される本質的な人体の「美」への憧れは、未だ２０００年の時を経ても、多くの臨床家が具体的な形で容易には示すことができなかった。なぜならば、人体の「美」を構築するうえで、欠くことができない形而上学的な問題が存在するからである。

そして先秦から魏晋南北朝時代を経て、清朝までの文献にみえる「美」に関する記述を、従来より研究された鋳型から解放し、本来、『黄帝内経』等々がもつ死生観と比較対照した独自の解釈を試みた。また、『論語』や『抱朴子』などの文献を取り上げ、人間の本質的な「美」について論証した点は、「美」に対する読者の関心を満足させることができるであろう。そこにみる鍼灸からの「美」の創出についても、鍼灸の美容教育において少しでも還元できることを期待する。

最後に、拙著を上梓するにあたり監修をしていただいた大形徹教授、ご助言をいただいた武田時昌教授を初めとする諸先生方、ならびに本書出版にあたり、辛抱強く編集を担当していただいた岡村静夫氏と真名子漢氏に謝辞を申し上げたい。

２０１７年10月１日

王　財源

第一章

序論

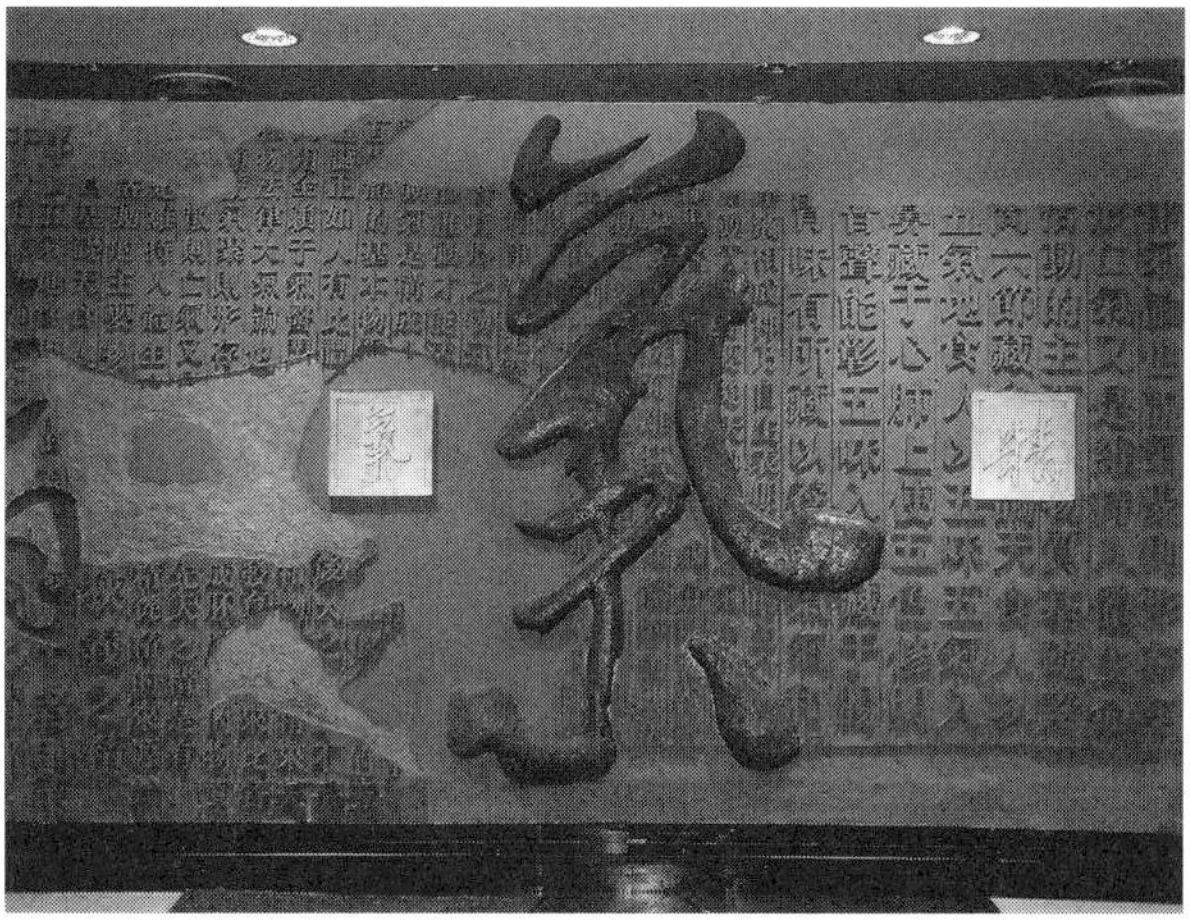

中央に「氣」、右脇に「精」、左脇に「氣」という文字が大きく刻まれ、その背景には『黄帝内経』の文脈が記されている。上海中医薬大学鍼灸歴史博物館の入り口正面。　（著者撮影）

本書は、中国伝統医学（略称、中医学ともいう）の古典医学理論と「美」の創出方法との関係を考察したものである。古代中国医学における宇宙観や世界観の一端を明らかにするとともに、中国古代の哲学理論を背景に形成された中国伝統医学にみる美容学、とりわけ鍼灸学を基礎とした美容理論について論及している。

そして「美」と「美容」が鍼灸学の中で、中国哲学を通じて、どのように成立してきたのかを総合的に分析し、古代中国哲学に連綿と受け継がれてきた養生法による「気」の思想を考究する。そのことが現在にまで継承されている東洋医学を基盤とした鍼灸美容学教育に寄与できるものと考える。

最初に本書を著した背景と目的、次に客観的な資料と構成を述べていく。

第一節　背景と目的

中国に淵源をみる東洋医学は、悠久な時空の流れの中で、中国哲学を基盤とする歴代医家らの実践により紡ぎ出された学問でもある。ゆえに歴史、人文、科学、哲学などから東洋医学を検討することは、中国伝統医学を習熟するうえで重要な位置を占めている。

近年、鍼灸や漢方は補完代替医療として、国際的にも現代医学の中に位置づけられ、複数の疾病に対して、その治療効果が示唆されている。

本来、鍼灸医療は東洋医学の一部門であるにもかかわらず、一方で鍼灸の顔面刺鍼による美顔方法が美容効果をもたらすことから、マスコミなどのメディアからも注目されている。

このように顔面部への力学的な物理刺激が伝統的な鍼灸として認識され、外面の装飾美容を主軸として捉えられていることが少なくない。そこには伝統医学のもつ全人的な診察による身体、精神面の施術に対する心がけが欠如しているようにも思われる。

そこで本書は古代中国医学の集大成で、「気」の思想を基礎としている『黄帝内経』に記された理論をさらに昇華させて、「美」をつくり出すための実践医学として捉え、そこにみる「美」意識をはじめ、鍼灸による「美」の実践方法と理論を、先人らの文献に基づいて客観的に明らかにしていく。

それによって本書が、現在の東洋医学を基盤とした鍼灸美容理論ならびに臨床実践の基礎的な資料となるであろう。

第一節　資料

本書は、古代中国で形成された「気」による伝統医学が、現在の鍼灸学における「美」の創出にどのような影響を与えているのかについて考察することである。したがって、漢代から魏晋南北朝時代、明、清に至る中国の文献を対象とした。また、中国ならびに日本国内における「気」の思想や、「美」にかかわる先行文献を適宜、参照、引用することを原則とした。

これを前提として、本書の執筆を進めるうえで次の4つの方法をとった。

1　「美」は文学の領域で語られることが多いが、本書は古代中国医学に軸足に置いた「美」意識から「美」の創出を試みた。さまざまな古代医学書より抽出した「美」に関する用語や意義、さらに「美」の文化について考究した。

2　鍼灸美容は本来、人間に備わる恒常性維持機能をはじめとした身体機能を潤滑に動かすという、先天的な精神力や生命力の中にある「内面からの美しさを守る」ことが、自ずと外面の装飾美容へと波及できるという、「気」の思想と養生学に深くかかわっている。そこで『黄帝内経』などの医学書に著されている心身観から「美」を創出させる淵源を考究した。内面と外形の「美」

3 意識の概念は、六朝時代の世相を記した『世説新語』などに基づいて探ってみた。「気」は、不老長寿を実現するために欠かすことのできない概念である。これは東洋医学のみならず、武道修行の基本にもなっていて、肉体的な修練により心身の養生法が達成できるという、古代人の実践方法が色濃く残っている。ゆえに、東洋医学に脈打つ「気」は身体の生理的機能を主り、延命長寿の基本である「気」を養い調えて、「精」を保つということが「美」と結びつくと考えられる。このことから、『黄帝内経』の「治未病」や、『黄帝外経』[2]に記された養生学の基本原理である「気」を理解し、実践へと移すことが、長寿で若々しい身体をつくり、その結果「美」をもたらすことになるといえよう。これらの法則性について文献を挙げて述べていく。

4 拙著でこれまでに考究した「美」の創出方法が、『黄帝内経』をはじめとする諸文献と相関性があることから、実践方法についても、より具体的な論証を試みた。とりわけ『黄帝内経』霊枢の九鍼十二原篇を取り上げる。そして、そこに記された「気」の理論を根拠とする古代の接触鍼を用いて、刺さない鍼を用いた「美」の創出方法を探ってみた。ありがたいことに、これらの科学的な有効性については、渡邊真弓らの協力を得て検証を加えることができた。古代接触鍼の有効性についての研究成果は、米国誌『Health』に「古代鍼を用いた施術が体温、免疫機能と自律神経系に及ぼす影響」(Vol. 4, No. 10, 775-780) と題し、2012年に英文で掲載されている。

第三節　構成

第一章に序論、第二～四章までは本論、最後にまとめを配置した。

第二章「《気》と身体について」

中国伝統医学にみる「気」について、先人らの医書や文献によって伝えられた「気」と養生思想との関係を明らかにし、身体における「気」の生成や種類、生理的な働きについても言及した。また心理的な影響が「気」の働きに作用し、それが経絡を介して蔵府の機能に波及することを明らかにし、「気」と不老長寿の養生思想との結びつきを論じる。

第三章「《気》による養生と《美》の観念」

本来、「気」は養生や健康と深く結びついているが、本書では「美」を創出する基本的な概念として「気」が成立することを論じる。そして「美」の起源と発展、文化を考え、「美」には養生術とともに発展した医学との結びつきがあると考察し、先人らによる美学思想上の特徴、「気」の養生法と美容学の関係を分析した。また、中国伝統医学の病因論を基礎とした内傷七情（精神）や外感六淫（気候や気温）と美容との関係性、また飲食と美容の関係性についても論じ、老若男女にみる「美」の創出を妨げる原因や十二経絡を介して外形を構成する肌膚に与える影響について分析した。

第四章「鍼灸学による身体美の創出」

養生による「若さを保つ法則」を再考し、『黄帝内経』霊枢が、皮膚美容と深く結びついていることを分析した。それらの内容は理論のみを考察したものではなく、根結篇に記された具体的な処方穴を用いた実践法を明らかにし、従来から行われてきた「気」や「神」の養生学説を定説とした健康や疾病に対する『黄帝内経』の概念を「美」の創出と結びつけて考究した。

また「美」の本質について、古典文学にみる人間観に基づいて「美」と「美容」を再考した。

以上の内容を鑑みながら、先人らの智慧によって生まれた古代九鍼による治療を新たに「美」を引き出すための刺さない鍼として現代に蘇らせ、「美」の創出方法および「美」と「ケア」の実践方法について論じた。

なお、本書は次の博士論文および学術誌の掲載論文に基づき再構成を行った。

① 平成二十五年度、大阪府立大学大学院、博士論文（人間科学）、「気」の養生思想の研究―鍼灸美容における身体美の原点―（甲第一五一二号）二〇一四年、三月。

② 第二章は「補瀉が生む《気》に対する一考察」関西医療大学紀要、第六巻、二〇一二年、五九～六三頁。

③ 第三章、第四章は「鍼灸美容にみえる《美》意識についての考察――中国哲学を基盤とした《美》――」全日本鍼灸学会雑誌、第六三巻、第二号、二〇一三年、一二三～一三一頁。

④ 第四章は「中国伝統医学における皮膚美容の文献的検討――『黄帝内経』にみえる鍼灸美容――」

⑤日本東洋医学会雑誌、第六五巻、第二号、二〇一四年、一二四～一三七頁。第四章、第三節の現代に蘇る古代九鍼は「《黄帝内経》と《論語》に基づく鍼灸美容」日本良導絡自律神経学会雑誌、第五七巻、二号、二〇一三年、二三～三二頁。

▼ここがポイント

中国伝統医学（略称、中医学とも呼ぶ）の名称について

中華人民共和国成立以降、一般的に中国伝統医学を中医学と呼んでいる。しかし、中国が中国伝統医学を継承するうえで、かつて、中国共産党を指揮する毛沢東は中国伝統医学と現代医学を、ともに併存させるために「中西結合」を国家政策とした。その目的の1つが伝統医学を現代医学で検証し、国際化社会で肩を並べることにあった。後に、中国共産党政府は中国伝統医学を国家無形文化遺産として指定した。さらに、中医薬や鍼灸を臨床に用いる者については、医学部で、現代医学の教育と伝統医学の習熟を義務づけたのである。卒業後、国家試験を受け、合格後には中医師としての国家資格が与えられる。

その後、中国は近代化を目指して、現代医学を中心に伝統医学を推進する方向に走り、医学は西洋現代医学を軸足に研究と開発が中心となり、医学部出身者のほとんどは、海外に渡航し研究者となることが増えた。

一方、中国のごく一部（内陸部）では無医村が増え、急性期の患者を診る医者はいなく、症状の悪化を防ぐこともできない状態である。都会と農村部での格差が生まれたが、中医薬や鍼灸は、経験さえ蓄積すれば、民間でも救急時には対応できることから、無医村区では、古典的な中医薬や鍼などを用いる農村地帯も少なくはない。

このような状態のなか、古代からの『黄帝内経』などの医書は学問的な医学書となった。本来、『黄帝内経』は「気」の思想などを中心とする古代中国哲学を基盤とした医学書である。定量化、データに基づくことを軸足とする現代医学にとっては、『黄帝内経』等々の古代医学書を理解できない点も多々あることから、思想哲学、文献学、医史学の学問分野で古代医書の研究として取り扱うことが多くなった。ただし一部の学者や臨床家は、これらの古代医書に注目し、可能性のある科学的視野での考察を行っている。このような状況のもとで、「中医学」は、西洋現代医学を中心とした中国伝統医学、即ち、「現代中医学」と、古代よりの哲学思想、文献を経験則に取り入れ、治療の基盤とした「伝統中医学」の2つに分類する必要があるように思われる。

①哲学基盤に基づいた自然界、宇宙との共生を重んじる伝統医療文化の基礎に中国伝統医学（伝統中医学）がある。
②従来ある古典を含め、証拠や根拠、また、データに基づく治療に中国医学（現代中医学）がある。

以上、2つの名称に位置づけてみることができるであろう（王財源説）。

第二章

「気」と身体について
―人体と自然が共生するということ―

古代の養生法は、馬王堆三号漢墓より出土した導引図にみられる、「気」を用いた身体鍛錬法にその萌芽がみられる。これらは後世道家の不老長寿の考え方に影響を与えている。

中国伝統医学は「気」を軸足として成立した医学であり、とりわけ経絡中を流れる「気」が、五蔵六府と筋骨など四肢百骸を栄養するという特徴がある。

本章ではそれら「気」の働きを具体的に述べながら、古代の医書や哲学を基本に「気」と身体の整合性を鑑みる。

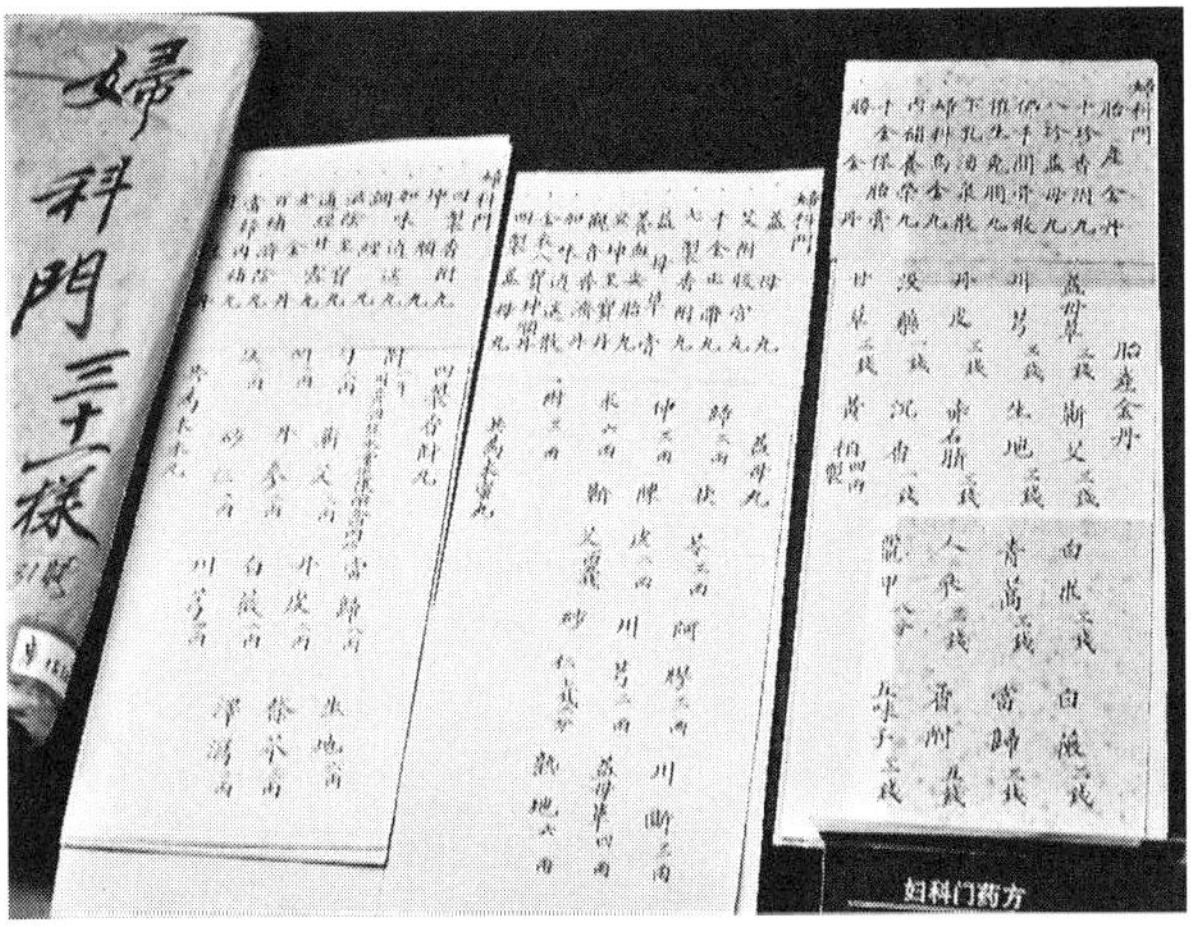

清代の宮廷内の婦人用薬方。故宮博物館所蔵。　（著者撮影）

第一節　中国伝統医学の「気」について

中国伝統医学は「気」と「養生」によって成立した学問である。そこには延命長寿を目指した先人らの智慧による養生修練法がある。

一般世間の風俗に従うのを善い事と考え、貨財を宝物と考え、養生を以て己の最上の道と考えているのは、庶民の徳というべきものである[3]。

『荀子』巻四　儒效篇第八

およそ生を養うは、多くのことを聞いて、その要点を体得し、ひろくものを見て、選択することが望ましい。一つのことだけ偏って修得すれば、かならず頼りにすることはできない[4]。

『抱朴子』内篇巻六　微旨

陰陽に従えば生存し、陰陽に逆らうと死んでしまう。これに従順であれば治まり、これに逆らうと乱れてしまう[5]。

『重廣補注黄帝内経素問』巻第一　四気調神大論篇第二

これらは今日の延命長寿を目指すために受け継がれた東洋医学における基本的概念である。薬の種類に応じて、上薬は「養命」、中薬は「養性」、下薬は「治病」のための薬というように、使用目的別の分類が行われていた。とりわけ上薬とされるものは、身体を軽くして、老化を防ぐことができるとあり、若返りを指摘していることが『神農本草経』[6]に記されている。

上薬百二十種類は君である。命を養うことをつかさどっていて天に応じている。毒はなく、多く服用しても、人を傷つけない。身を軽くし、気を益し、老いず、寿命を延ばそうとする者は、上経に基づく[7]。

『神農本草経』巻一　序録

また、『黄帝内経』素問には、黄帝と岐伯の問答形式による延命長寿の養生法が記されている。

岐伯が答えて言った。上古の人で、その道を知る者は、陰陽に法り、術数に合わせ、飲食には節度があり、日常生活の規律正しく、むやみに労《つか》れることはしなかった。ゆえに肉体と精神はいずれも、天より享受すべき年を終え、百歳をすぎて世を去った[8]。

『重廣補注黄帝内経素問』巻第一　上古天真論第一

同篇の王冰の注釈をみると、『老子』第四十二章を用いて、『黄帝内経』の養生思想に引用している[9]。

上古とは、玄古のことをいう。道を知るとは、修養の道を知るをいう。かの陰陽は、天地の常の道であり、術数は、保生の大きな倫《みち》である。ゆえに修養する者は必ず謹んでこれらを優先させる。『老子』には、万物は陰を背負って陽を抱き、中気によって調和を為す、とみえる[10]。

古来より養生のための具体的な修養法については探求されてきた。また、「気」の養生学を論じるにあたって、欠かすことができない文献がある。

恬惔虚无であれば、真気はこれに従い、精神を内に守っていれば、病はどこからやってくるだろうか[11]。

『重廣補注黄帝内経素問』巻第一　上古天真論篇第一

ここに記された王冰の注釈を以下に挙げる。

恬惔虚无は静なり。道に法りて清静、精気内に持す、故に其の気、邪、害を為す能わず[12]。

束縛を受けない心身の調和こそが病邪より肉体を守り、邪気を寄せつけないという原則がここに示されている。

そこには老荘思想における「恬惔」思想が取り入れられており、王冰がその不老長寿の捉え方に注目して延命長寿の基礎とした。

全元起による素問本と林億らによる新校正本を比較すると明快にその特徴が出ている。それが上古天真論篇を第一番目に移したことにある。

しかしながら、巻首に移したことは、新校正本の『素問』では明示されてはいない。おそらく王冰は、道家研究者であることから、「道」の思想を巻首に持ってくることで、道家の宇宙観に人体の「気」の思想を導入したかったのではないかと考えられる。

これは王冰が上古天真論の「天真」[13]は、宇宙と自然界を指す「天」の法則と、身体に宿す「真」の共生による養生が主であることを論じるために、あえて巻首へと移す必要があったと思われる。

その特色には「気」の宇宙観を人体に当てはめ、加えてそこに根付く生命観の基軸に天人合一などの概念を組み込んだことにある[14]。

▼ここがポイント 恬憺虚無とは「心が安らかで落ち着いており、私欲がない」。胡本、趙本、呉本、熊本には「惔」を「憺」とつくる。郭靄春主編『黄帝内経素問校注』人民衛生出版社、2013年、6頁。また、任法融著『道徳経釈義』三秦出版社、1990年、187~188頁に恬憺は恬静、消淡の意とある。恬憺は自由自在、消淡は少思少欲のことである。

「気」の思想は、春秋戦国時代において『黄帝内経』や『難経』を論述するための基礎となった。「気」は身体を流れる流動物質であり、不老長寿の肉体を提唱する内丹術とともに、その主流を成す思想は現在も東洋医学教育と一部の鍼灸臨床に活かされている。

そこには自然界の大宇宙に対する小宇宙である人体という概念が包括され、養生法などを通じて、小我を大我すなわち「宇宙的自我」へと変革していく生き方が、人々の生活の中に深く溶け込んでいる。ところが、現代医学ではそれらの概念を往々にして揶揄することも少なくない。

現在の中国で「気」という概念を最も受け継いでいるのが、太極拳や導引などによる養生法である。それらは「気」のコントロールこそが生命活動を行うことだと考えている。

だが、人体における「気」の働きについては、古代からの道家思想の影響を強く受け、その後、神仙思想的な宗教観のみが強く残り、現実生活から遊離して特殊な概念として残されていった。

宗教は歴史的に、人間の根本課題である生死の問題について解答を与え、社会の形成や再生の智慧の源となってきた。中国の宗教観もこのような背景に基づき発展してきたが、一方で医学との共生も行われた。

元来、精神の基軸を持ち合わせて発展途上にあった中国伝統医学は、もとを正せば、変革のエネルギーを秘めて誕生したと思われる。中国伝統医学は、社会における種々の仕組みに起因する疾患に対して取り組み貢献するなかで、各時代に応じてその内容も変化し、医療を実践する者が現実社会に自ら身を置き、それらの変化の波を肌で感じながら、医療のあり方を深く再考し続け、今日までに至ったはずである。

しかし、経済至上主義に偏重した現代社会では、中国伝統医学は先人の知恵と努力で育まれた優れた文化遺産にもかかわらず、その精神性を無視する意見が多くなり、治療の結果のみに追従する学問として残存した面が少なくはない。

鍼灸美容においても同じことがいえる。顔面部への物理的な刺激効果のみに終始し、伝統文化より創出すべき「美」から遊離し、安易な外面の装飾美容が鍼灸美容であるかのような捉えられ方が多くなってきている。

第二節 身体における「気」の生成と働き

それではいったい「気」はどこでつくられるのであろうか。

『説文解字』には「氣、雲氣也。象形」とある。初期の段階における「気」の概念は空気中に漂う雲の流れを意味していた。『淮南子』は「気」を「道」の実体の一部として考えた。

道は虚廓（大空）に始まり、虚廓は宇宙を生じ、宇宙は気を生ず[15]。

『淮南子』天文訓

「気」は結局のところ「道」から生ずと言える。

人の生きているのは、気が集まっているからで、気が集まれば生となり、気が散れば死となる[16]。

『荘子』知北遊第二十二

これを中国の古代医学書を用いて比較してみる。

気が始まって万物が生息化育し、気が四散することによって形が備わり、気が広く行きわたって盛んに繁殖し、気が尽きて形象は変わる、その旨は一である[17]。

『重廣補注黄帝内経素問』巻第二十　五常正大論篇第七十

現世に生を受けた人間には既にある一定の「気」が授けられ、これを先天の気（精）と呼んで身体の基礎活動を行っている。しかしながら、激しい労働などにより人体の「気」が消耗を受けたときには形象は変質することが述べられている。

そこで本節では医学のなかへと導入されることによって、古代中国医学を構築するうえで発展していく「気」について、中国伝統医学からの視点で論証を試みる。

まず最初に、精が生み出されることを分析する[18]。

人が生まれる最初に、先ず精ができあがり、精ができあがって脳髄が生じる。骨が幹となり、脈が営となり、筋が剛となり、肉が牆《かき》となり、皮膚は堅くなり、毛髪は長くなる[19]。

『黄帝内経』霊枢　巻第五　経脈第十

そしてこれは人が誕生したあとに、飲食物からつくり出される後天の気（精）によって補足される。

精の不足は、味によって補う[20]。

『重廣補注黄帝内経素問』　巻第二　陰陽應象大論篇第五

飲食物が胃に入ると、精気が満ち溢れ、上って脾に輸送される。脾気は精を散らし、上りて肺に帰る[21]。

『重廣補注黄帝内経素問』　巻第七　経脈別論第二十一

五味は口に入り、腸胃に貯蔵される。五味が貯蔵される所があって、五気が養われる。気が和して生じ、津液ができあがると、神気が自ら生まれる[22]。

『重廣補注黄帝内経素問』　巻第三　六節蔵象論第九

その後、五蔵の腎（下丹田）に保存され、発育や成長また生殖という生命活動を引き起こす。

女子は七歳になると腎気が盛んになり、歯が生え変わり髪が長くなる。十四歳になると、天癸が至り、任脈が通じ、太衝の脈は盛んとなって、月経が時とともにおとずれる。ゆえに子ができる。二十一歳になると、腎気は均等に整う。そこで永久歯が生え、長くきわまる[23]。

『重廣補注黄帝内経素問』巻第一　上古天真論篇第一

男子は八歳になると腎気が充実し、髪の毛は長くなり、歯が生えかわる。十六歳になると腎気は盛んとなり、天癸が至り、精気は溢れて射精し、男女が和合し、そこで子ができる。二十四歳で腎気は均等になり、筋骨は堅強になる。そこで永久歯が生え、長くきわまる[24]。

『重廣補注黄帝内経素問』巻第一　上古天真論篇第一

さらに、腎が精を貯え、毛髪や骨格の成長と繋がっていることを示す文脈がある。

腎は蟄を主り、収蔵の根本である。精を貯蔵する所である。その華は頭髪にあり、その実は骨にある[25]。

『重廣補注黄帝内経素問』巻第三　六節蔵象論第九

このように、腎の健康が若返りなどのアンチエイジングと結びつく。

それぞれの十二経脈は、いずれも生気の源にかかわっている。いわゆる生気の源とは十二経の根本をいう、両腎の間の動気をいうのである[26]。

『難経』第八難

ここにみる原気（元気）と腎との関係について以下の記述を紹介する。

腎は二つあるが、二つとも腎ではない。その左腎を腎とするが、右は命門とする。命門は、諸々の神と精の宿る所であり、原気の繋がる所である。男子は精を貯え、女子は子宮と繋がっている。そこで腎は一つであることを知る[27]。

『難経』第三十六難

原気は十二経脈によって、健康や成長、生殖とかかわり、生命活動の原動力となる。

一方、後天の精は、飲食により脾胃で生成されるので、これを「穀気」や「胃気」と表現する。これらは「営気」「衛気」「宗気」「津液」「血」の素となる。

『黄帝内経』では脾胃で生成された「気」は、後に肺に送られて全身に散布される。よってこれらは先天（生まれる前）ではなく後天（生まれた後）の「気」に属し、「水穀の精微」[28]「穀気」「営気」とも表現される。

穀が胃に入ると、その精微なものは、まず胃の中焦、上焦に至り、そして五蔵に流入する。そしてそれが分かれて営気と衛気という二つの道をめぐる[29]。

『黄帝内経』霊枢　巻第十六　五味篇第五十六

また、ここに載る後天の気（精）として身体を支えるための「胃気」について分析する。

健康な人の正常な気は胃から受ける。胃は健康な人の正常な気である。胃の気がない人で生気がないのを逆といい、逆の者は死ぬ[30]。

『重廣補注黄帝内経素問』巻第五　平人気象論篇第十八

人が気を受けるところの者は穀である。穀が注ぎ込むところは胃である。胃は水穀気血の海である[31]。

『黄帝内経霊枢経』巻第十七　玉版第六十

すなわち、「胃気」とは水穀より化生された「穀気」「中気」を指し、胃気の存亡が疾病の治癒と深く結びついているため、中国伝統医学の脈診は、必ず胃気を診ることに重きを置いている。前記の文脈をみても水穀（飲食物）が胃によってつくられる「気」であることが理解できる。胃が「気血の海」をつ

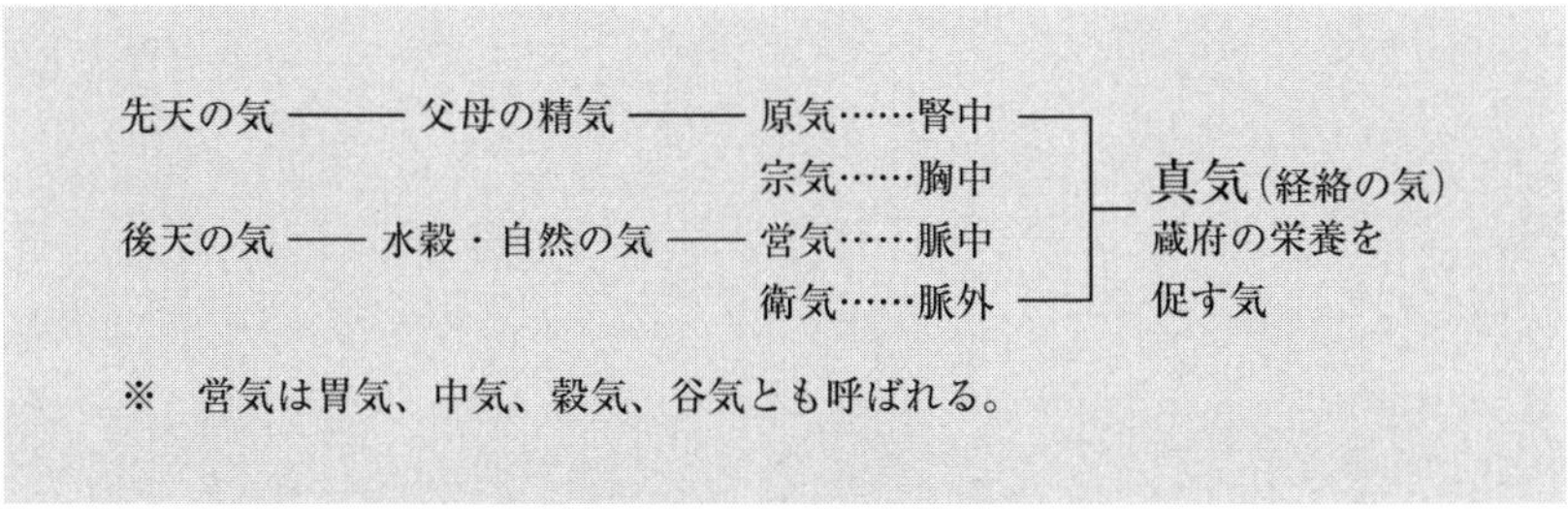

図1　『黄帝内経』霊枢に分類された気の名称
周学勝編著『中医基礎理論図表解』人民衛生出版社、2000年、121頁を改訂引用。

くる根本であるという概念がある。

また『黄帝内経』では、真気、正気、邪気の働きについて分類している。真気は先天の気と後天の気（穀気）から成り、人体の「気」を総称したものである（図1）。

この真気は経絡を巡行して蔵府を養う。『黄帝内経』素問には以下の記載がある。

真気は経脈の気のことである[32]。

『重廣補注黄帝内経素問』巻第八　離合眞邪論篇第二十七

また、『黄帝内経』霊枢にも真気について記されている。

余はつぎのように聞いている。「気には真気、正気、邪気があるが、どのようなものを真気というのか」と。岐伯がこたえて言う。「真気とは、天から受けたところのものと穀気が合わさって、身体を充たしたものである。正気とは、正風である。一つの方角から吹いてくるもので、実風でもなく、また虚風でもない。邪気は虚風の人をそこない傷つけるものである。それが人体に中《あた》ると、人体の深部を侵し、自ずと去ることはない。正風は人体に中ることは浅いため、合わさって自ずと去る。これは正風のやってくることが柔弱で、体内の真気に勝つことができないので、そこで自ずから去って行く[33]。

『黄帝内経』霊枢　巻第二十一　刺節眞邪第七十五

ここに載る真気（正気）とは「所受於天」（天より受くる所）とあるだけで機能についてはみえず、その本質的な機能は前掲した『難経』第八難に記されている。

諸々の十二経脈は、みな生気の根源に係わっている。いわゆる生気の源とは、十二経脈の根本を謂うのであり、両腎の間の動気のことを謂う。これは五蔵六府の本質である。十二経脈の根本である。呼気、吸気の扉であり、三焦の源泉であり、邪より守るので神と名付ける。ゆえに、生気は人の根本である[34]。

『難経』　第八難

ここでは真気、正気が人体の正常な活動を支える「気」の総称で、外邪から身体を防御する働きがあるということを理解できる。

次に脾胃の働きが営気と衛気をつくり出し、それが経絡を通じて五蔵と結びつくことを分析する。

人は気を穀から受ける。穀は胃に入り、これを肺に伝え与える。五蔵六府は、みな肺から気を受ける。その清らかなものは「営」となり、濁ったものは「衛」となる。営は脈中にあり、衛は脈外にある[35]。

『黄帝内経』霊枢　巻第八　営衛生会篇第十八

ここには脈中に流れる営（気）と脈外を巡る衛（気）の、二種類の「気」が身体を栄養する働きがあると考えられた。

また営気が五蔵六府を養うという具体的な概念は『黄帝内経』素問にも記されている。

営は水穀の精気である。五蔵を調え、六府に散りばめられ、そこで脈に入ることができる。ゆえに脈に従いて上下し、五蔵を貫いて、六府を絡《めぐ》る[36]。

『重廣補注黄帝内経素問』　巻第十二　痹論篇第四十三

さらに各々の「気」の循環経路について挙げておく。

営気の道は、穀を取り入れることを貴重とする。穀は胃に入り、そののち肺に運ばれ、中に流れて溢れ、体表に散布する。精の純粋なものは、経脈中を行り、常に休むことなく運行し、終わればまた始まる。これを天地の法則という[37]。

『黄帝内経』霊枢　巻第八　營気第十六

ここに載る「経隧」は、「気」が流れるための通路である「十二経絡」を指している。「経隧」が五蔵と関係するという文脈は他にもみえる。

五蔵通路は、すべて経脈より出て、それによって血気を巡らせる。血気が調和しなければ、多くの疾病（百病）が変化して生じる。このゆえに経脈を守る[38]。

『重廣補注黄帝内経素問』巻第十七　調経論篇第六十二

後漢の王充が著した『論衡』に気血の流れが身体を養うという記述がある。

いったい大地に多くの川があるのは、人体に血脈があるのと同じである。血脈の循環流行や鼓動静止はおのずときまりがある。百川もやはり同じである。その朝夕の往来は、人の呼吸時に空気の出入りするようなものである[39]。

『論衡』巻四　書虚第十六

王充はこのように気血の流れる通路を経脈として認識していた。ゆえにこの時代には経絡思想が一般化され、健康な身体を維持するための養生法として、気血の流れが長生きの条件となった。

しかし『論衡』では、「気」を導いて「血」が全身に注がれるということは認識しているものの、不老不死の仙人にまでなれるということを否定している。その根拠が『論衡』道虚篇に載る。

道家では気を導いて性を養うことで、世俗を超越して不死となるとする。そして血脈は身体の中にあり、揺り動かしたり、伸び縮みさせたりしないと、塞がって行き渡らなくなる。積聚を通じさせなければ、病気になって死ぬものだと思っている。これまたうそである[40]。

『論衡』巻七 道虚篇

したがって、「気」を養うことは健康で長生きをするためであり、不老不死の肉体を実現するためではないことが分かる。

以上、「気」の生成過程と名称が異なっていることは確認した。ここで「気」に共通する具体的な働きについて分析してみる。

▼ここがポイント 五蔵により化生された「気」が経脈に縦横無尽に流れている。この「気」の流れが停滞すると病を引き起こす。したがって、「気」の流れを調節することが健康な肉体を維持する。これが「気」の養生思想と深く結びつく。

前述したが先天の精が変化し「気」と化したものを「原気」という。これは生命活動を維持するための大切な役割を担っている「気」である。「原気」を消耗すると、肉体を衰弱化させて倦怠感が現れる。肺においては後天の精と先天の精が交わって胸中に集まり「宗気」をつくる。これは発声や呼吸運動との関係が深く、「宗気」が不足すると呼吸困難や頻脈を引き起こす。脾によってつくられた「営気」は、津液を血に変化させて脈中を流れて全身を栄養する。これとは反対に「衛気」は脈外を流れ、体表近くで活動し、肌を温めて外邪より肉体を保護する生理作用を持っている。

次に「気」の働きが血の流動とかかわっていることを論証する。まず肌の血色を改善させ、体温維持と関係する温煦《おんく》という働きについて述べる。

気は温めることをつかさどり、血は潤すことをつかさどる[41]。　『難経』第二十二難

温煦作用には全身を温めて体温を保持する役割がある。特に体表部を温める「衛気」との関係が深い「気」のことである。

衛気は分肉を温めて、皮膚を充たし、毛穴を潤して開閉を主る[42]。

『黄帝内経』霊枢　巻第十四　本蔵第四十七

次は自然界の気候や温度変化によって身体を守る防御作用である。これは体表において、外部よりの邪気が侵入することを防ぐ働きと、正気と邪気の闘争により邪気を体外へと排出させる作用のことである。

『重廣補注黄帝内経素問』　巻第二十一　刺法論第七十二

正気が内にあり、邪気は侵犯できない[43]。

次は固摂作用である。これは「気血」「津液」「精液」などをつなぎ留める働きで、気血が脈外へ漏れないようにし、汗や尿がむやみに体外へ漏れ出るのを防ぐ。「営気」「衛気」「脾気」「腎気」と関係する。

『黄帝内経』霊枢　巻第二十一　刺節真邪篇第七十五

邪気が皮膚の間を撃つと、その気は外に発し、腠理を開き、身体の産毛は揺れ、気が往き来して行るので、皮膚が痒くなる[44]。

次は体内に吸収された水分を尿や汗となって体外に排出させる働きで、気化作用という。気化作用は精が「気」に、「気」が津液や血に変化し、「営気」「衛気」「脾気」「肺気」「腎気」「宗気」との関係が深い。

気は糟粕を分泌し、津液を蒸しだして、その精微を化成する。上って肺の脈に注ぎ、変化して血となり、もって生を受ける[45]。

『黄帝内経』霊枢　巻第八　営衛生會第十八

次は推動作用である。これは体内に摂取した栄養素を全身くまなく散布する働きで、身体における一切の新陳代謝を促して、気血の循環による肌の老化を防ぎ、人の発育や成長を進める機能をもつ。この作用はすべての「気」に具わっている。

上焦が開き、五穀の栄養が散布され、皮膚に染み込み、全身をあまねく満たし、毛髪を潤すことが、霧や露がそそぐようであるもの、これを気とよぶ[46]。

『黄帝内経』霊枢　巻第十一　決気第三十

次は栄養作用である。「気」には全身を栄養する物質が含まれているので、全身の各組織や器官、皮膚への生理的な活動は、栄養作用によって正常な働きが維持される。

したがって穀を食べないこと半日であれば、気が衰え、一日であれば気が少なくなる[47]。

『黄帝内経』霊枢　巻第十六　五味第五十六

以上、「気」の栄養作用が五蔵に分散され、五蔵の気となって「心気」「肺気」「肝気」「脾気」「腎気」となり、前述した一般的な「気」の生理的な活動のほかに、五蔵のもつ生理的な営みにより全身の働きを促進させる。

第三節　五蔵の「気」とこころの働き

『黄帝内経』素問、陰陽応象大論および天元紀大論でいう五気とは五蔵の「気」のことで、そこから喜・怒・悲・思・憂・恐が生じる。したがって、日常生活でみる喜、怒、哀、楽が「気」の流れに影響を与え、強い情緒（五情・五志）の変動は気の順逆を生じさせ、身体に病を生じさせる。

「気」の運動性を「順」と「逆」で現し、「気」が脈の流れに逆らっていくことを「逆」、スムーズに流れるものを「順」としたケースがここで述べられている。

人が五蔵の五つの気を化することで、喜、怒、悲、憂、恐を生じる[48]。

『重廣補注黄帝内経素問』巻第二　陰陽應象大論篇第五

同文が天元紀大論篇にも記されている。

人が五蔵の五つの気を化することで、喜・怒・悲・憂・恐を生じる[49]

『重廣補注黄帝内経素問』巻第二　天元紀大論篇第六十六

順と逆に対する考え方も『黄帝内経』霊枢、海論にみえる。

順を得るものは生き、逆を得るものは敗れる。調えることを知っているものは利があり、調えることを知らなければ害が及ぶ[50]。

『黄帝内経』霊枢　巻第十一　海論篇第三十三

「気」の流通（順）と閉塞（逆）は、中国伝統医学における一般的な生理学上の概念として存在していた。加納喜光氏も気血の調和が正しい流通の回復、すなわち、気血循環の要点が気の順逆についての解釈をしている[51]。ここで「気」の流通が心理的な働きによって左右されることを論証する。

百病は気から生じる。怒れば気は上逆し、喜べば気は緩み、悲しめば気は消え、恐れると気は下り、(中略)、驚けば気は乱れ、過労によって気は消耗し、思慮し過ぎると気は鬱結する[52]。

『重廣補注黄帝内経素問』 巻第十一 擧痛論篇第三十九

さらに同篇には、「驚く」ことで精神状態を乱す「気」の現象についての記述がある。

驚くと心が頼るところなく、精神も帰るところがなく、思慮が定まらない。したがって気が乱れる[53]。

また、過度の思考によって経脈中の「気」の流れを阻むことも記載されている。

思えば、心は存するところがあり、神は帰するところがあり、正気は停滞して巡らなくなる。そこで気が結ぼれる[54]。

▼ここがポイント 五蔵が心理的な働きと結びつき、そこにある五蔵の「気」と生理的な働きは、人の感情を左右して経脈の「気」の流れに影響を与え、身体の「美」を整える。これは古代文献にもみえる。そこで「気」とこころの動きについて論証を試みた。

経脈中の「気」の流れが閉塞を受けるという考え方は『黄帝内経』霊枢、本神篇にも記されている。

憂愁する者は、気の流れが閉じ、塞がって行《めぐ》らなくなる[55]。

『黄帝内経』霊枢　巻第四　本神篇第八

激怒などの極度の感情の変化が、血の流れにまで影響を与える。それが肝の働きを損なう。これは『黄帝内経』霊枢、邪気蔵府病形篇および本神篇にみることができる。

悪血が体内で溜まり、もし、激怒することがあれば気が上逆して下がらず、脇下に悪血が鬱積すると肝を傷《いた》める[56]。

『黄帝素問霊枢経集註』巻第二　邪気蔵府病形第四

肝の気が不足すると恐れ、肝の気が過剰となると怒りやすくなる。心の気が不足すれば悲しみ、過剰になると笑いが止まらなくなる[57]。

『黄帝内経』霊枢　巻第四　本神篇第八

以上、「気」と「こころ」との間には定まった因果関係が成り立っていることが理解できる。

精神の変動による「気」の調和に重点を置いた文献として、宋代の張君房により篇集された『雲笈七籤』がある。そこには蔵府を「守って存思する」方法がみえる[58]。

中国の五蔵を存思する方法は、前漢末・成帝（在位・前三三〜前七年）の末年ごろより行われた。それは後漢末の荀悦（一四八〜二〇九年）の『申鑒』巻三にも、「若夫導引蓄気歴蔵内視（若し夫れ、導引蓄気し蔵を歴て内視すれば）」（内視は存思と同じ意味）と記される。故に「五蔵」を存思する技法は歴史的にも、中途で絶えることなく継承されてきた[59]。

また、存思の技法を詳しく伝えている文献には二世紀末の宗教結社太平道の経典『太平経』がある。

真人がたずねて言った。「凡人はどうしてしばしば病むことがあるのか」と。神人が答えて言った。「もとより肝神が去って、出遊して時に還らなければ、目が見えなくなる。心神が去っていなくなれば、その唇は蒼白になる。肺神が去っていなくなれば、その鼻は通じなくなる。腎神が去っていなくなれば、その耳は聞こえなくなる。脾神が去っていなくなれば、甘さを感じなくなる。頭神が去っていなくなれば、目がくらみ、見えなくなる。腹神が去っていなくなれば、お腹の中央がひどく調わず、消化しなくなる。四肢の神が去っていなくなれば、動けなくなる」[60]。

『太平経合校』

つまり、心・肝・脾・肺・腎の五蔵に宿る神が、それぞれの蔵を離れると、その蔵に固有な病を患うと説明している。そして自らの「五蔵神」を存思することにより患いを取り除く方法を示した。

また、北周・武帝のときに篇纂された道教百科事典『無常秘要』にも内観存思の法が記されていて、長期間、道士たちの間で五蔵修練法が継承されたことを物語っている。実はここに述べた五蔵神の乱れは、後の「美」の創出と深くかかわってくるのである。

しかし東洋医学にみる「気」の思想を根幹として育まれた養生法が、「美」の創出について『黄帝内経』などの医書と、底辺で結びついていることについて論じた先行文献はなかった。なぜならば、医学は疾病の治癒のためのものであるからだ。「美」の創出は人類共通の課題でありながら、「美」の基準も存在しなかったのである。

「気」や「神」を養って「形」を整えるという具体的な養生についての基本的な概念は本章で明らかにしてきた。

そこで次の課題として、医書や文学書の観点から「美」を読み解き、中国伝統医学における「美」の創出について文献資料をもとに論証を試み、それらの具体的な実践方法についても論じる。

▼ここがポイント　不老不死を目的にした養生修錬の実践によって育まれてきた「気」による不老長寿の健康法には、若くて美しい肉体を実現することを目的とする先人らの死生観が見え隠れしている。『黄帝内経』素問、上古天真論には、真人となることを目的とした養生医家の実践法が述べられ、そこにある「気」の健康法は、疾病の治癒促進や予防と繫がっていた。

第三章

「気」による養生と「美」の観念

――「美」を求めて美しくなるという文化――

「気」が「美」を創出することに関しては、『黄帝内経』にその基本的な仕組みが述べられている。本章では「美」の起源や発展、「美」の文化を考え、「美」には養生術と共生する医学との結びつきがあることを確認する。また先人による美学思想上の特徴や、「気」による養生法と美容の関係を分析する。

「美」の創出を妨げる原因についても、中国伝統医学の病因論を基礎とした内傷七情（精神）や外感六淫（気候や気温）との関係性、さらに飲食と美容の関係性についても検討を加え、それらの要因が十二経絡を介して肌膚に与える影響について明らかにする。

第一節　中医美容の歴史

1　起源と発展

美しくきれいでありたい、若さを長く保ち続け健康でありたい。これらは古今、洋の東西を問わず、女性が持ち続ける願望である。

初期の美容に関する文献上の記述は、馬王堆より出土した中国最古の医術書である『五十二病方』である。そこには最も早い疣贅《ゆうぜい》（いぼ）の除去を記した美容法が記載されていた。

火傷の痕には、水銀二、男子の精液四、丹沙一の割合で、一緒に混ぜ、二、三日間、煙突の所に置いて、仕上がったらすぐに……嚢而それをつける[61]。

『五十二病方』

イボには、ぼろぼろのガマ製のむしろ、または敷物の若い葉っぱを取って、縄をない、すぐにその端を燃やして、それでイボの先に灸をすえる。熱くなったら、すぐにイボを引き抜いて取り去る[62]。

『五十二病方』

古代には灸法を用いて疣贅などを取り除いて、皮膚の美容を保っていたことが分かる。また、気血を改善するといった古代中国の健康法に「導引」がある[63]。これは全身の経脈を走る気血の流れを改善することで、全身の肌に対して気血を補ってきれいにするといった、古代中国医学の理論を基盤に成立している。後世の医学文献にも、肌を美しくする方法について記載されていることから考えても、「美」の創出の具体的な方法が、古代より連綿と受け継がれてきたといえる。

次に顔面を美しくするための古典に記されたスキンケアの方法について挙げておく。

「手や顔を洗って艶を出し純白にさせる澡豆を用いた薬方」

白芷、白朮、白鮮皮、白斂、白附子、白茯苓、羌活、萎蕤、栝蔞子、桃仁、杏人、菟絲子、商陸、土瓜根、芎藭各一兩、豬胆兩具大者細切、冬瓜仁四合、白豆麪一升、麪三升[64]。

『重刊孫真人備急千金要方』巻之六下 七竅病下

「面脂を用い、顔に艶を出し老化を防ぐ薬方」

白芷、冬瓜仁各三兩、萎蕤、細辛、防風各一兩半、商陸、芎藭各三兩、當歸、藁本、蘼蕪、土瓜根去皮、桃仁各一兩、木蘭皮、辛夷、甘松香、麝香、白殭蠶、白附子、梔子花、零陵香半兩、豬胆三具[65]。

『重刊孫真人備急千金要方』巻之六下 七竅病下

「色黒の者を白く老人を若くさせる薬方」

玉屑、寒水石、珊瑚、芎藭、當歸、土瓜根、菟絲、藁本、辛夷人、細辛、萎蕤、商陸、白芷、防風、黄耆、白殭蠶、桃人、木蘭皮、藿香、前胡、蜀水花、桂心、冬瓜仁、半夏、白歛、青木香、杏人、蘼蕪、硭硝、旋覆花、杜蘅、麝香、白茯苓、秦榴、白頭翁、礜石、秦皮、杜若、蜀椒、蕪菁子、升麻、黄芩、白薇、梔子花各六銖、栝蔞人一兩、熊脂、白狗脂、牛髄、鵝脂、羊髓各五合、清酒一升、鷹屎白一合、丁香六銖、豬肪脂一升[66]。

『重刊孫真人備急千金要方』巻之六下　七竅病下

「顔を艶つやにして純白にさせる諸方」

顔を純白にして美しくさせる白附子丸の処方

白附子、白芷、杜若、赤石脂、桃花、杏仁、甜瓜子、牛膝、鶏糞白、白石脂、遠志、崴蕤[67]。

『太平聖恵方』巻四十

「顔のほくろを治し、純白で（艶つや）にさせる桃花丸の服用方」

桃花、桂心、烏喙、甘草、白附子、甜瓜子仁、杏仁[68]。

『太平聖恵方』巻四十

「顔の黒いのを治し、顔色を好くし、雪のように白くさせる処方」

黄丹、女（苑）[69]。

『太平聖恵方』巻四十

「顔面及び手足の黒いのを治し、艶があり純白にさせる処方」

白楊皮、桃花、白瓜子仁[70]。

『太平聖恵方』巻四

「顔面を純白で艶つやに、顔色を赤くしっとりとさせる処方」

桃花[71]。

『太平聖恵方』巻四

さらに、身体の気血の状態が「美」の創出を妨げる要因になっていると著された医書を紹介する。

風邪が経絡に入ると、気血が固まって滞り、肌肉に艶がなく、疣目《うおのめ》を発するようになる[72]。

『聖済総録』

頭面はもろもろの陽が集まるところである。血気が衰えた後であれば、風邪は傷つけやすい。ゆえに頭が病めば、悪瘡や禿瘡が生じる。顔面の上であれば、皯黯、瘡痣、粉刺、酒渣などの類が生じる[73]。

『医方類聚』

ここには、いずれも気血を失って自然界の風邪を受け入れたことで、顔面や頭部に現れる血色や面皰(にきび)、ほくろについて記されている。

容貌上の「美」を考えるうえで、食と体形の両者の関係性を切り離すことはできない。『千金要方』に飲食の摂生が、邪を排出して五蔵六府の働きを調和させ、その結果、精神を和やかにして気血の働きを整え、体形をコントロールするという記載がある。

ゆえに食によって邪気を排除することができれば、蔵府を安定させ、精神を悦ばせ、志を爽やかにし、それによって血気に資することができる[74]。

『重刊孫真人備急千金要方』巻之二十六　食治　序論第一

また、『重廣補注黄帝内経素問』巻第七に所収する藏気法時論篇第二十二と、『重刊孫真人備急千金要方』巻之二十六、序論第一、『道蔵』太玄部所収の王冰次注の『黄帝内経素問補註釋文』巻之十七、蔵気法時論には共通して、「若食味不調則損形也」(もし食味が調わなければ肉体を損なう)と記されていて、飲食の摂生と体形との結びつきが外形の「美」に影響するとある。

これらの文献より考えられる「美」への創出は、現代食療法である薬膳に通じるものがあり、中国伝統医学の養生思想と深く結びついている。

したがって、中国医学の美容を論ずるうえで、飲食や精神的要素を含んだ養生学説に注目する必要があるだろう。

そこで中国医学における美容の歴史を振り返ってみたい。

中国医学における美容法が発展した時期を大別すると、先秦、秦漢三国、魏晋南北朝時代より隋唐代、宋金元明清代、現代に分けられ、その美容学の起源が約二千年前にさかのぼるという[75]。

そこで、疾病の治療や予防のみではなく、「美」の創出に対しても歴代の医家の実践が重要であったということを論じておく。

秦漢三国では『黄帝内経』などの経典が著されている。『黄帝内経』には養生法、気血津液、経絡、蔵象論、診断法、病因、病機、治療原則や治療方法が細部に渡って記述され、後代における中国医学の基礎理論を築いた。

中国最古の薬学書である『神農本草経』では、白芷が「長肌膚、潤沢顔色、可作面脂」[76]、翹根が「令人悦沢、好明目、久服軽身耐老」[77]と記されていて、「美」の創出と結びつく薬物が挙げられている。

漢代には張仲景が『傷寒雑病論』を著し、そこにも美容に関する薬方の記述がある[78]。この時代に傑出した名医である華佗は、当時さまざまな方法で行われた導引法で、虎、鹿、熊、猿、鳥の禽獣の動作をまねた五種の導引法を体系化させて「五禽戯」をつくった[79]。晋代の葛洪は『肘後備急方』で「治面皰、発禿、身臭、心昏、鄙醜方」と、顔面に塗布するための外用薬の研究に取り組んだ[80]。

また、鍼灸学最古の書と呼ばれている『鍼灸甲乙経』巻之六、内外形診老壮肥痩病旦慧夜甚大論にも、「美」の創出を彷彿とさせる具体的な記述がある[81]。

梁の陶弘景が著したとされる『養性延命録』には、日常の「気」を具体的に操作することにより、容姿の若さや外形の美しさを保つことができることが記されている[82]。

唐代では社会状勢が安定期を迎え、対外貿易が活発に行われていた。貿易によって獲得された多くの富が経済繁栄をもたらし、士族社会においても美容に対する関心が高まり、中国美容が著しく発展した時期でもあった。

唐で美容薬が広がった事実を物語る例として、孫思邈の『千金翼方』に「面脂手膏」がある。

『千金翼方』 巻第五 婦人面薬第五 論一首 方三十九首

面脂手膏《めんししゅこう》（顔面の脂《あぶら》と手の膏《あぶら》）。

前出の『千金要方』や『千金翼方』をみると、共通して「面薬」としての記載があることから、庶民の間でも美容が飛躍的に発展した時代であったことが分かる。その具体例を挙げる。

五香散により、䵟靤、黶䵴、黒運、赤気を治し、人を白く光があり潤わせる処方

（五香散により、顔面の黒気、にきび（あるいはもがさ）、ほくろ、ひび、顔がどす黒くなったり、赤らんだりすることを治し、顔色を白く、艶があり潤わせるようにする処方）

黄耆、白茯苓、萎蕤、杜若、商陸、大豆黄巻（各貳兩）、白芷、當歸、白附子、冬瓜人、杜蘅、白僵蠶、辛夷人、香附子、丁子香、蜀水花、旋覆花、防風、木蘭、芎藭、藁本、皂莢、白膠、

杏人、天門冬、土瓜根（各三両）、白朮、梅肉、酸漿、水萍、畢豆（四両）、豬脏（イボのようなこぶし二個をよく乾かす）。

右三十二種、治療するに、篩にかけ、それによって洗顔を十四日つづければ色白となり、一年にて衆人とは異なるようになる[83]。

『重刊孫真人備急千金要方』巻之六下　七竅病下　面薬第九　方八十一首

また、養生における精気の維持や消耗については次のような記載がある。

また施瀉しなければ、人は老いず、美しい顔色になる[84,85]。

『重刊孫真人備急千金要方』巻之二十七　養性序第一　房中補益第八

ここの『千金要方』には「気」の消耗を防いで養生を施すことで、老いずして若き肉体を実現させ、肌色は美色になれるとある。

同時代の王燾も『外台秘要』巻三十二、面部面脂薬頭膏発鬢衣香藻豆等三十四門に、二〇〇余の美容方剤を詳細に記していた[86]。また、王建の『宮詞』に「公主（王の娘）家人謝面脂」の一節があり、当時の宮廷において既に美顔薬が用いられていたことが分かる[87]。その一例を挙げると、唐の美顔薬として「永和公主洗面薬」が大流行し、その効果は風邪を祛《さ》らして血を活かし、顔面の潤いを保たせるためのものであった。
参考までにその具体的な処方例を提示しておく。

鶏骨香	90g	大豆	150g
白芷	150g	赤小豆	150g
川芎	150g	皀莢	150g
栝楼仁	150g		

以上を粉末にしたものを洗面器に入れて、朝晩各1回ずつ洗顔するとある[88]。

宋代に入って前出の王懐隠等篇『太平聖恵方』には、にきび、いぼ、しみ、乾燥肌、禿げ、白髪に対する処方があり、特に美容に対しては、体調をコントロールし、健康の管理をすることを強調している[89]。唐、宋、明の三代の王朝では、道教が宮廷に取り入れられたことで、皇帝が神仙術や仙薬に若さを求めようとした。「若返り」の代表的な美顔薬に「打老児丸」、別名「神仙訓老丸」等々の秘薬が存在した[90]。蘇軾の『東坡易傳』[91]には「気」の養生法が記され、董楷の『周易傳義附録』にも養生、養形、養徳、養人とある[92]。
南宋（一一二七〜一二七九年）末期には、陳元靚の『事林廣記』の宮院事宜に記された「洗面去瘢瘡」「除靣上黒班」に、具体的な美顔法に対する詳細な記述があり、清末の女帝、慈禧皇后（西太后）も、前述の美顔術のほかに「藿香散」「漚子方」などを用いて伝統的な美顔薬を後世に伝えた[93]。元代に許国楨が篇纂した『御薬院方』は唯一中国で現存する宮廷処方集で、宋、金、元三代の宮廷秘方が一千種類近く収められ、美容に関する記述が一八〇種に上るという[94]。このことは宮廷内部において、古代より養生法を中核とした「美」への関心が高かったことを示している。

中国医学の発展に寄与した医家に、金元時代の劉完素、朱丹渓、張元素、李東垣の四大医家がいる。伝統医学における「気」の学術理論が発展した時代でもあった。

明代に至り、徐鳳の『鍼灸大全』、楊継洲の『鍼灸大成』、高武の『鍼灸聚英発揮』等々の書籍が著され、各種疾患に対する治療方法や手技、配穴処方が載せられている[95]。

明代の美容法については、李時珍の『本草綱目』や永楽帝の弟である朱橚の『普済方』に記されている[96]。養生学の巨大著作『遵生八箋』には、心身の健康を目的とした具体的な延命長寿の方法が述べられていて、当時のアンチエイジングを記した書でもある[97]。

『遵生八箋』とは、「生」を尊び養生するための「八箋」で、全十九巻は次のように分けられている[98]。

①清修妙論箋《せいしゅうみょうろんせん》（経典、医学書、哲学書、文人伝記などから道徳、修身などに関する箴言を集め、特に「清心寡欲」が養生へと繋がると説いている）。
②四時調摂箋《しじちょうせつせん》（四季の変化に合わせた養生法を説明し、人間と自然の調和が長寿へと導くと説いている）。
③起居安楽箋《ききょあんらくせん》（快適、かつ良い環境作りの重要性を強調し、住居の配置、方角、造園などに独自の見解

を述べている)。

④延年却病箋《えんねんきゃくびょうせん》(古代の気功導引、按摩養生が収録されており、陳希夷二十四気坐功、修養五蔵按摩法、治百病坐効法、八段錦法、波羅門導引法、太上混元按摩法、天竺按摩法、服気法、胎息法および内丹修練法などの中華気功導引、養生修練法などを含む)。

⑤飲饌服飾箋《いんせんふくしょくせん》(飲食物の加工、保存、利用方法、薬品類の製造とその効果を述べている)。

⑥燕閑清賞箋《えんかんせいしょうせん》(青銅器、玉器、陶磁器、文房四宝などの鑑賞、鑑定法などを記している)。

⑦霊秘丹薬箋《れいひたんやくせん》(長寿延命のための丹薬製造法を集めている)。

⑧塵外遐挙箋《じんがいかきょせん》(巣父、許由、顔回、列子、陶淵明、陶弘景、陸羽などの名士の事績を集めている)。

以上は儒家、道家、釈家、医家、気功、芸術、楽律、器物、飲食、修練、家屋造園、人物伝記などの各方面に影響を与えているという。さらに三浦國雄氏は『遵生八箋』を現代の日常生活に置き換えた解釈を行っている[99]。

①清修妙論箋(儒・仏・道の三教の著述からの修身と養生に有用な名言各論の抜き書き)。

②四時調摂箋(各季節に応じた体操と薬剤の処方)。

③起居安楽箋(安楽を得るための居室のつくり方、ピクニック、人との交際の仕方)。

④延年却病箋(さまざまな体操や健康法)。

⑤飲饌服飾箋（養生法の重要な柱である食物の調理術と日用保健薬のリスト）。
⑥燕閑清賞箋（書画骨董の鑑賞法、家竹盆栽の栽培の仕方など）。
⑦霊秘丹薬箋（霊秘丹薬の効能とその製法）。
⑧塵外遐挙箋（俗世から隠遁した人々の事績）。

しかし、これらの養生法を継続させることは容易なことではない。清代の呉謙著『医宗金鑑』外科心法要訣には雀斑、黒子（ほくろ）、痣、癰疽などの記述がみられ、養生の方法によっては、体表面を覆う皮膚に対して必ずしも有効な手段であるとは考えられないという指摘がある[100]。

2 「美」の文化

「美」は哲学、医学、文学、芸術などの各分野で、独自の文化を形成して発展してきた[101]。「美」を定義づけるうえで、それぞれの異なった分野の価値観による解釈が行われて現在に至っている。例えば、肉体を対象とする「美」の概念は化粧装飾などによって引き出されるだけではなく、肌の

▼ここがポイント 古代における顔を美しくする美顔という呼び名は、医書では益顔、留顔、駐顔と呼称され、その基盤には、気を益し、血を養い、津液で潤し、精を補うといった中国医学の根本思想がある[102]。気血、津液の変化は顔面表情や顔色となって表れ、顔面が体内の経絡、気血、蔵府などの反応を映し出す鏡であることは『黄帝内経』で既に記されている。このことから分かるように、皮膚の艶と肌の色とは結び付くのである。

若々しさ、「しぐさ」や「振る舞い」などもその範疇に入れることができる。したがって、きれいな化粧装飾のみを本来の「美」と呼ぶことはできない。そこで「美」の文化について考えてみたい。

人の形状顔色を占ってその吉凶や禍福を予知するといい、今、それを世俗の人はもてはやすが、古の人は問題にする者はなかったし、学びつつある者は口にしないことである。ゆえに人の外形によって吉凶を予知することは心の当否を論ずるのに及ばないし、心の当否を論ずるのは道を学ぶ術法の適否を論じて吉凶を予知するのに及ばない。外形は心に勝てず、心は学術に勝てない。学術が妥当で心が正順であれば、たとえ形相は醜悪でも心術が善美であるから、君子であることに障害はない。反対に、形相は善美でも心術が醜悪であれば、小人と呼ぶに支障はない。ゆえに君子である姿を吉相といい、小人である姿を凶相というのであって、顔や形の長短大小、は吉凶と無関係である[103]。

『荀子』巻第三　非相篇第五

ここに載る「心術」は人間内部の人格を指し、「形相」とは人間の外貌を指している。荀子は人の「美」と醜さは人間内部の本質によるもので、外貌でないと説く[104]。

また一般的にいう表面的な「美」の用語については、中国の古代文献にも記されている。

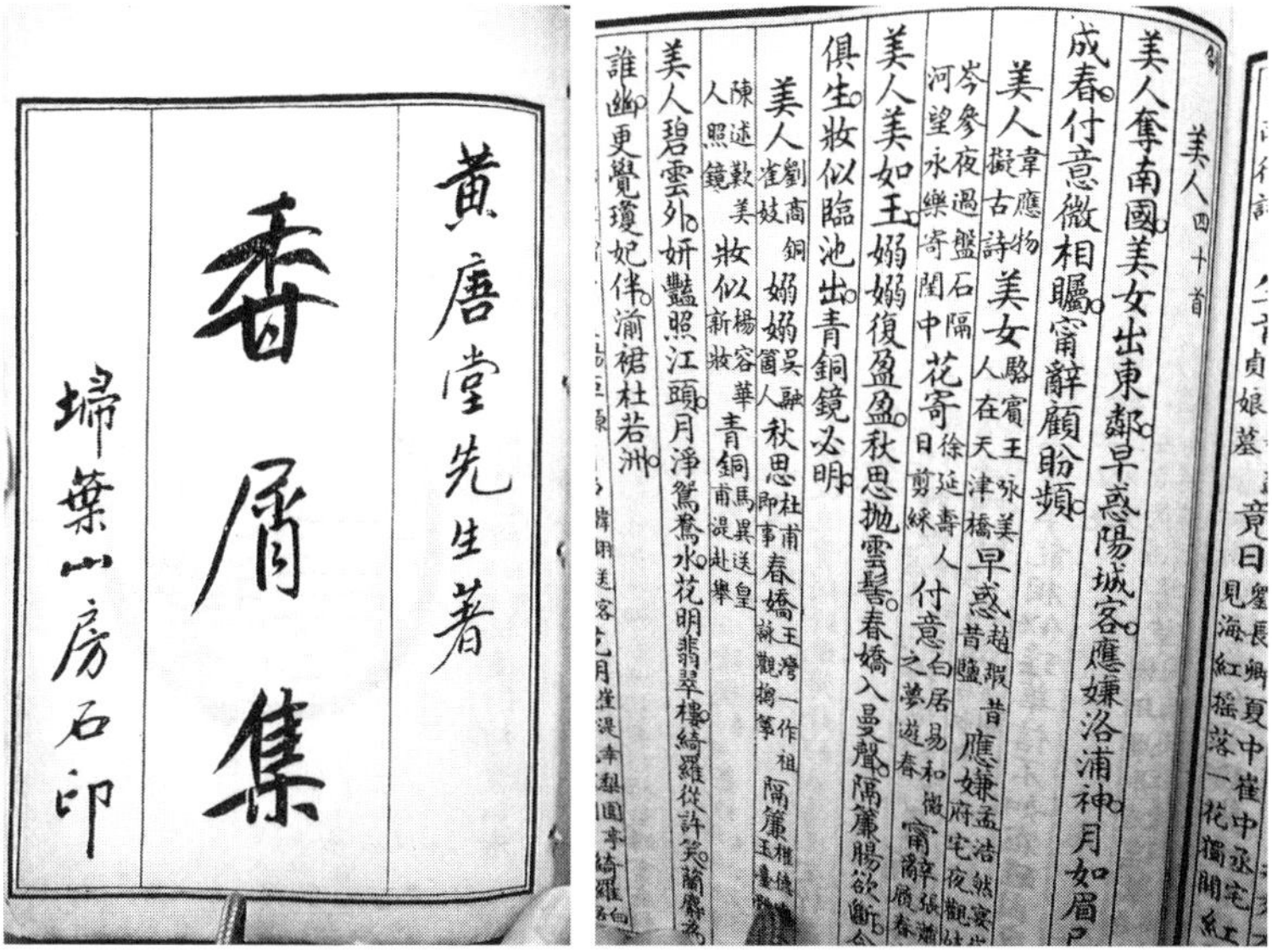

『香屑集《コウセツシュウ》』
黄之雋撰（1688 ～ 1748 年）。別名『唐堂集唐』ともいわれ、康熙帝の時代に刊行された優れた詩集を集めたもの。後に『重訂香屑集箋註』（近文堂 1871 年）がある。掲載資料は民国十五年、石印の黄唐堂先生著、『香屑集』巻九、埽葉山房石印の美人四十首の画像である。（著者撮影）

美貌之れを娥〈美人の形容〉と謂い、美状を窕《ちょう》（おくゆかしい）と為し、美色を豔《えん》（容色の豊満好美のこと）と為し、美心を窈《よう》（心情の美しいこと）と為す[105]。

『藝文類聚』　巻十八

昔、有仍氏は女の子を生んだが、髪が真っ黒でとても美しかった。光かがやいて人を照らした。名づけて玄妻といった。およそ美しい女、人を魅入らせる力があり、もし正しい心ばえを持たないと、必ず災いを起こすであろう[106]。

『左伝』　巻第二十六　昭公七

ほかに『楚辞』には思美人[107]、『魏書』[108]『隋書』[109]『藝文類聚』[110]は美婦人、『戰國策』[111]『越絶書』[112]『管子』[113]『墨子』[114]等々に美人の文字がみえる。このことにより「美」という語は、さまざまな意味合いを含みながら古来より用いられてきたことが分かる。

『大漢和辞典』巻九の「美容」「容貌」についてみると、「美人」とは「容貌の美麗な婦人（男子）。美女。才徳の優れた人」とある[115]。一般的にも使われている「美容」は「美姿」といい、「美貌」を「美形」という。また、姿や形を「容貌」といい、それを「容状」と表現する。

さらに『字通』の「美」をみると、『説文』では『甲骨』では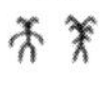『金文』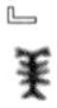「美の象形は羊の全形。下部の大は、羊が子を生む時のさまを羍《たつ》という時の大と同じく、羊の後脚を含む下体の形」とある。その訓義は「うつくしい、すぐれる、めでたい、よい、よみする、ほめる、みちる、さかん、ただしい、たのしむ、よろこぶ、さいわい」と記されている[116]。

語系についてみると、肉体的な美しさを示すものには「美顔」[117]「美貌」[118]「美姫」[119]「美女」[120]「美儀（美麗な儀容）」[121]「美形」[122]「美眷」[123]「美女」[124]「美壮」[125]「美髭（美しい口ひげ）」[126]「美須（美しいひげ）」[127]「美人」[128]「美婦人（美しい女）」[129]「美色」[130]「美態（美しい姿）」[131]「美髪」[132]「美冒」[133]「美富（美しくて、豊か）」[134]「美芳（美しくかぐわしい）」[135]「美貌」[136]「美容」[137]「美麗（うるわしい）」[138]「美澤（美しく艶がある）」[139]などがある。

また、一般的な人間性の美しさを現すものには「美才（英才）」[140]「美志（立派な志）」[141]「美士（立派な人）」[142]「美人（才徳ある人）」[143]「美徳（優れた徳がある）」[144]「美質（善い性質）」[145]がある。

次に「容」の字をみると、その訓義は「すがた、神容、霊のすがた、かたち、ようす、ふるまい、いれる、うける、ゆるす、うべなう、よろこぶ、やわらぐ、ゆとり、しずか」と記されている。

「容」の字の語系には「容貌（かほかたち）」[146]「容美（外形の美）」[147]「容華（美しい顔かたち）」[148]「容色」[149]「容輝（美しいかたち）」[150]「容姿（すがたかたち）」[151]「容質（容貌と体質）」[152]「容状」[153]「容治（すがたが美しい）」[154]「容徳（すがたと行為）」[155]「容體（すがた）」[156]「容儀（たちふるまい）」[157]とある。

「容」という文字には美的感覚、つまり、「美」意識が含まれている。この点も注目すべきことである。これら「美」の一文字の字義を考えると、そのなかには多くの意味が含まれているので、単純に「美」の定義づけをすることは避けておきたい。

元来、「美」は人類の歴史と経験の中で育てられ、やがて「美」という文化を形成するに至った。そこにみる「美」は文字や絵による伝達手段を用い、とりわけ文字によって、さまざまな領域に分類し、「美」の学問として定義づけた。

文字文化の興隆は、多様な「知」が書物化されることになり、多くの人々が相互に知識を享受できるようになった。しかも「知」の普及が人間の魂を向上させ、時代を動かす原動力ともなった。さらに

▼ここがポイント 現在、日本で使用されている漢字については、旧六国で使用されていた東方系の文字（古文）が始皇帝により使用を禁止され、小篆と隷書という西方の正統字体を使用して、文字の中国統一（今文）を行ったところにその萌芽がみられる。その資料は、鎌倉時代の書写と推定される梁の蕭子良『篆隷文体』一巻が、京都山科区にある天台宗護法山安国院出雲寺（通称：毘沙門堂、七〇三年に創建、伝教大師最澄自作の毘沙門天像に由来する）に重要文化財として保存されている。この『篆隷文体』に収録されている四十三種類の書体中には、科斗書（科斗とはオタマジャクシのこと）と呼ばれる文字があり、諸子百家時代の文字の面影を伝える貴重な資料だといわれている[158]。

「知」は各時代に応じて多様化し、至難の大事業となるその規範化は、より一層文化を向上させる牽引力ともなった。

その一つの文化として実感できるものに、古代中国に生まれた若さと美しさの創出を目的とする不老不死による神仙思想がある。

神仙思想の目的は、仙人になることで「老いない」「若々しい」「美しい」肉体を手に入れることである。本来、肉体的な若さと美貌への欲望は仙人でなくてももつもので、時空を超え、現代人にも共通した「美」への欲求とも繋がる。その具体的な実践方法が古来より継承された「気」による養生法であったことは前章でも論じた。

養生法はいずれ訪れる老いへの恐怖を防ぎ、永続的な肉体の若さを手に入れるための手段として築かれたものである。養生法による若返り、すなわち、肉体的な若さへの願望は、その先にみる肉体的な容貌上の「美」の創出を追い求めることに繋がっていく。

そして注目すべき点は、古代から中国人による「美」の追求は表面的な「美」に止まらず、内面的な「美」を飽くことなく求めたことにある。

そこで内面的な「美」について、先人の考え方をひもといてみたい。

礼には必ず文が付き添うがゆえに、礼とは義の文であるといってよい。そこで老子は言う、「道」が失われると「徳」が失われ、「徳」が失われると「仁」が失われ、「仁」が失われると

「義」が失われ、「義」が失われると「礼」が失われると。「礼」とは真情が形に出たものであり、「文」（文飾）とは実質のうわべをさらに飾るものであるが、君子聖人ともあれば、真情を取り上げて形は捨て去り、実質を愛して文飾は好まない。即ち、形を頼んで真情を褒めるなら実はその真情が醜いからであり、文飾を抜きにしては実質を話しだせないとあれば、その実質が貧弱だからである。どうしてかというと、あの和氏の美玉は五色の絹などで飾り立てる必要はなく、隋候の名珠は金銀で装う必要がない。実質が美しくて、何物を以てしてもその装飾とするに足りないからである。即ち、飾り立ててからはじめて人前に出されるようなものは、実質が美しくないわけである[159]。

『韓非子』巻六 解老第二十

王先愼著『韓非子集解』でも「情」と「貌」、「質」と「文」、「美」と「飾」の問題について触れている[160]。

施昌東の美学思想では、韓非子でいう装飾による美は真実の「美」ではなく、偽物であり、文飾（外部の装飾）に重きをおくことを批判している。しかし、「美」と関係する多くの共通する事例で、「美」の本質に到達することは容易なことではないという。それゆえに、表面的に磨きあげられた装飾による「美」への追求が多くなる。なおかつ、日常生活におけるさまざまな「美」は、人工装飾されたものが多いために、文飾による「美」もあながち否定できない。この考えによると、韓非子の説にも矛盾が生じる。

それは韓非子が「美」の本質を「質」とする説と、もう一つは「文」（文飾・「文為質飾者也」）が「美」の本質であり、「美」が表面上の形になって現れるという説である。このような説を用いて考えると、すべての文飾が虚構だとは言い切れないという施昌東の指摘もある[161]。

また、「文」と「質」を論じるうえで、『論語』には、「文」と「質」が共存することが述べられている。

文と質とはともに別物ではなく、その文を去ったらその質はなく、その質を取り去ったらその文はない。文を去った質のみでは君子と小人の区別の立てられないのは、ちょうど虎や豹の美しい毛並みを取り去った皮だけでは、犬や羊の毛を抜き去った皮と同じようで、区別がつかない[162]。

『論語』　顔淵第十二

さらに孔子の『論語』では外形の装飾美容に対する価値観が異なる点を、人の生き方に対応させている記述が随所にみられる。

君子は他人の美点を〈あらわしすすめて〉成し遂げさせ、他人の悪い点は成り立たないようにするが、小人はその反対だ[163]。

『論語』　顔淵第十二

五つの美とは何々ですかと言うと、先生は言われた。「上に立つものが、恵んでも費用をかけず、骨を折っても怨みとせず、求めても貪らず、ゆったりとしていても高ぶらず、威厳があっても烈しくない」[164]。

『論語』 尭曰第二十

仁に居るのが美なのだ[165]。

『論語』 里仁第四

ここには優れた指導者が理想とする内面的な人間の「美」がみえる。

万志全の『中国古代審美思想』では、孔子の「美」の本質と形態は四つの観点より「美」をみているという。それをまとめると①「美」と「善」の結合。②「美」の内容（質）と「美」の形式（文）との関係性。③『論語』雍也篇に記された「中庸」の概念。④芸術的な「美」観の概念である。

また孟子は、「美」の概念を①感覚により意識する「美」は低級の「美」とし、②仁義より現れる「美」を中級の「美」とした。さらに荀子は最高の人格者を求め、それを精神の「美」という[166]。

このような先哲の「美」意識には、人間の心理的内面にまで掘り下げた深い人間観がみられ、外見の「美」への執着感は伝わってこない。

しかし、『論語』雍也第六には以下のように記されている。

祝鮀のような弁説によって事をさばくという口才がなくて、宋朝のような美貌だけが幅をき

かせたら、当世のような衰乱のときに気機を免れることは困難である[167][168]。　『論語』　雍也第六

ここに載る「宋朝」とは宋公子朝のことで、美貌で名高いものを指す。当時の「美人」は、「面目美好者」（面目の美好なる者。『墨子』尚賢下第十）といわれ[169]、具体的な外形の「美」を重視した[170]。そこには顔面の「美」に対するこだわりがあり、外形の「美」については、古代も現代と同じように視覚可能な位置づけが行われ、ときとして医学の力を必要とした。

ここで注目すべきは『黄帝内経』に、中国古代の解剖、生理、病理が詳しく記載されていることである[171]。

『黄帝内経』の理論では、「気」による不老長寿や健康の促進が随所に記され、身体の五蔵六府の働きが脳、筋、骨格、脈管、神経を支配している。つまり、『黄帝内経』は「気」を中心にした解剖、生理、病理理論のもとで成立した医書で、「美」の創出と直接繋がるものではない。しかし、そこで論じられる「気」の法則性については、健康で若々しい身体を保つことで、病を減らして身体の美しい容貌や容姿を実現させる方法が明らかにされている。

それらの概念を利用することで「美」の創出と結びつけることが可能であると著者は考える。その根拠を『黄帝内経』霊枢でみてみよう。

人体の十二経脈、三百六十五の絡脈の血気は、みな上がって顔面に注ぎ、あいている竅（顔

の七竅［目2、耳孔2、鼻孔2と口1］に流れる。その精は陽気であり、上りて目に入り、ものを見ることができるようになる。その別気は耳に入って、聴くことができるようになる。その宗気は、上りて鼻に入り、臭いをかぐことができるようになる。その濁気は、胃から出て唇と舌に入り、味を感じるようになる。その気の津液は、みな上りて顔面を燻らせ、顔面の皮膚はさらに厚く、その肉は堅くなる。ゆえに天気がはなはだ寒くても、これに勝つことはできない[172]。

『黄帝素問霊枢経集註』巻第二 邪気蔵府病形第四

3 美学思想上の特徴

清朝の曾国藩著とされている『冰鑒』[173]には、美容の「容」についての記述がある。そこにみえる「容」の意味には「整」と捉えて均衡を保つことにあるとしている。

古代中国の整体観は、単に疾病を治癒するだけにとどまらず、その概念は美容学にまで継承されていたことは既に述べた。経絡を流れる気血や蔵府の機能が健全であれば、元気が充実し皮膚が潤い、艶のある生き生きとした表情をつくる。それらの美しさを築く根底には道家にみる人身の三宝があり、それ

▼ここがポイント 全身の経絡気血が顔面部に向かって上昇し、顔面部にある耳孔、口腔、鼻腔、眼窩などの孔に通じていることを指摘している。そこには、心理的な変化も顔面表情に出現するとしている。中国伝統医学でいう「七情」である。精神活動が顔の血色や表情を動かす筋肉に影響を与え、シワなどをつくり出す。したがって古代の養生学は、人体の健康や長寿を促すための学問だけではなく、若々しさや肉体的な健康を取り戻すために行われていた。

こそが精・気・神の三つである。

道家では体内で精・気・神の三宝を養い、体外では筋・骨・皮を鍛えて、内外を合一するという考え方によって、こころと肉体を調節することに重点を置いた。この考え方は内面の「美」が外形の「美」との協調関係により成り立っていることを説明している。

外形の「美」のみの追求だけでは内面の「美」に置き換えることは不可能であるという考え方は伝統的にも引き継がれ、唐代の医家である孫思邈は精・気・神の三宝が養生、長寿、抗老化と深くかかわりをもつとした。

特に「神」について孫思邈は「先天の霊気」と呼んだ。医家は「元神」、儒家は「天地の心」[174]、道家は「霊宝」[175]、釈家は「圓覚」[176]と解釈されているが、共通していることは人間の意識や無意識層に潜在する思惟活動を軸足とした生命観を示し、医家では「元神」をベースに魂、魄、意、智の働きが生まれるということである[177]。このように「神」の位置づけは古来より人間の精神活動の中枢とした。

さらに道家の肉体的な修錬法で、「気」を練り体内で行気させて「気」を移動させるという存思法があり、古代中国においてこの存思法を用いて健康や若さを保つことが指摘されている[178]。

その「気」の停滞が、人間の精神に対しても影響があるという。葛洪の『抱朴子』釈滞篇には行気の方法[179]が記されているが、その考え方は、『黄帝内経』と類似している。

また、肉体と精神との関係についても以下の記述がある。

肉体は神《たましい》の宅《すまい》である[180]。

『抱朴子』内篇 巻之五 至理

『抱朴子』に記された「神の宅」が心であるということが『黄帝内経』霊枢にもみられる。

心は五藏六府の大いなる主《あるじ》であり、精神《たましい》の舍《やど》る所である[181]。

『黄帝内経』霊枢 巻第二十 邪客第七十一

心は人体の五蔵六府の主であり、意識を司って全身に血液を循環させる中心的な役割を保っている。したがって、「形者神之宅也」といわれる所以がある。また、「神」を損なうと死が訪れることが同篇にある。

心が傷なわれると神《たましい》は去り、神が去ると人は死ぬ[182]。

『黄帝内経』霊枢 巻第二十 邪客第七十一

▼ここがポイント 精を保って気を巡らせる（保精行気）方法を提唱した人物に、六朝期に活躍した葛洪や陶弘景がいる。彼らは晋以前に存在した「気」の理論を集大成し、これら「気」を体内で保持する方法を「守一」とした。葛洪の『抱朴子』釈滞篇には行気の方法も記され、内篇巻八には暴飲暴食や生ものの多食、また、七情の乱れが行気を妨げるという[183]。

これらの考え方は「形者神之宅也」と「神」との関係を説いている。このことからも葛洪は『黄帝内経』に通じる身体観を持っていた。

精神と肉体の関係は、後世の中国医学にも影響を与えた。その代表的な医家の一人として南朝の陶弘景（456～536年）がいる[184]。陶弘景は東晋の中期に楊羲・許穆によって興隆された茅《ほう》山（江蘇省句容県）派道教の大成者となり、上清派道教の継承者として教理の体系化に専念した[185]。その代表的な著作である『真誥』に「美」の創出と深く結びつく内容が記されている[186]。

真一を守ることに懸命な人は、一年間それを実践すると、頭の白髪はなくなり、禿げたところにも黒髪が更めて生じる[187]。

『眞誥』巻二　運題象篇

陶弘景の身体観は、養生の実践が養形つまり容姿や容貌に影響を与えるといっている。同篇には次のように具体的な養生法が記されている。

眼は身体の鏡であり、耳は肉体の窓である。視ることが多ければ鏡はくもり、聞くことが多ければ窓は閉ざされる。私はくもった鏡を磨く砥石、閉ざされた窓を開け放つ手だてがあり、ただちに萬霊を見とおし、遙か遠くの声をも聞き取ることができる。顔は精神の庭、髪は脳の華、心に悲しみがあると顔はやつれ、脳が衰弱すると髪は白くなる。だから、精気の根源が内で失われ、丹を失い津液が枯渇する。私は若々しい童顔を保つ経典、白髪を黒髪にもどす方法がある。精気は肉体の神、視力は身体の宝である。苦労が多ければ精気は消散し、あくせくし過ぎると視力も消散している。だから気力が衰えるにつれて老いが訪れ、ついで耄碌してしまう。私は精気を増益する法を知っている[188][189]。

『眞誥』巻二 運題象篇

「精気を増益」するという実践方法によって、容貌や容姿を若返らせることができるという。後世、宋の李昉等撰『太平御覽』所引『黄帝内経』にも類似文があるが、そこには「妾有益精之道」の句はみえない[190]。

『黄帝内経』には「精気」の衰えによる肉体の早老化について、七損八益という養生の基本法を記している[191]。

よく七損八益を知れば、（人体の陰と陽の）二者を調えることができる。もし、これ（七損八益）を用いることを知らなければ、早く衰える徴候があらわれる。四十歳では、陰気が自然に半減し、その起居の動作も衰えてくる。五十歳では、身体が重く、耳がよく聴こえず、目がよく見えなくなる。六十歳では、陰は萎え、気はひどく衰え、（耳目口鼻、前後の陰部の）九竅の働きも鈍くなり、下肢が虚して上肢が実して、洟水や涙が垂れるようになる。ゆえに（七損八益を）を知る人は強く、知らなければ老いる。もとより、（七損八益という）同じところから始まるが、《強く》と《老いる》というように）その名は異なる。智慧のある者は同じきを洞察し、愚かな者は異なったものに目を向ける。愚かな者は足りず、智慧のある者は余りがある。余りがあれば耳はよく聴こえ、目はよく見え、身体は軽く強靱となる。老いた者がふたたび強壮となり、強壮の者はますます身を治めることができる。それゆえに聖人は無為のことをなし（しなくてもすむことはせず）、安らかなさまを楽しみ、好き勝手なようにしているようでいて、能く精神を爽やかにして、虚無を守るという志にかなっている。ゆえに（聖人の）寿命は窮ることがなく、天地と同じだけ長生きできる。これが聖人が身体を治める方法である[192]。

『重廣補注黄帝内経素問』巻第二　陰陽應象大論篇第五

大形徹は「八益七孫（損）」もまた後世に影響を与えたという。

「『天下至道談』章四に、「気に八益有り、有（又）（ま）た七孫（損）有り。八益を用いて七孫（損）を去る能わざれば、則ち行年卌（四十）にして陰気自ら半ばするなり。五十にして起居衰え、六十にして耳目葱（聰）明ならず、丅（七十）にして下枯れ上涗（脱）し、陰気用いられざれば、果泣留（流）れ出づ」という表現がみえる。この部分、必ずしも八益と七損と具体的に分けられていない（この箇所は『黄帝内経』素問、陰陽応象大論の岐伯が黄帝に説いた部分によく似ており、『黄帝内経』素問の成り立ちを考える際に興味深い）との記述がある。

さらに『天下至道談』を介して、八益と七損に対応した具体的な記述を挙げている[193]。

七損八益について島田隆司は「女子は《七》を基盤とし、月経がときに応じて下るために《損》という。男子は《八》を基数とし、精気が充満するために《益》という」としている[194]。つまり、八益を保って「精気を増益」することが養生の基本とする考え方は陶弘景にもあり、これらは『黄帝内経』素問、上古天真論篇の男女の発育や成長過程に関係する法則性にも繋がる。

女子は七歳になると、腎気が盛んになり、歯が生えかわり、毛髪もまた長くなる。〔中略〕、三十五歳になると、陽明の脈が衰え、顔面部はやつれはじめ、頭髪もぬけはじめる。四十二歳になると、三陽の脈は衰えて上に巡り、顔面部はみなやつれ、頭髪も白くなりはじめる。四十九歳になると、任脈は虚となり、太衝の脈は力が衰えて流れも枯れ、天癸は竭きて、月経は止まる。ゆえに身体は老いさらばえて子は産めなくなる[195]。

『重廣補注黄帝内経素問』巻第一　上古天真論篇第一

男子については同篇に以下の記載がある。

男子は八歳になると、腎気が充実し始め、毛髪は長くなり、歯が生えかわる。〔中略〕、四十歳になると、腎気が衰えだし、頭髪は抜けて、歯は痩せて抜けやすくなる。四十八歳になると、陽気が上部で衰え、顔面がやつれ、髪と髭もみあげは白くなる。五十六歳になると、肝気が衰え、筋の動きが衰え、天癸は竭きて、精気も少なくなり、腎の蔵が衰えて、肉体疲労が極まる。六十四歳になると、歯は抜けて、頭髪も落ちてしまう[196]。

『重廣補注黄帝内経素問』巻第一　上古天真論篇第一

男女の「気」の衰えについて、年齢を分けて説いていて、肉体的な寿命が続く限り、「気」を消耗させ、さらに老いが訪れると述べている。

「気」を増やして調節することによって、歯牙が強くなり、身体は軽く肉体はがっちりして、年老いても身体は強壮となり、聴覚や視力もより聡明になるという。

これらの内容については『眞誥』巻二、上古天真論篇第一、陰陽應象大論篇第五にも共通した考え方が記載されていた。

4　養生法と美容学の関係

前述したが、伝統医学を軸足とした美容を語るうえで、養生法との相関性は欠かすことができない。特に「神」を養うことは養生術の基本である。

『雲笈七籤』巻之七十八には、「神」を強くするための薬物処方が、中品和形養性篇第二、「安神强記方」に載る[197]。そこにみえる「神」についての考え方も『黄帝内経』から受け継いでいると考える。中国伝統医学では人間の精神の本質が「神」にあるといい、古代養生術においては、「神」を養うことを基本とすることが「形」を育むという。それらの根拠を挙げておく。

刺鍼の法則は、まず人の生命活動を根本としなければならない。血脈、営気、精神には五蔵が蔵しているからである[198]。

『黄帝内経』霊枢　巻第四　本神第八

およそ刺法の真は、必ず先に「神」を治める[199]。

『重廣補注黄帝内経素問』巻第八　寶命全形論篇第二十五

「神」についての考え方は、古来より人間の精神にまで価値観を求め、「美」の創出についても外見と内面の両方から触れている文献がある。

孔子の『論語』雍也第六に、中身（内容・本音）が外見（形式・建て前）を超えると、むき出しで野卑。外見が中身以上であると、定型的で無味乾燥。内容と形式とがほどよく備わって、はじめて教養人であると述べられている。

先にも掲げたが『論語』には「文」と「質」という概念がある。

子曰く、質、文に勝てば、則ち野。文、質に勝てば、則ち史。文質彬彬として、然る後に君子たり[200]。

『論語』　雍也第六

『論語』にみる「文」[201]とは、華麗な装飾や色彩（文飾）のことで、容貌上の美容を指し、「質」とは人間に宿った素質、本質（生地）で、肉体や精神の健康に相当する。つまり、本然的に人間のもつ本質（精神）は外部の文飾（装飾）を超越することが可能であり、逆に外部の文飾は人間の本性を現したものでもある。また「史」[202]とは、典故に通じて文書の外面的な修飾をつとめることをいい、「彬彬」とは異なったものがほどよく混じり合った様子を示している。

よって「文質彬彬」とは、精神状態などの、内面の状態が外形へと反映し、両者が適度に混じり合っている様子を表現している。

これらをみる限りでは、「養生」が肉体的な「修養」のみの解釈だけでは成立していないことが分かる。そこで「養生」という語義の多面性について確認しておきたい。「養生」は「修養」とは異なる概念をもつ。

柴田清継によれば「養生」を「ようせい」と読み、「生命を養う」「長寿を保つ」という意味で用い、「修養」は、内面的、精神的、心理的なものを養うという。一般的な概念である「養生」は、病後の体力の回復や病気にならないための予防としている。「修養」は、内面的な自己変革を目指したもので、「道」を修めて徳を養い、品性を磨き人格の完成に努めることにあるという。

また中国古代の養生説は、『老子』『荘子』『管子』『呂氏春秋』『淮南子』などの、いわゆる道家や雑家系統の文献に多くみられるが、儒家は養生に対する関心が少ないとしても、生命や身体に対する考え方が考察できるとし、孔子、孟子、荀子の思想からの養生観を述べている[203]。

このような内面の「修養」によって外見の姿や形となって現れる具体例が『礼記』にみられる。

こうして内面から徳の輝きが射《さ》しいでれば、人びとはみなその君子の教えを受け入れるのであり、またその外面に出る言行が好く理にかなっているのをみれば、みなその指導を受け、従うのである[204]。

『礼記』 楽記第十九篇

『礼記』にみえる「修養」は、主に「礼」と「楽」(音)に重きをおく。「礼」は外形を修め、「楽」は内面を修める。修められた「徳」は外表に現れる。

すなわち修めた「徳」が外形に現れる態度や表情によって、他者の人生観や価値観に影響を与える。すなわち、「誠」の「徳」が内に備われば外形に現れるという。

▼ここがポイント 精神や肉体的な養生を実践することの重要性は、『論語』雍也第六より読み取れる。内面の精神活動が、結果的に外面の顔や容姿に現れる。そこにある人間観には、内面に価値観を求めた「美」に対する先人らの知恵がみられる。

誠は人間の内に備わる性の（仁・知）優れた徳であり、しかもまた外、他のものと和合する道である[205]。こころの内に誠があれば（それは）外に（善事となって）現れる[206]。『大学・中庸』

板野長八は、中庸篇に示された人間の構造及び能力について次のように説く。
「人間は己自身の本質としての独と喜怒哀楽の情を性として天から賦与されている。そして、喜怒哀楽の情を礼・道に中らしめるように学問・修養を積むことによって「和」を得、中庸の「徳」を充実する。これを内面から見れば、その独、すなわち己自身を慎にし、自己の真実と「誠」に徹するのである」[207]という。

このように『中庸』における人間の本質と外形との相関性についても人間の精神が深く繋がることが読み取れる。

『道蔵』にも「神」と「気」を修めることで「形」をつくることが述べられている。

神は気を以て母とする。気は形を以て舎とする。気を練ることで神と成る。形を練ることにより気と成る[208]。『道蔵』巻四　西山群仙會真記巻之二　養形　玉華霊書しかるに気を調え、気を和ませ、気を敷布し、気をのみ込み、気を集め、気を巡らせ、気を保ち、気を入れ変えることは、皆、養気の道を出るものではない[209]。

『道蔵』巻四　西山群仙會真記巻之二　養炁

「気」の存在が身体における「形」と「神」を養う、と述べられ、養生延命を基本的とする考え方が記されている。陶弘景の『養性延命録』には養生法の具体的な技法が載る。

養生の大要は、一に曰く嗇神、二に曰く愛気、三に曰く養形、四に曰く導引、五に曰く言語、六に曰く飲食、七に曰く房室、八に曰く反俗、九に曰く医薬、十に曰く禁忌、此れ過ぐる巳往は、義略す可し[210]。

『養性延命録』巻上　教誡篇第一

この文で第三番目に指摘されている「養形」について、『雲笈七籤』には、「気」と顔色の結びつきが記されている。

▼ここがポイント　『中国思想史』に、「人間の（道徳）性は天命に基づいており、道徳とは他ならないその性に率《したが》ったものであり、教とはこの性に基づいた道徳を修めることである。その人間に賦与された（道徳）「性」の本質は「誠」である。それは人間の心の奥深い、外から見たり聞いたりすることのできないなかにあって、まだ喜怒哀楽を起こさない完全な「徳」である。であるから人々は、この真実なものを傷つけないように保持しなければならない。これが外部へ動き、喜怒哀楽を起こして、節度に合致する働きをしたとき、「和」を得たという。（中略）中庸は要するに「誠」の倫理を述べたもので、それは人間の倫理であるのみならず、宇宙万物に貫通する道である」[211]と記載されている。

気海が充ち、精神が丹田に静まれば身も心も永く安定し、自然と顔色を取り戻す[212]。

『雲笈七籤』

「気」を調えて「神」を養うことで、「形」、つまり肉体に現れるという孫思邈の考え方がみえる。六朝時代に活躍した養生家である嵇康《けいこう》は、「養神」あるいは「養形」の、どちらか一方に偏って論じている。「養形」の方法としては、導引、服食、辟穀、房中といったさまざまな技法が説かれてきたが、それだけでは十分だといえないと嵇康は主張している。彼の「養形」は、肉体の内側と外側の両面を問題にしている。導引、服食、辟穀、房中は肉体の内側を養うことを目的としているが、同時に肉体の外側、つまり肉体を取り巻く環境を整え、外部のさまざまな危険から肉体を防御することも必要だという。

第二節　中医病因と美容

中国伝統医学（中医学）では、蔵府に病が発生すると、経絡の流れに異常を生じ、皮膚にシワやしみ、面皰（にきび）のみならず、しびれや凝りを引き起こすとする。このことから内部の異常が外形に現れるという古典の考え方を、中国医学の観点より論じることができる。

太陽と月、水と鏡、鼓と響きはひとつにまとまった関係にある。太陽や月が明るいのは影(暗いところ)があるからである。水や鏡がはっきりと形をうつしだすのは、形がきちんとあるからである。鼓を打てば響くのは、音声に遅れないからである。動揺すればそれに応じて和し、ことごとくその情を得る[213]。

『黄帝内経』霊枢　巻第十三　外揣篇第四十五

ゆえに、遠いものは外を司って内の病変を推測し、近いものは内を司って外の病変を推測する[214]。

『黄帝内経』霊枢　巻第十三　外揣篇第四十五

その外応を視て、その内蔵を知れば、病んだところがわかる[215]。

『黄帝内経』霊枢　巻第十三　本蔵篇第四十七

外揣篇第四十五をみる限り、前記の文脈は身体内部の情報がそのまま体表部の皮膚の反応として伝えられると述べている。したがって異なった身体内部の情報は、シワや肌のたるみとなって容貌上の「美」を阻害する因子の一つとなる。

1　内傷七情と美容の関係性

「内傷七情」は、蔵府の働きを損なう原因に、喜、怒、憂、思、悲、恐、驚という七つに分類された精神活動があるという。次にその根拠を提示する。

天に四時五行があり、それによって生長、収藏し、それによって寒暑燥湿風を生じる。人には五蔵が五気を化すことがあり、それによって喜、怒、悲、憂、恐を生じる。ゆえに喜びと怒りは気を傷ない、寒さや暑さが形を傷なう[216]。

『重廣補注黄帝内経素問』巻第二　陰陽應象大論篇第五

生き別れ、死別、感情の結ぼれ、憂い、恐れ、喜び、怒りなどは、いずれも五蔵を空虚にし、血気を離散させる。もし医工（医家）がいてそれらを知ることができなければ、どのような医術を語ることができるのか[217]。

『重廣補注黄帝内経素問』巻第二十三　疏五過論篇第七十七

中国伝統医学では「体調はこころの働きと密接な関係性がある」という。特に情緒が「気」の活動に影響を及ぼすことが、『黄帝内経』等々に記載されている。これは現代にも通じ、日常生活での喜怒哀楽が「気」の流れに影響を与えている。

したがって、情緒（五情・五志）によって発生する「気」の生理的な流れによる体調変化は、「美」

の創出に影響を与える場合が多い。

『養性延命録訓註』所収の「少有経」には延命長寿のために欠かすことができない「十二少」と「十二多」が論じられている。

●十二少

「思を少なくし念を少なくし、欲を少なくし事を少なくし、語を少なくし、笑を少なくし、愁を少なくし楽を少なくし、喜を少なくし怒を少なくし、好を少なくし悪を少なくす」[218]

●十二多

「思多ければ則ち神殆く、念多ければ則ち志散じ、欲多ければ則ち志を損ない、事多ければ則ち形疲れ、語多ければ則ち気争い、笑多ければ則ち蔵を傷り、愁多ければ則ち心懾れ、楽多ければ則ち意溢し、喜多ければ則ち忘錯惛乱し、怒多ければ則ち百脈定まらず、好多ければ則ち専ら迷いて治まらず、悪多ければ則ち憔煎して懽無し。此の十二多除かれざるは、生を喪う本なり。多無き者は、真人に幾し」[219]

古今の聖賢のなかで、養生の理を談ずる者、養生の論を著す者は少なくなかった。また曰く、「私《し》を少なくして欲を寡《すく》なくする」と。私を少なくして欲を寡なくする者は、それによって心を養うことができる。また曰く、「念を絶って機を忘れる」と。念を絶って機を忘れる者は、それによって神を養うことができる。また曰く、「飲食に節度がある」と。飲食に節度がある者は、それによって形を養うことができる[220]。

『道藏』巻四　西山群仙會真記巻之二

2　外感六淫と美容の関係性

「外感六淫」は自然界にある風、寒、暑、湿、燥、火の六気が外邪となり、人体に疾病を引き起こすことである。古来、環境が肉体に与える諸々の要因も中国伝統医学では見逃すことはなかった。ここで風、寒、暑、湿、燥、火の六種の病因について論じる。

百病が生じるのは、みな風、寒、暑、湿、燥、火の六気が変化することによる[221]。

『重廣補注黄帝内経素問』巻第二十二　至眞要大論篇第七十四

人には五蔵が五気を化すことがあり、それによって喜、怒、悲、憂、恐を生じる。ゆえに喜びと怒りは気を傷ない、寒さや暑さが形を傷なう[222]。

『重廣補注黄帝内経素問』巻第二　陰陽應象大論篇　第五

外部の自然環境の変化は必ずといってよいほど体内へと波及し、蔵府に影響を与える。「寒」は気血循環の低下を招き、「燥」は皮膚を乾燥させる。これら自然界の気候が皮膚に及ぼす影響についての記載がある。

今、風寒が人に入り込めば、人の毫毛を直立させ、皮膚（の腠理）が閉じて発熱させる[223]。

『重廣補注黄帝内経素問』巻第六 玉機眞藏論篇第十九

しかし現代社会においては、空調機器の発達により、自然とは異なった四季を容易につくり出すことができるようになった。その結果、現代人の肉体は生体の防御力、つまり免疫力の低下を招き、環境の著しい変化には対応できないぐらいになってしまった。美容も同じこと、空調整備により発汗を忘れた現代人の皮膚は、新陳代謝の低下とともに色や艶にまで影響を与えている。

3 飲食と美容の関係性

食料事情が豊かな日本では、「美」と飲食の間には著しい相関性がある。近年、食生活が欧米化されたことで、肥満・高血圧などの生活習慣病が増え、さまざまな疾患が引き起こされている。とりわけメ

▼ここがポイント 欲望をコントロールして、雑念を捨て、飲食を調節することで「形」を養うことができる。古代より探求されてきた「養神」は「養形」の基本であった。これらは中国伝統医学の軸足となり、後世の東洋医学の考え方に取り込まれた。

タボリックシンドロームなどは社会問題となりつつある。

隣国の中国でも決して例外ではない。中国では多くの富裕層の人々の間で、食生活の乱れによる生活習慣病が増加している。またこれらの現象は、健康産業に脚光を浴びせた。アスレチック、エステ、健康食品、無農薬野菜の中華料理店が大流行しているという。それどころか中国のごく一部の中医を標榜している大学では、大学の経営戦略の一環として、鍼灸エステなどの短期養成コースが増え、現代医学を学んだ看護師さんが通っているようである。

そして、古代中国医学による健康による美しさや精神的な美しさについても再検討され、国民の健康を維持するための「養生」という法則によって、人体の若々しさや美しさを保ち続けることに注目しはじめている。

前掲（70〜71頁）した邪気藏府病形篇における「気」の流れを述べておく。

まず、日常の食生活で摂取された飲食物を水穀の精微と呼び、これらは胃に受納され、ここで飲食物が腐熟し胃気をつくる。腐熟後の糟粕という物質は小腸や大腸に運ばれる。小腸で泌別という働きによって再吸収を行い、さらに清と濁に分類され、清は脾に送られ、濁は大腸や膀胱に入る。脾に吸収された清なる「気」は、ここで営気や営血、津液となって、脾のもつ昇清と降濁の働きで、全身に気血を巡らせる。気血は心に送られて、その一部は肝に蓄えられ、全身を循環する。

一方、脾でつくられ津液となった水液は、肺に流れて三焦の働きを使って、全身の皮膚や体内の関節や五蔵六府に水液（津液）を巡らせ、腎を通過して膀胱に入る。そして、気血と津液により五蔵を養い、人体の活動源を生み出す原動力を生産している（図2）。
次に脾と胃との生理的な活動について記された古典文献を引用する。

四肢は皆、胃から気をうけるが、四肢が経脈に至ることはできない。必ず脾によって、胃から気をうけることができる。いまもし脾が病んで胃のためにその津液を巡らせることができなければ、四肢は水穀の精気をうけることができない。気は日ごとに衰え、経脈の道は通じず、筋肉や骨、皮膚や肉は、みな気が生じなくなってしまう。ゆえに用いないのである[224]。

『重廣補注黄帝内経素問』巻第八　太陰陽明論篇第二十九

陽は気となり、陰は味となる。味は形に帰し、形は気に帰し、気は精に帰し、精は化に帰す。精は気に養われ、形は味に養われ、化は精を生じ、気は形を生ず。味は形を傷《やぶ》り、気は精を傷る。精は化して気となり、気は味に傷られる[225]。

『重廣補注黄帝内経素問』巻第二　陰陽應象大論篇　第五

特に美容はこれらの五蔵の働きによって、生産された気、血、津液を全身に補充することで、肌膚を健康にして潤いを与えている。
体内に取り入れた飲食物が「気」となり全身を潤すことは「気」の働きのところでも述べた。ここで

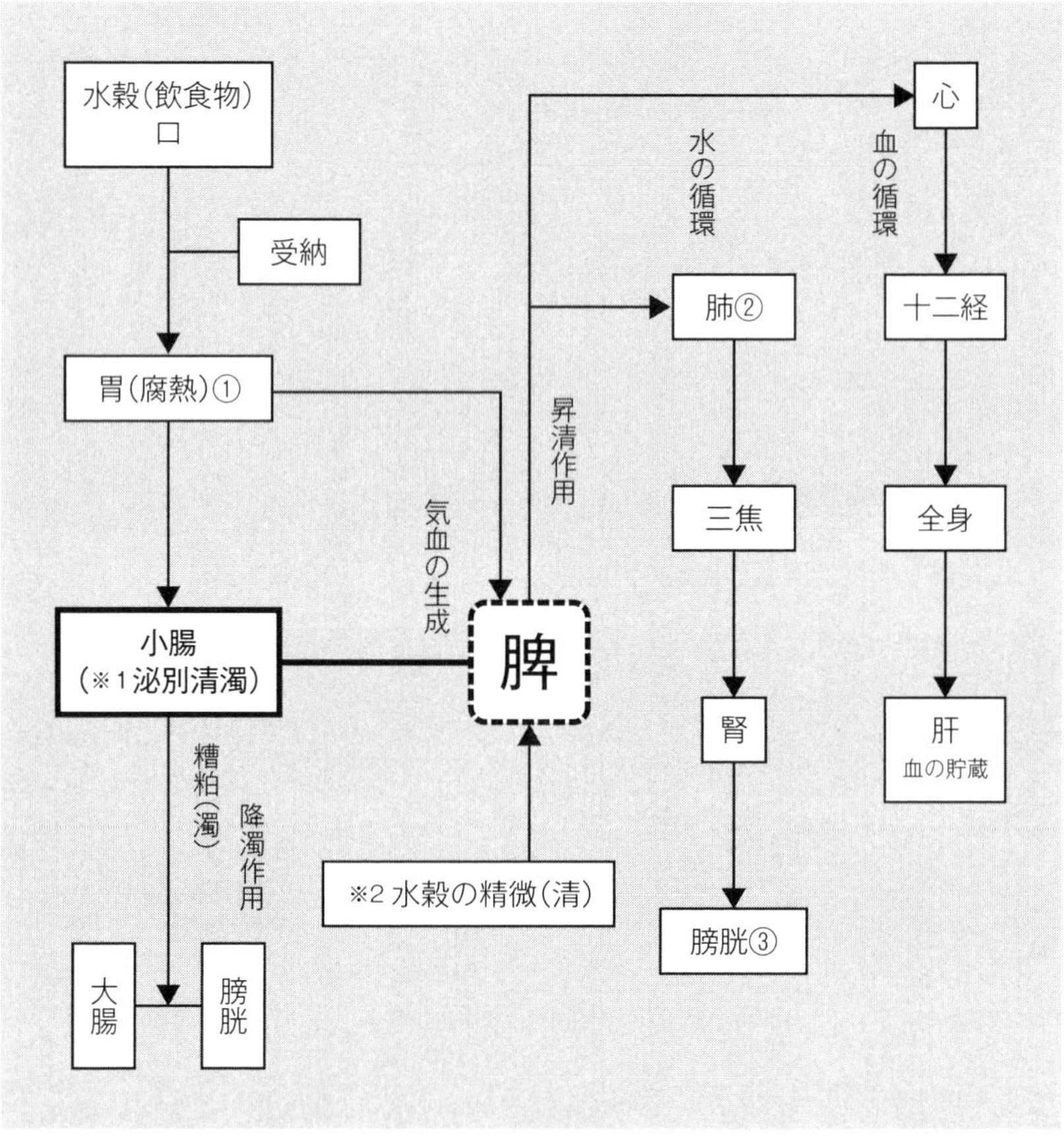

図2　飲食物から気血や津液に変化する生成過程図

①飲入於胃、游溢精気、上輸於脾（飲は胃に於いて入り、精気を游溢し、上りて脾に輸る）。

②脾気散精、上帰於肺（脾気は精を散じ、上りて肺に帰す）。

③通調水道、下輸膀胱（水道と通調し、下りて膀胱に輸る）。

（『重廣補注黄帝内経素問』　巻第七　経脈別論篇第二十一）

※1『難経集注』巻三には「分別清濁」とあり、『鍼方六集』巻二『鍼灸大成』巻六と巻七に「泌別」とある。

※2「水穀之精気」は『重廣補注黄帝内経素問』　巻第十二　痹論篇第四十三に載る（栄者水穀之精気也）。

「美」の観点からみた『黄帝内経』霊枢、決気篇の概念を考察する。

上焦がひらいて、五穀の味がひろがり、膚をかおらせ、身をみたし、毛髪をうるおすこと、霧や露のそそぐようであること、これを気という[226]。

『黄帝内経』霊枢 巻第十一 決気第三十

ここで飲食物によりつくり出された「気」が、全身の皮膚や毛髪を潤して、肌と毛髪の美しさと結びつくと考えられている。これは現代の薬膳に繋がる食事療法の基本的な考え方に通じる。

扁鵲がいった。身を安んずる本は必ず食にもとめることができる。疾《やまい》を救う道は、ただ薬にある。食の適宜を知らなければ、生を全うするにたりない。薬の性質に明るくなければ、病を除くことができない。ゆえに食は邪気を排して臓腑を安らかにすることができ、薬は精神を恬《たの》しませて性を養うことができ、それによって四気を資《たす》ける。ゆえに人の子であれば、此の二事を知らないわけにはいかないのである[227]。

『千金翼方』 巻十二 養生篇・養老食第四

ここには食養生の基本的な概念が記されている。坂出祥伸は『千金翼方』に記された食療重視の思想は、『漢書』藝文志に載る『神農黄帝食禁』七巻の流れを引くものだという[228]。

また、日本の丹波康頼が編纂した『医心方』巻第二十九[229]にも食事のとりかた[230]や四季に適した食事[231]、飲料に相応しい水[232]や一緒に食べてはいけないもの[233]、暴飲暴食時などの治療法[234]が記されている。

第二節　経絡と美容

1　経絡学説にみる美容学

人体には身体の内部と外部の情報を伝え合うネットワークがある。これを経絡という。

経絡には気血の循環を調節するためのエネルギースポットがあり、これを経穴という。これらは体表面に存在する。経絡・経穴は外界の環境の変化にすばやく対応し、その情報を体内に伝えて、未然に外邪より肉体を防御する。

したがって、経絡・経穴は身体情報を伝えるための情報網であり、伝えられた情報が最も反応する部位である。臨床では、健康のコントロールを行うための治療点としている。

この経絡・経穴という情報網によって、縦に走る経脈と横に走る絡脈による十二本の経絡流注が形成され、十二本の経絡を支える八本の奇経脈により構成されている。

人体の皮、肉、脈、筋、骨、そして経絡と蔵府は、非常に緊密な支持関係を保っている。五蔵六府は経絡を介在させて体内と体表が連絡している。

『呂氏春秋』ではこうした考え方をもとにして、体内を巡る「気」が停滞することで誘発される病気について解説している[235]。

流れる水は腐らない、戸枢は虫に食われない、動いているからである。形気もまた同じである。形体が動かなければ精気は流れない、精気が流れなければ気は鬱滞する。鬱滞が頭のところにくれば、腫れが生じて風となる[236]。

『呂氏春秋』巻三　尽数篇

ここには「気」が流れるための脈道、すなわち経絡流注の存在がみえる[237]。ここでいう「流水不腐」とは、脈中で「気」が詰まると、気血の流れが悪くなり、閉塞し新陳代謝に障害を生じることをいう。そのため肉体（形気）を構成する「気」の流動を促進させて新陳代謝を活発にし、身体全体のバランスを保つようにする。

「気」の流れが乱れて身心の働きが鈍ると、頭に「気」の鬱滞があるときは腫や風になり、そこには

▼ここがポイント　経絡流注は顔面や頭部にまで流れ、それらは体内の五蔵六府、四肢百骸、五官九竅、皮肉筋脈と連絡し合っている。したがって、体内に発生するさまざまな病理現象は経絡ネットワークを介して体表面へと波及するため、美容上もさまざまな形となって現れる。

具体的な疾病の臨床例が記されている。また、『難経』には経絡中の脈気の流れによって生じる病気が次のように記されている。

「経に〈十二経脈には是動の病があり、所生の病がある〉といっているが、一つの脈が変じて二つの病となるのは、どうしてなのか」と。「そう。経にいう「是動」（の病）とは気で、「所生」の病とは血の病である。邪が気にあれば、気は「是動」となる。邪が血にあれば、血は「所生」の病となる。気は呴くことを主り、血は潤すことを主る。気が留まって巡らなければ、気がまず病む。血がふさがって潤わなければ、血は遅れて病む。ゆえに、まず「是動」となり、あとで「所生」となる」[238]。

『難経』第二十二難

『難経』には「気」の停滞によって運動器系疾患などを生じる是動病と、「血」の虚実が原因で内科的疾患を生じる所生病の二種類の「気」と「血」による経絡病が記されている。

ここに載る「気」は温める、「血」は濡らすという文脈から考えても、「気」が身体を温めて、肌肉に「血」を運んで栄養を受ける「脈」の存在がある。これら「脈」の流れについては、後代に編纂された経絡学説の考え方を体系化するための資料にもなった[239]。

すなわち肉体的な「美」に象徴される肌の潤いは、「気」と「血」による補給と循環が関係していると理解できる。これらは葛洪と陶弘景らによって提唱された「保精行気」に基づくものである[240]。

2 十二経脈が美容に与える影響

十二経絡に「気」と「血」が流れ、それが全身を循環して、身体に栄養を与えて皮膚を艶やかにし、強壮で若々しい肉体と健康を維持することは前述した。また、皮膚が病気の予防と深くかかわりを持っているということが『黄帝内経』に記されている。

およそ十二経の絡脈は皮の部である。ゆえに百病が生ずるのは、必ずまず皮毛からである[241]。

『重廣補注黄帝内経素問』 巻第十五 皮部論篇第五十六

十二経絡は陰のルートと陽のルートに分類され、手の三陰、三陽、足の三陰、三陽に部位ごとに区別されている（図3）。

少陽、陽明、太陽の三陽経は陽のルートに、少陰、太陰、厥陰の三陰経は陰のルートに分かれる。三陽経は四肢の外側と頭部顔面と体幹部に分布する。手の三陽経は上肢外側、足の三陽経は下肢外側に分布する。

▼ここがポイント 元来、古代中国では、外気を体内に取り込んで循環させる行気方法と、内気を意識的に導き出す導気法や、深く細い呼吸で気を循環させる調息法などの方法を用いて、経絡流注内の気血循環を促進輸注させ、体内の老廃物の排泄により、肌肉や五官、血色に至る全身の機能を活性化させ、健康や健美を保持した。

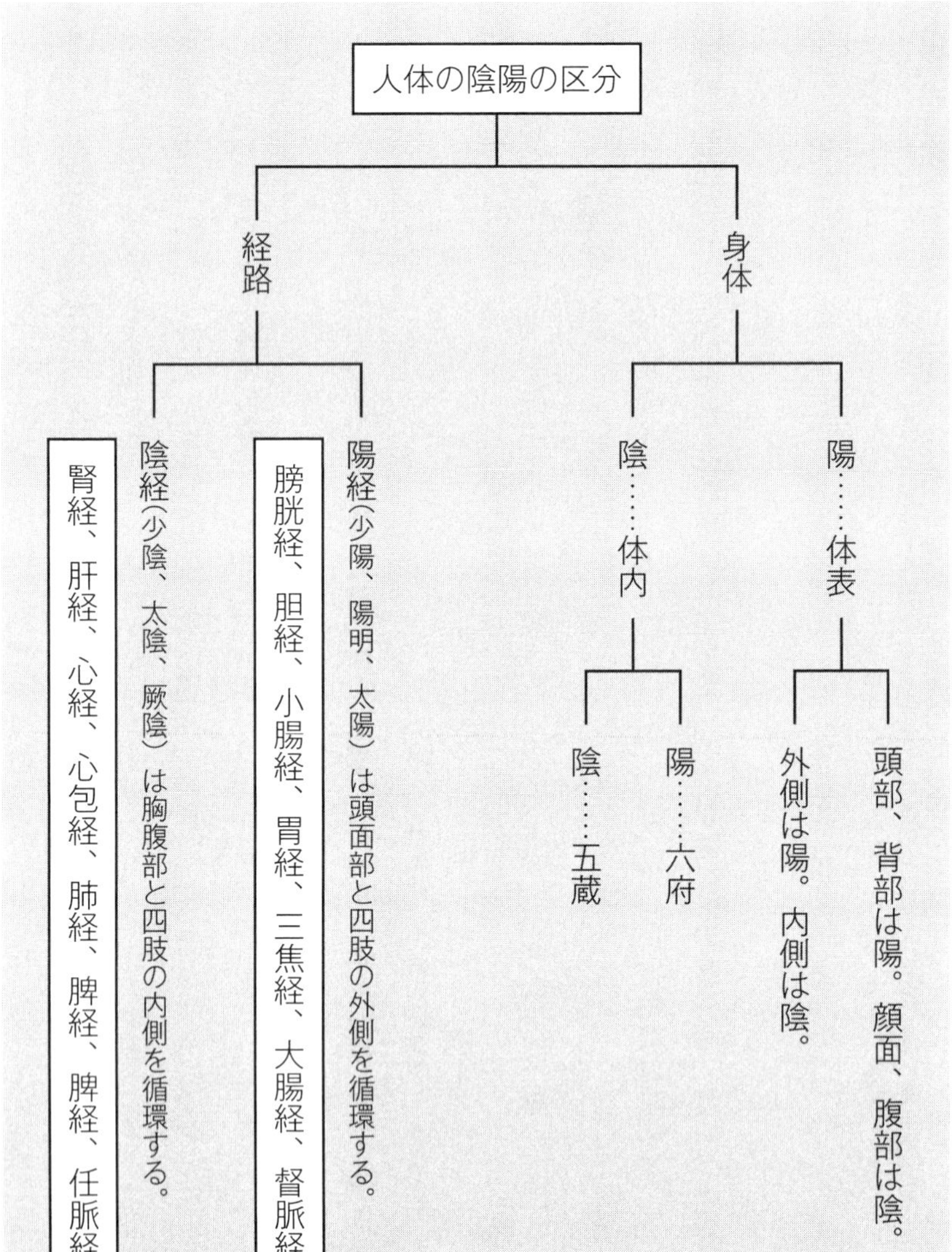

図3　身体の陰陽と経絡の関係

三陰経は四肢の内側と胸腹部、手の三陰は上肢の内側、足の三陰経は下肢の内側を走行して「気」を循環させ、蔵府と共生している。

三陰三陽、五蔵六府が、みな病を受ければ、営衛は巡らず、五蔵は通じなくなり、死んでしまう[242]。

『重廣補注黄帝内経素問』巻第九 熱論篇第三十一

美容と関係する顔面と頭部を走る経絡は次のようになる。

まず正中に督脈と任脈が走り、側頭、外側部には胆経、小腸経や三焦経が走り、正中と側頭外側との間には膀胱経、胃経が走っている。

経絡は皮膚、筋の間や関節を巡るために、正常な気血の疏泄は、皮膚の色やツヤ、筋の衰え、肥満、消痩、関節の働きに影響する。経絡脈気の循環が活発であると、顔面への気血輸注が促されて、細胞組織も生き生きとし、肌のツヤにも変化を与える。

したがって、五蔵天府に病が起こると、経絡の流れを阻んで外形の美容にも影響する。

第四章

鍼灸学による身体美の創出
――医学と哲学の共生で身体美をつくる――

『黄帝内経』霊枢に記された養生による「若返り」の法則を再考し、皮膚の美容が『霊枢』の概念と深く結びついていることを確認する。特に経脈、経別、経水篇に載る経脈と体表面の繋がりや根結篇に記された処方穴を五輸穴と結びつけ、鍼灸の実践に役立つようにした。また、従来からある「気」や「神」の養生による健康法や疾病に対する『黄帝内経』の概念を、「美」の創出と結びつける。さらに「美」の本質について検討を加えるために、古典文学に記された古代の人物観における「美」と「美容」について再考し、人間が本質的に必要とされた「美」についての一端を明らかにしていく。

第一節　養生による「若返り」の法則

本節では、古代中国の伝統医学からみた「美」について考えてみたい。

『雲笈七籤』巻之七十八、方薬には「十四主人福薄少媚令人愛念好容色延年方」（以立春日爲始）という美顔薬が記されている[243]。清末の西太后（慈禧）も皮膚の柔らかさを保つために十日に一度は真珠の粉を服用し、ときには「瑪瑙《めのう》按摩器」や「水晶玉柄五珠太平車」を用いて、顔面の経穴を刺激して肌美容に努めたという[244]。

『黄帝内経』には「養生学」が詳しく記されていて、健康維持の方法、人はいかにして健康であり続け、長生きをするかということを述べている。そこには一貫して、「蘇生」という考え方が根付いている。今に通じる「蘇生」つまり元気を回復させ、蘇るという生命観が、古来より受け継がれてきたのである。

特に『黄帝内経』素問、上古天真論には、老いを防ぎ、人間と自然界との調和（共生）による不老長寿のための法則が記されている。それに対して『霊枢』は、気血や五蔵の働きと、経絡を介して身体「美」を創出させる方法を結びつけている。

その根拠が、『黄帝内経』霊枢、小鍼解第三、経脈第十、経別第十一、経水第十二、経筋第十三、脈度第十七、決気第三十、五閲五使第三十七、逆順肥痩第三十八、外揣第四十五、本蔵第四十七、五色第四十九、論勇第五十、天年第五十四、衛気失常第五十九、陰陽二十五人第六十四、五音五味第六十五、邪客第七十一、通天第七十二、官能第七十三、論疾診尺第七十四の二十一篇に記されている。

つまり、肌の色の変化や、皮膚と筋の弾力性をみて、蔵府や経絡の異常を理解することにより、体質や体調を知るための方法が随所に記されている[245]。

そもそも『黄帝内経』霊枢は病気を治療するために篇纂された書物で、「美」の創出を提唱していない。そこでまず医書としての『霊枢』の特徴について言及しておきたい。

『霊枢』は六朝時代に「九巻」または「鍼経」といわれ、正史の『隋書』経籍志では「黄帝鍼経」という名が書誌学的に使われていた。この書で重要なものとして、鍼灸による「気」の法則性を記す九鍼十二原篇、「気」の動態を知る邪気蔵府病形篇、鍼の技術を詳細に説く官鍼篇、精神や感情が蔵府との相関関係により成り立つという本神篇、経絡の巡りを操作して「気」の活動を促す経脈、経別、経水、経筋篇の四篇がある。

そこでは鍼灸術を凌駕した『霊枢』独自の理論展開をしている。この書で注目すべきは「黄帝鍼経」の底辺で流れる思想に『荘子』『列子』『淮南子』で築かれた「気」の哲学を基礎として陰陽、五行、経絡の諸説がつくられているということである[246]。

つまり、『霊枢』と「美」の創出との関係には、鍼と灸で体内の「気」を体外に導いて「美」をつくり出す作用が深く結びついているのである。

よって、鍼灸学が「美」の創出に果たすべき役割について考察を加え、『黄帝内経』霊枢における身体観について以下の1〜5に分類し、述べていく。

1　内外合一観
2　顔面と経脈との繋がり（体形を含む）
3　精神と体形美との関係
4　体形美（a 肌の色と体形　b 肥満と痩せ）
5　容貌美（a 気血の盛衰　b 肌の潤い　C 顔色）

次に鍼灸の「美」の創出法と古典理論との関係性を記載する。

1　内外合一観

遠いものは、外をつかさどって内をおしはかり、近いものは、内をつかさどって外をおしはかる。これを陰陽の極、天地の蓋という[247]。

『黄帝内経』霊枢　巻第十三　外揣篇第四十五

太陽と月、水と鏡、鼓と響きと。太陽や月が明るいのは影（暗いところ）があるからである。水や鏡がはっきりと形をうつしだすのは、形がきちんとあるからである。鼓を打てば響くのは、音声に遅れないからである。動揺すればそれに応じて和し、ことごとくその情を得る[248]。

『黄帝内経』霊枢　巻第十三　外揣篇第四十五

その外応を視て、その内蔵を知れば、病んだところがわかる[249]。

『黄帝内経』霊枢　巻第十四　本蔵篇第四十七

五色はそれぞれ（対応する）内臓があり、（その対応には）外部からのものがあり、内部からのものがある。その色が外部から内部に向かっているものは、其の病は外から内に向かっている。その色が内部から外部へと向かっているものは、病は内から外に向かっている[250]。

『黄帝内経』霊枢　巻第十五　五色篇第四十九

黄帝が岐伯に問うていった。「私は顔色を視たり（望診）、脈を持したり（脈診）せずに、その尺（尺膚）を調べるだけで、その病を言い当て、外から内の変化を知りたい。どうすればよいか」と。岐伯がいった。「尺（尺部の脈）の緩急、小大、滑《すべ》るか濇《しぶ》るか、肉の堅いか脆《やわらか》いかをはっきりさせると、病の形が定まります」[251]。

『黄帝内経』霊枢　巻第二十一　論疾診尺篇第七十四

内外合一観は身体美の原点である。体内の精神や蔵府と体表が一体であるという『霊枢』の概念より、鍼灸で「美」を創出するための表裏、内外の関係性について論証する。

前章にも述べたが、体表より体内を知るという概念は東洋医学の基本である。古典では精神や生命の活動の源を「神」（内）とし、身体などの可視できるものについて「形」（外）という表現を用いている。ただし古典では、「形」の動きは「神」が主宰するとあり、これらは共通した概念で医書等に記されている。

宋の衛湜撰『礼記集説』巻九十六に「有諸内必形諸外」[252]と記されている。この内容は現在の中国伝統医学にも受け継がれた。それが診断学における内外合一観と共通していることから考えても、先人らにおける普遍的な身体理論として存在した。

また、経絡と蔵府との相関関係を基礎に発展した蔵象学説は、春秋戦国時代より秦漢代に成立した古典医学における基本的な理論体系であった。蔵象の「象」は、感知した事物を外部の形態に直接伝える働きであり、「象」は外で見られ、「象」は「蔵」の外部の反応である。

また、「蔵」は「象」の内在本質で、「蔵象」とは人体で発生する系統的現象と本質的な現象の統一体であるという[253]。張景岳の『類経』三巻、蔵象類二に「象は形象なり、蔵は内に居り、形は外で見る、ゆえに蔵象という」とある。このことが中国伝統医学では「内外を知る」という普遍的概念と結びついた根拠でもある。ゆえに、鍼灸で蔵府、経絡の働きを促して体表へと気血を誘導し、体内への活性化により体表の「美」を創出することが考えられた。これら体内の変化が外形に現れるという文献的根拠については次項で述べる。

2 顔面と経脈との繫がり（体形を含む）

本項では顔面部に流れ注ぐ経絡が、五蔵六府や気血と深く繫がっていることを明らかにし、中国伝統医学が「美」の創出と関係することを分析する。

十二の経脈、三百六十五の絡脈のその血気は、みな上がって顔面に注ぎ、七竅に流れている。その精陽の気は上に走って目に注ぎ、見ることができる。その傍行する気は両側から上って耳に注ぎ、聴くことができる。その宗気は上がって鼻に注ぎ、匂いを嗅ぐことができる。その濁気は胃から上がって唇と舌に通じ、味（五味）を知ることができる。その気が化した津液はみな上行して顔面を燻蒸するので、顔の皮膚は厚く、筋肉は堅実である。したがって、天気がひどく寒冷でも寒さに負けることがない[254]。

『黄帝内経』霊枢　巻第二　邪気蔵府病形篇第四

ここには体内の「気」が出入りする通路が顔面にあるという。これらは目、鼻、口、耳、舌に通じ、視覚、嗅覚、聴覚、味覚の働きを正常に維持するという。

▼ここがポイント　鍼灸施術によって蔵府や気血を動かして、体内経絡を通じて体表経絡との繫がりを意識することで、皮膚の潤いや血色を改善させ、「美」の創出へと結びつけることができる。

そこで顔面に通じる経絡を明らかにし、「美」の創出を試みたい。

以下は『黄帝内経』霊枢　巻第五、経脈篇第十を基に、顔に気血が流れ注ぎ込んでいるという基本的な経絡についての図解である。

経脈が胸部上方より顔面頭部に示されたものを中心に記載している。

『黄帝内経霊枢経』巻第五
■手の陽明大腸経　経脈篇　第十

「手の陽明大腸の脈は、〔中略〕その支脈は、欠盆より頸を上り頬を貫いて、下歯の中に入り、ふたたび出《い》でて口を挟み、人中で交叉し、左脈は右にゆき、右脈は左にゆき、上って鼻孔を挟む」255

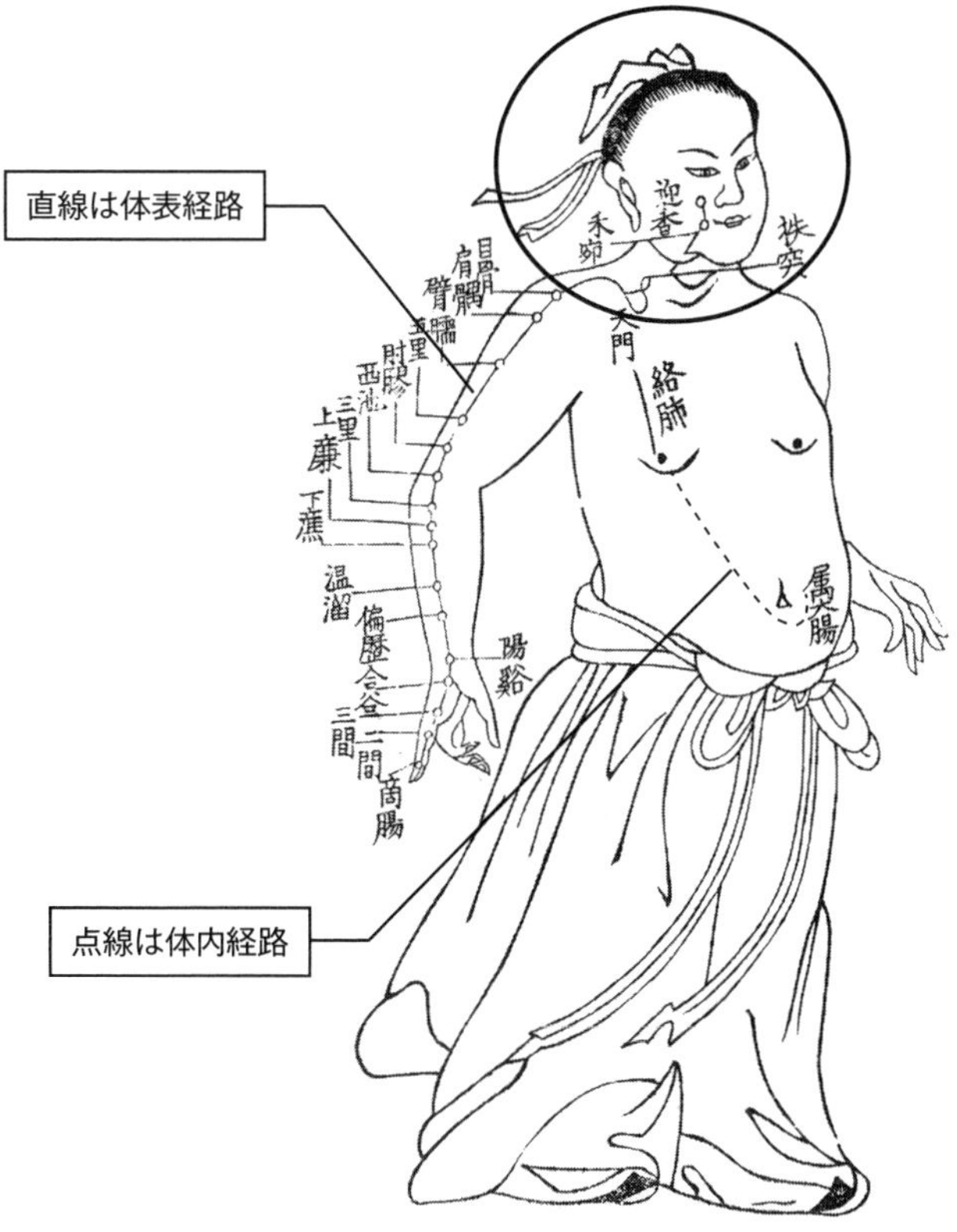

図４　手の陽明大腸経
㈶日本古医学資料センター監修『鍼灸医学典籍大系』第十巻
出版科学総合研究所、1979 年、30 頁を引用。

■足の陽明胃経　経脈篇　第十

「胃の足の陽明の脈、鼻の交頞中より起こり、旁ら太陽の脈に納《い》り、下りて鼻外を循《めぐ》り、上歯の中に入り、還《ま》た出でて口を挟みて唇を環り、下りて承漿に交わり、却《しりぞ》きて頤《おとがい》の後の下廉を循《めぐ》り、大迎に出で、頬車を循《めぐ》り、耳前を上り、客主人を過《よ》ぎり、髪際を循《めぐ》り、額顱に至る」256

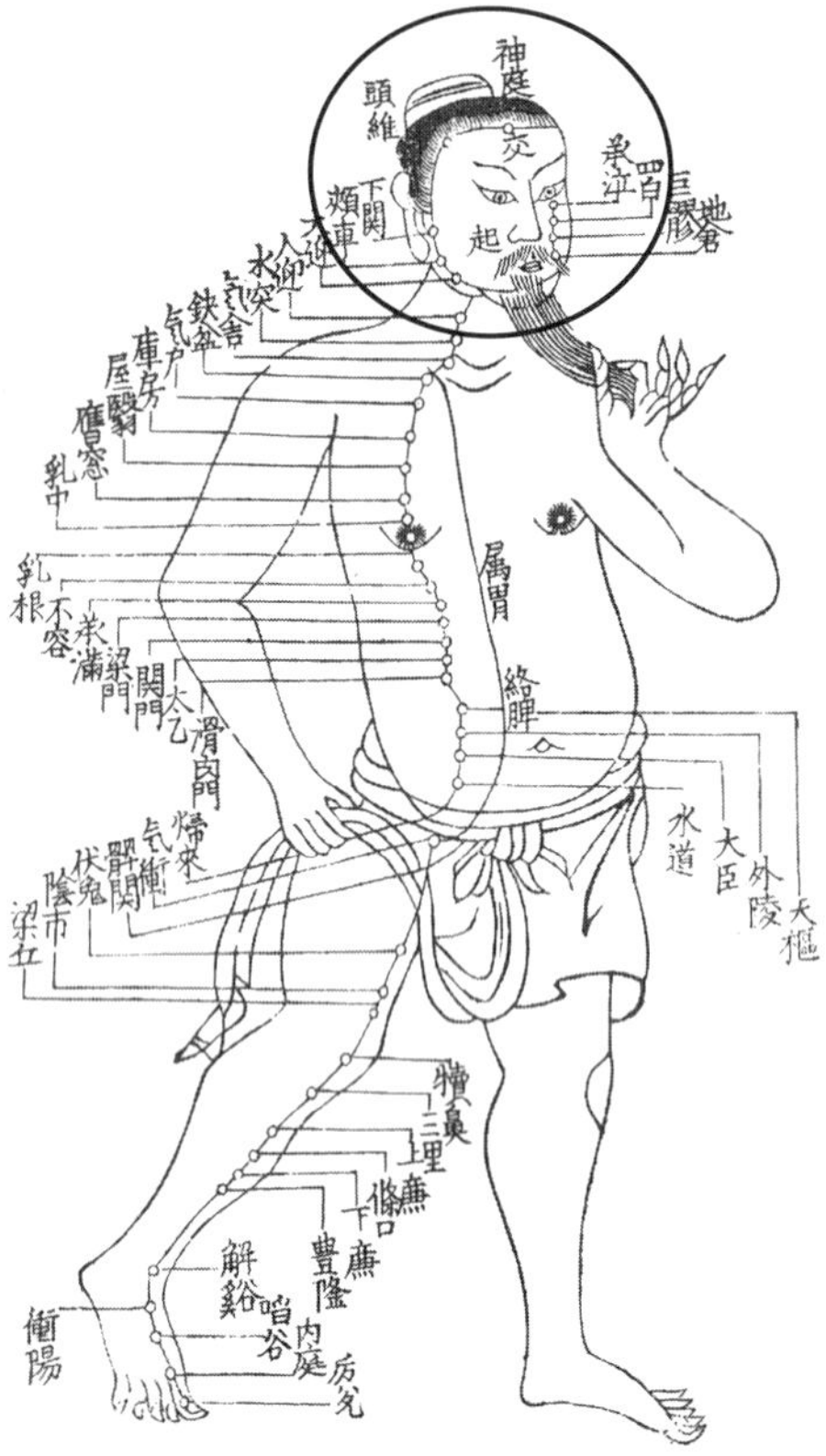

図5　足の陽明胃経
（前掲）『鍼灸医学典籍大系』第十巻、35 頁を引用。

■手の少陰心経　経脈篇　第十

「手の少陰の脈は、心中より起こり、そこから出て心系につらなり、膈（横隔膜）を下りて小腸に絡《まつわ》る。その枝分かれしたものは、心系より上って咽（咽喉）を挟み、目系に繋がる」257

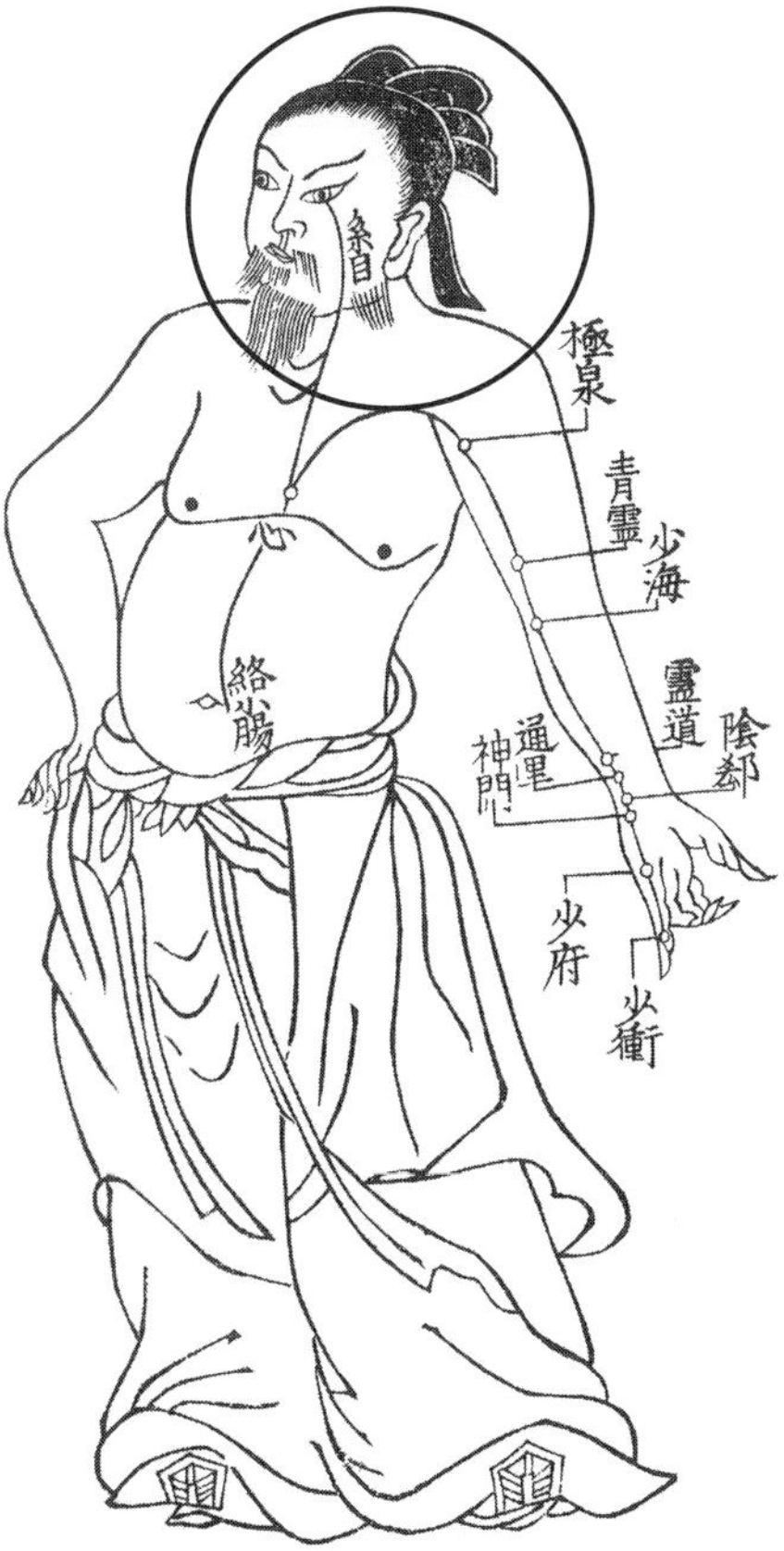

図6　手の少陰心経
（前掲）『鍼灸医学典籍大系』第十巻、49 頁を引用。

■手の太陽小腸経　経脈篇　第十

「小腸の手の太陽小腸経は、〔中略〕その枝分かれしたものは、缺盆より頸を循《めぐ》って頬に上り、目の鋭眥（まなじりのさけたところ）に至り、却きて耳中に入る。その枝分かれしたものは、頬より別れて䪼（はなばしら・つらぼね）に上り、鼻に抵《いた》り、目の内側の眥《まなじり》に至り、ななめに顴《ほおぼね》を絡《まと》う」258

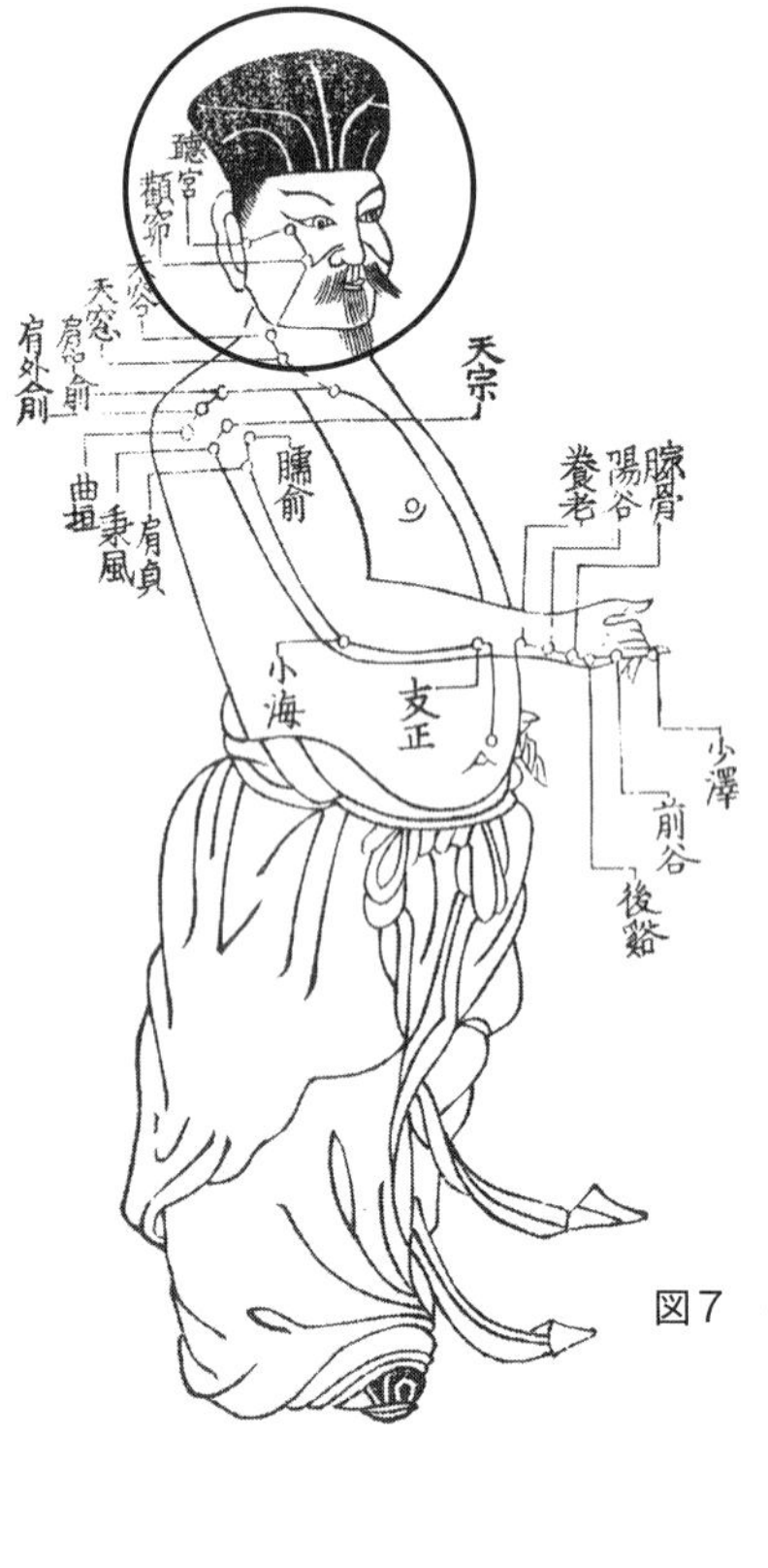

図７　手の太陽小腸経
（前掲）『鍼灸医学典籍大系』第十巻、53頁を引用。

■足の太陽膀胱経　経脈篇　第十

「膀胱の足の太陽の脈は、目の内側の眥《まなじり》から始まり、額を上って巓《いただき》で交わる。その枝分かれしたものは、巓より耳の上角に至る」259

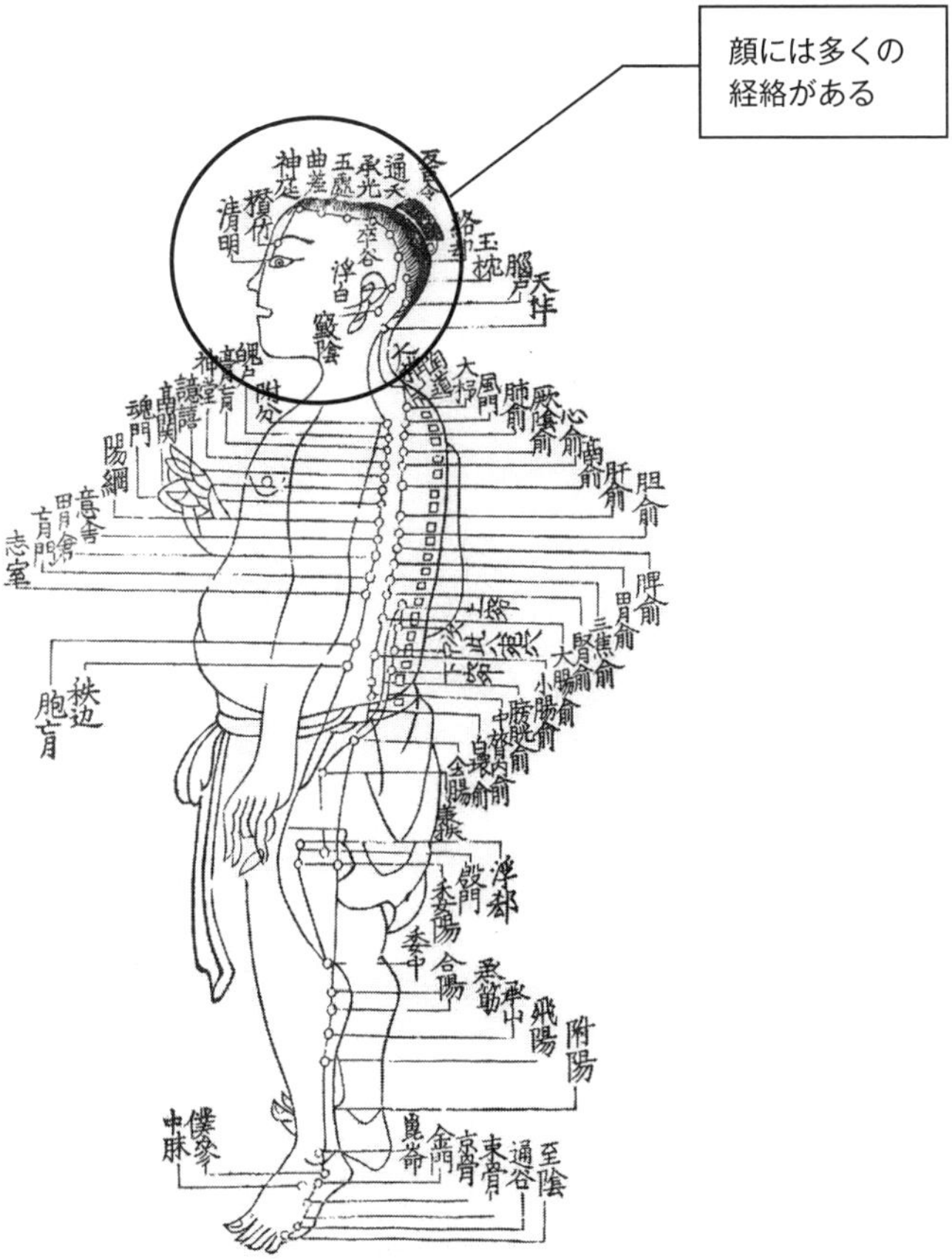

図8　足の太陽膀胱経
（前掲）『鍼灸医学典籍大系』第十巻、58頁を引用。

■手の少陽三焦経　経脈篇　第十

「三焦の手の少陽の脈は、〔中略〕その枝分かれしたものは、膻中より上って缺盆に出て、項《うなじ》を上り、耳の後に繋がり、直上して、耳の上角に出て、そこで屈して頬に下って䪼《せつ》に至る。その枝分かれしたものは、耳の後より耳中に入り、そこから出て耳の前に走り、客主人の前にたちより、頬で交わり、目の鋭眥（まなじりのさけたところ）に至る」260

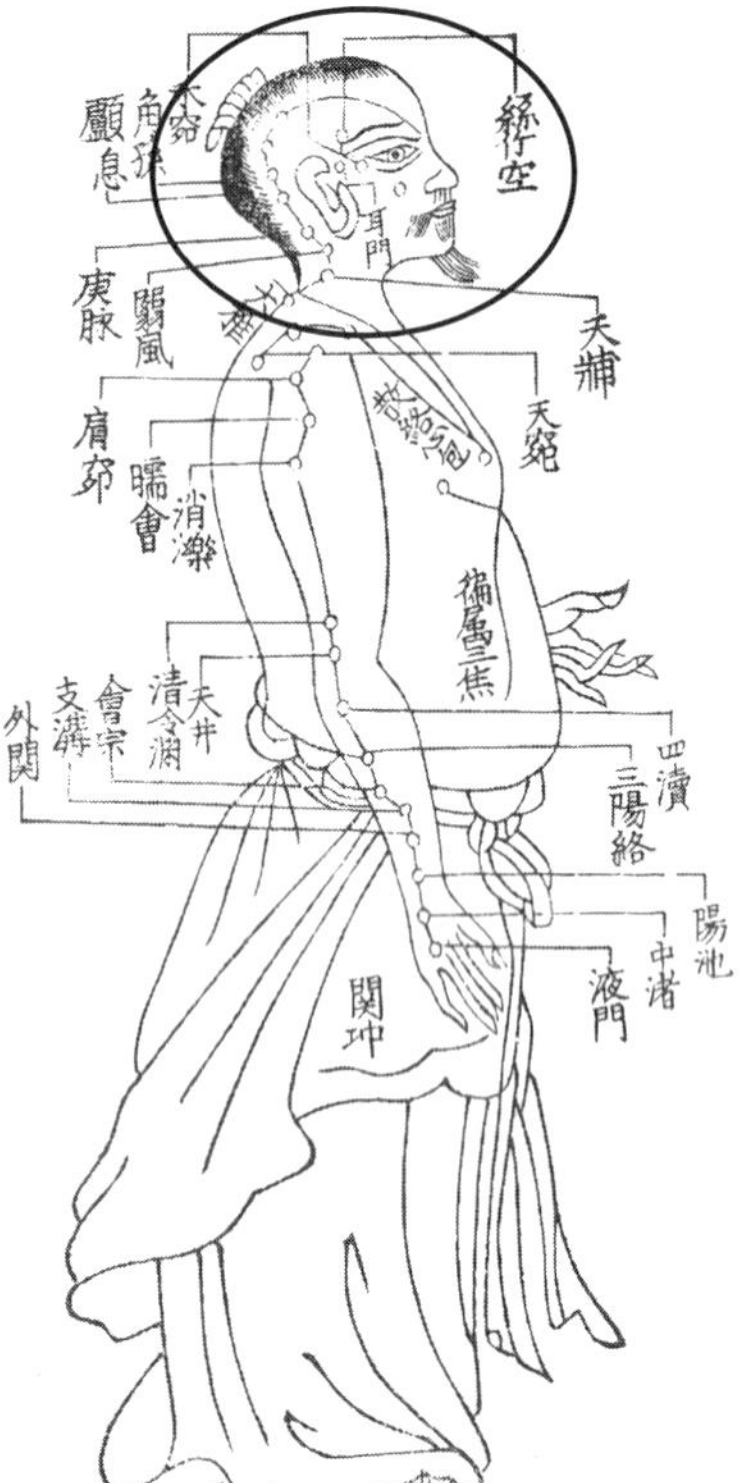

図9　手の少陽三焦経
（前掲）『鍼灸医学典籍大系』第十巻、76 頁を引用。

■足の少陽胆経　経脈篇　第十

「膽の足の少陽の脈は、目の鋭眥より起こり、上って頭の角に至り、耳の後に下り、頸を循りて手の少陽の前を行《めぐ》り、肩の上に至り、しりぞいて交わって手の少陽の後に出て、缺盆に入る。その枝分かれしたものは、耳の後より耳の中に入り、そこから出て耳の前を走り、目の鋭眥の後に至る」261

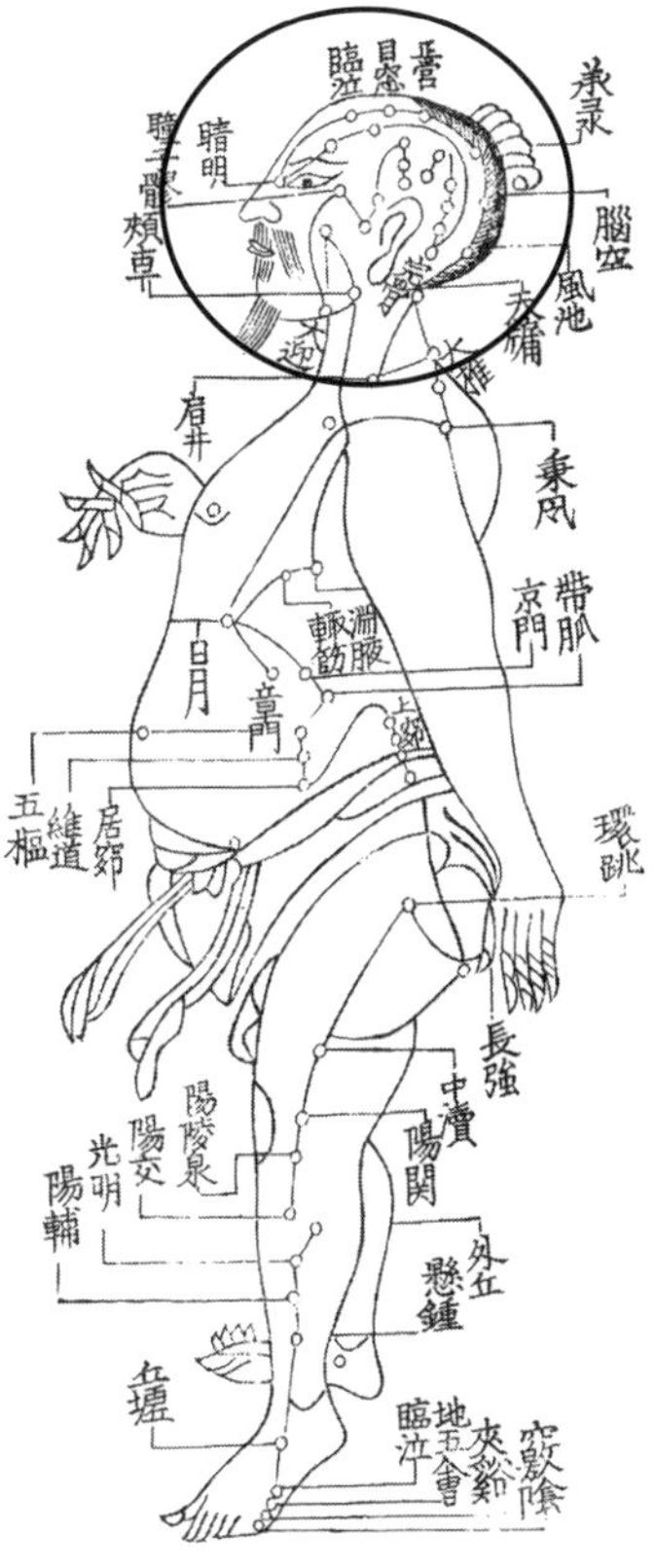

図10　足の少陽胆経
（前掲）『鍼灸医学典籍大系』第十巻、82 頁を引用。

■足の厥陰肝経　経脈篇　第十

「肝の足の厥陰の（経）脈は、（中略）、頏顙《こうそう》（軟口蓋の後ろ）に入り、目の系列につらなり、上って額に出て、督脈と巓で会う。その枝分かれしたものは、目系より頬の内に下る、唇の内を循る」262

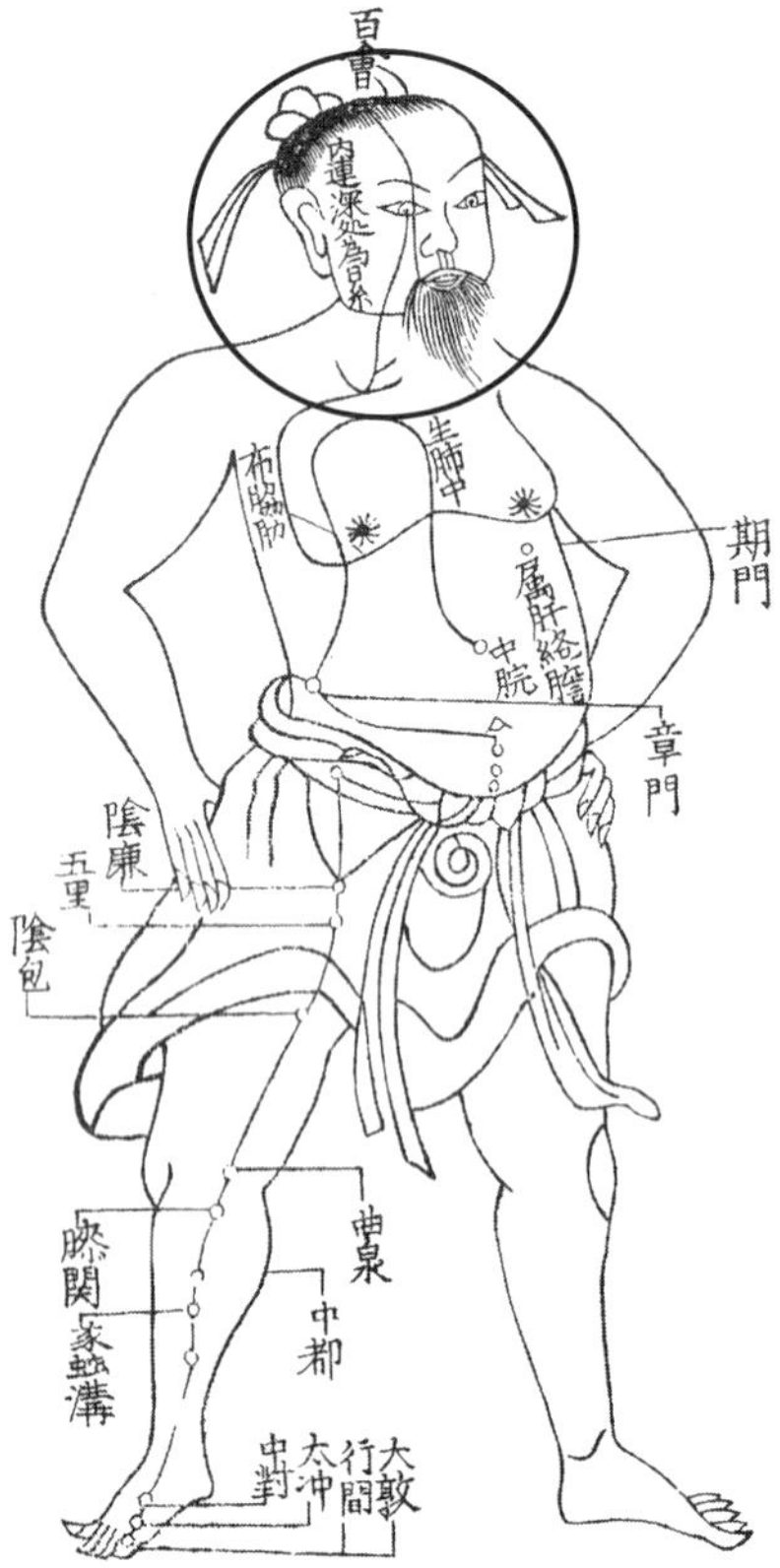

図11　足の厥陰肝経
（前掲）『鍼灸医学典籍大系』第十巻、92頁を引用。

次に『黄帝内経霊枢経』巻第五、経別篇第十一と『黄帝内経霊枢経』巻第七、経筋篇第十三から同様の概念を提示する。

足の少陽の正は、〔中略〕散じて肝に行き、上って心を貫き、また上って咽喉を挟み、頤頷（おとがい）の中に出て、顔面に散じ、目系につながり、少陽に外眥で合す[263]。

『黄帝内経』霊枢　巻第五　経別篇第十一

足の陽明の正は、〔中略〕上って心に通じ、上って咽から口に出て、鼻筋と頬に上り、目系につながって、陽明に合す[264]。

『黄帝内経』霊枢　巻第五　経別篇第十一

足の太陽の経筋は、〔中略〕その枝分かれしたものは、別れて入り舌根につながる。（項部から）直行するものは枕骨につながり、頭を上り、顔を下り、鼻でつながる。その枝分かれしたものは、目の上で網のようになり、下って頬（ほおぼね）でつながる[265]。

『黄帝内経』霊枢　巻第七　経筋篇第十三

足の少陽経筋は、〔中略〕直行する者は、上りて腋に出で、缺盆を貫き、太陽経筋の前に出で、耳後を循り、額角に上り、頭の巓（いただき）で交わり、下りて頷（おとがい）に走り、上りて頄（ほおぼね）でつながる。枝分かれしたものは、目眥でつながって、外維（眼輪筋）となる[266]。

『黄帝内経』霊枢　巻第七　経筋篇第十三

足の陽明の経筋は、〔中略〕頸に上り、上りて口を挾み、頄（きゅう）に合し、下りて鼻につながり、上りて太陽経筋に合し、太陽経筋は目の上綱（上瞼の細かい筋）となり、陽明は目の下綱（下瞼の細かい筋）となる。その枝分かれしたものは、頬より耳の前でつながる[267]。

同篇　第十三

手の太陽の経筋は、〔中略〕その枝分かれしたものは腋の後ろの廉（はし）を走り、上りて肩胛部をまとわりめぐり、頸部をめぐって足の太陽経筋の前に出て、耳の後の完骨につながる。その枝分かれしたものは、耳の中に入る。直行するものは、耳の上に出て、下って顎でつながり、上って眼尻に属す[268]。

同篇　第十三

手の少陽の経筋は、〔中略〕その枝分かれたしたものは、曲頬（下顎角）にあたり、そこから入りこんで舌本につながる。（別の）その枝分かれたしたものは、曲牙（下顎角）を上行し、耳の前を循って、目の外眥につながり、頷（額）を上って角で結びついている[269]。

同篇　第十三

手の陽明の経筋は、〔中略〕直行する者は、肩髃から上行して頸に至る。その分支は頬部を上行して頬骨部に結ぶ。直行するものは、上って手の太陽経筋の前に出て、上って左の頭額に行き、頭に連絡し、下行して右の頷に下る[270]。

同篇　第十三

以上の文献から、体内の気血が顔面に注がれるという『霊枢』の概念と、鍼灸で顔の美色を創出するための気血と経脈との関係性について論証した。

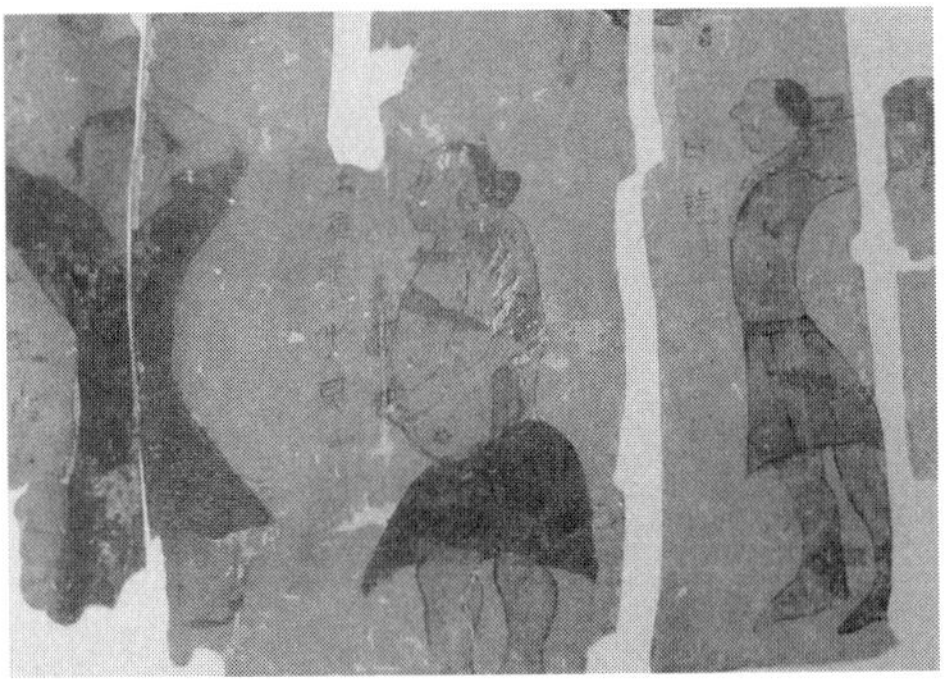

『五十二病方』の導引図
傳擧有、陳松長『馬王堆漢墓文物』湖南省新華書店、1992年、147～150頁。

ここまで随所に述べているように、「気」は古代中国医学における健康と若返りの基本概念である。

その根拠が馬王堆漢墓より出土した医書『五十二病方』（帛甲）や、『導引図』（帛乙）に記された「熊経」「信」「蠪」「沐猴灌」「爰呼」「鷂北」等々の四十四種類の図にある。

ここに例えられる動作は、身体に流れる「気」を操作して、若々しい肉体をつくり上げると説く導引の方法である[271]。

また、不老長寿による若々しい肉体を目指した『養生方』（帛内）[272]は、主に補養のための薬方が載り、簡書医籍『十問』（巻甲）には黄帝が天師に問う問答形式で、房中や養生、呼吸

出土地名	医経文献	経方文献	房中文献	神仙文献
馬王堆	『足臂十一脈灸経』 『陰陽十一脈灸図』 ・甲本 『陰陽十一脈灸図』 ・乙本 『脉法』甲本 『陰陽脈死候』甲本	『五十二病方』	『養生法』 『雑療方』 『天下至道談』 『十問』 『合陰陽』	『却谷食気』 『導引図』 『胎産書』 『雑禁方』
張家山	『陰陽十一脈灸図』 ・丙本 『脉法』乙本 『陰陽脈死侯』乙本 『病侯』 『六痛』 『四時養生法』 『病源説』			『導引九法』 『導引三十二法』 『四十八病導引』 『導引之効』
武威旱灘坡		『治百病方』		

表 『漢書』藝文志・方技略の医薬方技類を四分類した出土地域と 23 医薬文献
（馬継興著『出土亡佚古醫籍研究』31〜32 頁の文を著者が表に改訂）。

や服食などを論述し、いずれも老いを防ぎ、美しく、健康な肉体を維持させる方法を述べている[273]。

ジョセフ・ニーダムは、『内経』の時代までに医師たちは、病気が外的原因からばかりではなく、純粋に内的原因からも起こりうることを十分に認識し、あらゆる病気を、気象学的な六つの基本的なプノイマータ（「気」）の存在として指摘し、その外的原因として『春秋左伝』昭公元年にみる「六気曰、陰、陽、風、雨、晦、明也」があるという。

また内的要因として、fotive（温める。四維和辞典）な「気」、humid（湿気）な「気」、algid（冷）な「気」、exsiccant（乾燥）な「気」、exustive（火によって燃やす。英語の形容詞化）な「気」と呼ぶことができるとする[274]。

全く違った四方式の一例であるアリストテ

レス＝ガレノス派のいう性質と、部分的な類似性が認められる点についても興味深い指摘がある[275]。

これらの事例から分かるように経絡中の気の循環については古来より洋の東西を問わずに議論されてきた。

ゆえに、鍼灸で経脈中の気血の巡りを改善させることで、肌膚の「美」を創出する。

その経絡を用いた実践方法が『黄帝内経』素問、血気形志篇第二十四に記された経絡中の気血の数量と、『黄帝内経』霊枢、根結篇第五に載る関（関守）、闔（開闔）、枢（枢紐）の原理に従った根、溜、注、入に基づく鍼灸手技、また、『難経』と『黄帝内経』霊枢、本輸篇第二に記された五輸穴の運用にある。

まず経絡気血の数量について確認する。

人の気血の数量は、太陽は常に血が多く気が少ない経絡である。少陽は常に血が少なく気が多い経絡である。陽明は常に気も血も多い経絡である。少陰は血が少なく気が多い経絡である。厥陰は血が多く気が少ない経絡である。太陰は常に気が多く血の少ない経絡である[276]。

『重廣補注黄帝内経素問』巻第七 血気形志篇第二十四

次に『霊枢』根結篇第五にある経脈中の気血運行と、根、溜、注、入の法則を記しておく。

根（始まり）と結（終わり）を知らなければ、五蔵六府は関《せき》を折《くだ》かれ、枢《かなめ》を敗《こぼ》たれ、かって に開いたり、闔《と》じたりし、陰陽は大いに失われ、ふたたび取りもどすことができない。九鍼の玄要は終（結）と始（根）にある。ゆえによく終始を知れば、一言で尽きるが、終始を知らなければ、鍼道はみな絶えてしまう[277]。

『黄帝素問霊枢経』巻第三[278] 根結第五法音

これらの原則に従い、根、溜、注、入の法則に則った具体的な配穴を、「根」より「入」の順番で記載しておく。

・足の太陽は至陰に根ざし、京骨に流れ、崑崙に注ぎ、天柱、飛揚に入るなり。
・足の少陽は竅陰に根ざし、丘墟に溜れ、陽輔に注ぎ、天容、光明に入るなり。
・足の陽明は厲兌に根ざし、衝陽に溜れ、下陵に注ぎ、人迎、豊隆に入るなり。
・手の太陽は少沢に根ざし、陽谷に溜れ、少海に注ぎ、天窓、支正に入るなり。
・手の少陽は関衝に根ざし、陽池に溜れ、支溝に注ぎ、天牖、外関に入るなり。
・手の陽明は商陽に根ざし、合谷に溜れ、陽谿に注ぎ、扶突、偏歴に入るなり。

①「根」は経脈の始まるところで、気血の源泉である。
②「溜」は根より流れ出た気血の順行経路をつくる。
③「注」は分散された順行経路が一同に集い合うところである。
④「入」は気血の流れ入るところである。

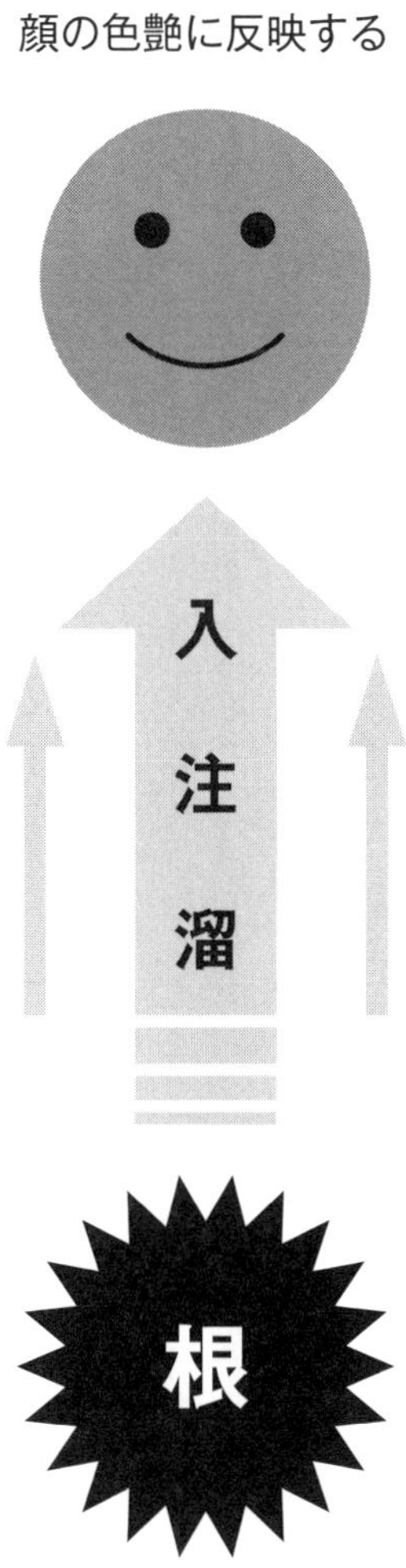

さらに『素問』血気形志篇第二十四における経絡中の気血の状態と、『霊枢』根結篇第五に載る経絡の出発点を結びつけると、次のような組み合わせ方ができる。

【足】
太陽は常に血が多く気が少ない経絡である。その出発点は至陰より始まる。
陽明は常に気も血も多い経絡である。その出発点は厲兌より始まる。
少陽は常に血が少なく気が多い経絡である。その出発点は足竅陰より始まる。
太陰は常に気が多く血の少ない経絡である。その出発点は隠白より始まる。
少陰は常に血が少なく気が多い経絡である。その出発点は湧泉より始まる。
厥陰は常に血が多く気が少ない経絡である。その出発点は太敦より始まる。

【手】
太陽は常に血が多く気が少ない経絡である。その出発点は少沢より始まる。
陽明は常に気も血も多い経絡である。その出発点は商陽より始まる。
少陽は常に血が少なく気が多い経絡である。その出発点は関衝より始まる。
太陰は常に気が多く血が少ない経絡である。その出発点は少商より始まる。
少陰は常に血が少なく気が多い経絡である。その出発点は少衝より始まる。
厥陰は常に血が多く気が少ない経絡である。その出発点は中衝より始まる。

ここに『霊枢』本輸篇・根結篇と、『難経』第六十六難を組み合わせた気血による「美」の創出を行うための配穴を一覧表にした。

『霊枢』と『難経』を組み合わせた「美」を創出させる施術法					
経絡名	根(井)	溜(滎)	注(兪)	(経)	入(合)
手太陰肺経	少商	魚際	太淵	経渠	尺沢
手少陰心経	少衝	少府	神門	霊道	少海
手厥陰心包経	中衝	労宮	大陵	間使	曲沢
手太陽小腸経	少沢	前谷	後谿	陽谷	小海
手陽明大腸経	商陽	二間	三間	陽谿	曲池
手少陽三焦経	関衝	液門	中渚	支溝	天井
足太陰脾経	隠白	大都	太白	商丘	陰陵泉
足少陰腎経	湧泉	然谷	太溪	復溜	陰谷
足厥陰肝経	大敦	行間	太衝	中封	曲泉
足太陽膀胱経	至陰	足通谷	束骨	崑崙	委中
足陽明胃経	厲兌	内庭	陥谷	解谿	足三里
足少陽胆経	足竅陰	侠溪	足臨泣	陽輔	陽陵泉

※経絡を介して気血を循行させる。全身を巡る気血で四肢百骸が栄養され、肌が潤い、艶《つや》と張《は》りが生まれる。気血の循行は蔵府、経絡の働きと連動している。

3　精神と体形美との関係

異なった体形や体色が、各々違った個性（性格）を引き出すという『霊枢』の概念を提示して、東洋医学による体質の改善と、体形の変化から導かれる個性との関連性について述べていく。

まず五形、金・木・水・火・土を立て、五色に分け、五形の人に区別すれば（『鍼灸甲乙経』だと、五声に区別すれば）、二十五人ができあがる[279]。

『黄帝内経』霊枢　陰陽二十五人篇第六十四

木形の人は上角（角は五音、宮商角徴羽の一）に属し、蒼帝に似ている。その人となりは色が蒼く、小頭で、面《かお》が長い。大きな肩と背、まっすぐな身体、小さな手足、才があり、心を労し、力が少なく、憂は多く事に心労する。春夏に能《た》えるも、秋冬は能えられず、（秋冬は）感じて病を生じ、足の厥陰は佗佗然《たたぜん》（力が入らないようす）である。大角の人は左足の少陽に比し、少陽の上は遺遺然（柔らぎ退くさま）である。左角（一に少角と曰う）の人は右足の少陽に比す。少陽の下は随随然（随従するさま）である。釱角（一に右角と曰う）の人は右足の少陽に比す。少陽の上は推推然（ずんずん進むさま）である。判角の人は左足の少陽に比す。少陽の下は栝栝然（方正）である[280]

同篇　第六十四

火形の人は上徴に属し、赤帝に似ている。その人となりは赤色、広い背中の肉、鋭い面貌（かおつき）、小さい頭、肩・背中・髀臟・腹がしっかりし、小さな手足、行くときは足が地につき、疾《はや》い心、行くときに肩を揺すり、背の肉はゆたかで、気が有り、財を軽《かろ》んじ、信頼は少なく、思慮が多く、事を見るに明敏で、顔色を好《よ》くし、心を急がせ、長寿にならずして暴（にわ）かに死ぬ。春夏に能えるも、秋冬は能えられず、秋冬に感じて病を生じ、手の少陰は核核然（かたまってかたいようす）である。質徴の人は左手の太陽に比し、太陽の上は肌肌然（膚が浅いさま）（一に「質の人」といい、一に大徴という）である。少徴の人は右手の太陽に比し、太陽の下は慆慆然（そむかない。または疑いが多い）。右徴の人は右手の太陽に比し、太陽の上は、鮫鮫然（踊りとびはねる）（一に熊熊然という）。質判（一に質徴という）の人は左手の太陽に比し、太陽の下は支支（ばらばらで）、頤頤然（みずから満足する）である[281]。

同篇　第六十四

土形の人は上宮に比す。上古の黄帝に似る。その人となりは黄色、円面、大頭、美しい肩や背、大きな腹、美しい股や脛、小さな手足、肉多く、上と下はバランスがとれている。行くときは足が地につき、足を挙げると浮き、心を安らかにし、よく人を利し、権勢を喜（この）まず、人に附きしたがう。秋冬に能えられるが、春夏に能えられず、春夏に感じて病を生じ、足の太陰は敦敦然（重く実質がある）である。大宮の人は左足の陽明に比し、陽明の上、婉婉然（委《ゆだ》ね順《したが》う）。加宮の人は左足の陽明に比し、陽明の下、坎坎然（深く固い）（一に「衆の人」という）。少宮の人は右足の陽明に比し、陽明の上は枢枢然（円転）。左宮の人は右足の陽明に比し、陽明の下、兀兀然（独立不動）である（一に「衆の人」という。一に陽明の上という）[282]。

同篇　第六十四

金形の人は上商に比し、白帝に似る。その人となりは方（四角）い面《かお》、白色、小さな頭、小さな肩・背、小さな腹、小さな手足、骨は踵の外に発《ひら》いたようで、骨は軽く、身は清廉、心は急わしく、静悍、よく吏となる。秋冬に能く、春夏には能えられない。春夏に感じて病を生じ、手の太陰、敦敦然（堅実）である。釱商の人は左手の陽明に比し、陽明の上、廉廉然（角張っている）。右商の人は左手の陽明に比し、陽明の下、脱脱然（瀟洒《しょうしゃ》）である。左商の人、右手の陽明に比し、陽明の上、監監然（察することが多い）。小商の人は右手の陽明に比し、陽明の下、厳厳然（荘重）である[283]。

同篇　第六十四

水形の人は上羽に比す。黒帝に似る。その人となりは色黒く、面《かお》は平らではなく、大頭、廉《かど》ばった頤《あご》、小さな肩、大きな腹、手足を動かし、行くときに身を揺すり、下った尻、背は長く延延然（ながながとしている）。敬ったり畏れたりせず、よく人を欺紿（あさむ）き、殺戮する。

秋冬に能く、春夏には能えられない。春夏に感じて病を生じ、足の少陰は汗汗然（みずたまりのよう）である。大羽の人は右足の太陽に比し、太陽の上、頬頬然（得意気）である。小羽の人は左足の大陽に比し、大陽の下、紆紆然（まわりくどい）。衆の人と為《な》り、右足の太陽に比し、太陽の下、潔潔然（清浄）である（一に「加の人」という）。桎の人となり、左足の太陽に比し、太陽の上、安安然（静か）である[284]。

同篇　第六十四

人は居住する気候（湿度や乾燥）や地域、また飲食物（五味）によって、各々の身体には異なった骨格や皮膚の色がつくられる。よって、皮膚の色や骨格や体形の特徴から体質を見極めて、体内の情報を知る必要性が古典文献に記されていた。ところが、六朝時代の庶民の暮らしを詳しく篇纂した劉義慶の『世説新語』には、先人が女性に求める「美」について、肌の白さや体形より、むしろ人間性の「徳」としての「美」が論述された事例がある。

『世説新語』賢姫、第十九には「王司徒婦、鍾氏女、太傅曽孫、亦有俊才女徳[285]」と記されている。ここに載る俊才とは傑出した才知のことで、女子の本来の美しさは、その人間的な聡明さや懸命さにより、さらなる輝きを放つ。つまり「徳」に「美」の象徴があったと考えられる。柴田清継は、内面の「徳」が外表となって現れることが『礼記』修養論に記されていると指摘する。

柴田は徳の修まった人物は、内面の「徳」がその外形に現れているので、これに接する人たちは、その顔色や容貌を見ただけで、争う気持ちや怠ける気持ちが少しも起こらず、その言葉を聴き入れてくれるようになるという[286]。

つまり、第三章・第一節でも触れたが、形（肉体）と神（精神）が切り離せない最大の根拠がここにある。これらを裏付けるかのように魏の劉邵による『人物志』[287]や、清の曽国藩の『冰鑑』[288]、『挺経』[289]、徐震の「美人譜」（『檀几叢書』）にも外表の「美」を評価するための詳細な論述がある[290]。

また、啓玄子次注、林億孫奇高保衡等奉敕、校正孫兆重改誤による『重廣補注黄帝内経素問』巻第八に載る寶命全形論や『黄帝内経太素』には「形」を養うまえに「神」を養う、このことを優先させる興味深い内容が記述されている。

『重廣補注黄帝内経素問』巻第八　寶命全形論篇第二十五「二曰知養身」の注記には「玄元皇帝曰、太上養神、其次養形」（玄元皇帝曰く、太上は神を養い、其の次は形を養う）とある。

ここに載る玄元皇帝[291]とは、唐の玄宗が天寶年間（七四二〜七五五）に老子に贈った尊号である[292]。ただし、これは現行本『老子道徳経』にはなく、『文子』の中に引用される『老子道徳経』である。

また、王冰が注に付した類似文が存在するので提示する。

老子がいうには、身体を治めるに最もよいのは神を養うことで、その次は形を養うことであり、精神が清静で意思は平静、四肢の関節が皆安寧であるのが、養生の根本である[293]。

『文子』[294] 下徳篇

ここにも「神」を優先させて養い、その後に「形」を養うことの重要性が記されていた。『淮南鴻烈解』[295]や『文子纘義』[296]にも同文が載っている。

よって身心の調和には「心神」を最大に優先させるという考え方が、中国伝統医学の礎を築き、今日の臨床へと受け継がれてきた[297]。したがって、鍼灸治療には人間の精神状態を詳しく診て、蔵府や経絡、四肢百骸の働きを促進させ、『難経集註』にある七神を調節することで、肌膚また体形上の「美」を創出させることが考えられた。

「五蔵の中には七神があるというが、この七神と五蔵は、どのような関係があるか」。答え。「《蔵》とは人間の神気が住んでいる場所である。そこで肝は魂を蔵し、肺は魄を蔵し、心は神を蔵し、脾は意と智を蔵し、腎は精と志を蔵するのである」[298]

『難経集註』

4　体形美

a　肌の色と体形

身体の内部と身体の表面が色の変化で繋がるという『霊枢』の概念を提示し、東洋医学で顔の「美」を創出するための気血と、全身経脈との関係性について論証する。

手の少陰の気が絶てば、脈が通じない。脈が通じなければ、血が流れない。血が流れないと、髦《さげがみ》の色は沢《つや》がない299。

『黄帝内経』霊枢　巻第五　経脈篇第十

足の太陰の気が絶すれば、則ち脈が肌肉を栄しない。唇舌は肌肉の本である。脈が栄さないと、肌肉は軟《やわら》か。肌肉が軟かければ、舌が萎え、人中が満ちる。人中が満ちると、唇が反《そ》る。唇が反る者は、肉が先《ま》ず死ぬ300。

同篇第十

色が黄色く皮膚が薄く、肌肉が柔軟な人は脾気が不足しており、春の虚風に耐えられない。色が白く皮膚が薄く、肌肉が柔軟な人は肺気が不足しており、夏の虚風に耐えられない。色が青くて皮膚が薄く、肌肉が柔軟な人は肝気が不足しており、秋の虚風に耐えられない。色が赤く皮膚が薄く、肌肉が柔軟な人は心気が不足しており、冬の虚風に耐えられない301。

『黄帝内経』霊枢　巻第十五　論勇篇第五十

ゆえに五形の人に二十五種類にわたる人の類型を区別することは難しく、おたがいに欺かれることが多い。黄帝が言う。「人の形態と体の色、顔色が対応していないとはどのようなことか」と。岐伯が答える。「形態が色に勝ち、色が形態に勝つものは、その勝つときに至って年が加わり、それに感ずると病が行《はや》り、それを失うと憂いが生じる。形態と色がほどよいものは、富貴安楽の生活を享受するのである」と[302]。

『黄帝内経』霊枢 巻第十八 陰陽二十五人篇第六十四

その尺膚（の脈）の緩急、小大、滑濇、肉の堅さと脆《やわ》らかさを審かにすれば、病の形が定まる[303]。

『黄帝内経』霊枢 巻第二十一 論疾診尺篇第七十四

平安時代に丹波康頼が二〇四文献を基礎として篇纂した日本最古の医学書である『医心方』[304]にも、美白をつくる方法が記載されていた[305]。白い肌を尊ぶ考え方は、古代中国大陸から伝わったもので、『日本書紀』[306]の持統天皇六年（六九二年）に、元興寺の僧侶である観成が中国の文献を基本にして鉛白粉をつくり、当時の持統天皇から褒美を賜ったという史伝から、唐代の風俗にならって、白粉を塗る化粧法が日本でも流行していたことが分かる。

そしてこの肌の白さが「美」の象徴とされ、古来より肌の色は注視されてきたことが理解できる[307]。ゆえに鍼灸術により気を益して血を養い、経脈で気血を導くことで肌膚の「美」を創出させることが考えられた。

b　肥満と痩せ

肥満や痩せが、体型別に全身経絡と繋がるという『霊枢』の概念を提示し、東洋医学で体形美を創出するための脂肪との関係性を述べていく。

黄帝が言う。「どのような基準で肥痩の違いが分かるのか」伯高が言う。「人には肥、膏、肉の違いがあります」黄帝が言う。「その三種類の体型はどのように区別するのか」伯高が言う。「膕肉が堅く厚く、皮下の豊かなのが肥型（筋肉質）です。膕肉が堅くも厚くもなく、皮膚がたるんでいるのが膏型（脂肪）です。皮膚と筋肉がくっついて離れないのが肉型です」黄帝が言う。「人の体に寒暖の違いがあるが、どういうことか」伯高が言う。「膏型の人は膚が柔らかく艶があります。そこできめが粗いと衛気が外に漏れて身体が多寒になります。きめが細かいと衛気が蓄えられて身体が多熱になることがあります。脂型の人は肌肉が堅くて厚く、きめが細かいと身体が多熱になり、きめが粗いと身体が多寒になります」[308]。

『黄帝内経』霊枢　巻第十七　衛気失常篇第五十九

黄帝が言う。「人の肥瘦、大小はどのように区別するのか」伯高が言う。「膏型の人は陽気が盛んに充ちて、皮膚が弛緩しているので、腹がゆるんで肉が垂れ下がった体型になります。肉型の人は身体が大きく、脂型の人は肉が堅く身体は小さいです」黄帝が言う。「その三種の人ごとの気血の量はどのようか」伯高が言う。「膏型の人は気が多く、気は陽なので、体質は陽の盛んな状態に偏り寒さに耐えることができます。肉型の人は血が多いので、身体が充実し、体質は穏やかになります。脂型の人は血は清らかで、気はなめらかで少ないので、身体は大きくありません。これが三種の人ごとの気血の多少の状態であり、普通の人と較べると異なっています」黄帝が言う。「普通の人の場合はどうか」伯高が言う。「普通の人の皮、肉、脂、膏、血、気には偏りがないので、体は大きくも小さくもなく、均整がとれています。これが普通の人の標準です」黄帝が言う。「ではどのように治療するのか」伯高が言う。「まず三種の体型に分けて、その血の多さ、気の清濁を把握し、後に治療調整を行い、正規の治療法に照らし合わせるとよろしいです。膏型の人の体型は腹がゆるんで、肉が垂れ下がります。肉型の人の体型は四肢が大きく、脂型の人は脂肪が多くて体型は大きくないのです」[309]。 同篇第五十九

黄帝が言う。「脈の小大、血の多少、膚の厚薄、肉の堅脆および膕（ひかがみ・よぼろ）の大小は、度《はか》ることができるのか」と。岐伯が答えて言う。「度ることができる者は、中くらいのものをえらびます。そんなに肉がおちてなく、血気が衰えていないからです。もし度ろうとする

人であって、消渇（糖尿病）などの病で痩せて身体の肉がおちているものであれば、どうして度って刺すことができましょうか」と[310]。

『黄帝内経』霊枢　巻第六　経水篇第十二

黄帝が言う。「人の皮膚の白黒・体形の肥瘦や痩せ、鍼を刺す際の深浅や回数に一定の基準があるのか、伺いたい」岐伯が言う。「壮年で体格の大きい人は、気血が充実しているし、皮膚も堅固ですので、邪気を感受して発病したら、深く刺して置鍼することができます。これは肥壮の人への刺法です。病人の肩や両腋部に幅があり、項部の肉は痩せて薄く、皮膚は厚くて色が黒く、口唇は厚く垂れ下がって、色は黒く濁り、気の巡りは渋滞して遅く、性格は貪欲です。こうした患者は深く刺して置鍼し、鍼を刺す回数を増やしてよいのです」黄帝が言う。「痩せた人を治療するにはいったいどのようにするのか」岐伯が言う。「痩せた人の皮膚は薄く血が少ない。色も淡く、肉も痩せ細ってゴツゴツして、口唇が薄く、言葉にも力がない。血はさらさらして薄く、気は滑らかですから、気を逃しやすく、また血も損ないやすいので、こうした人には鍼を浅く刺して素早く抜かなくてはなりません」黄帝が言う。「一般の人に鍼を刺すにはいったいどのようにするのか」岐伯が言う。「それにはその人の皮膚の色の白黒を視て、異なった方法を用いて調えなければなりません。容姿が整って美しく温厚な人には、その血気も調和しているので、こうした人には標準的な刺法を使うことを違えてはなりません」[311]。

『黄帝内経』霊枢 巻第十二 逆順肥瘦篇第三十八

鍼灸術では蔵府機能を興奮させて穀気を補充し、気血の流れを円滑に全身へと循環させることにより、新陳代謝を促して体形の「美」を創出させることが考えられた。

また飲食による気血の生成が、体質や体形を変えるという伝統医学にみえる薬膳の概念は、古代中国より伝わり、長寿や健康のための実践法として広く民間に親しまれた。

『道蔵』の食宜篇に「八素曰く、春宜しく辛を食らうべし（辛は能く散ずる也）、夏宜しく鹹を食らうべし（鹹は能く潤すなり）、長夏は宜しく酸を食らうべし（酸は能く収めるなり）、秋はよろしく苦を食らうべし（苦は能く堅なり）、冬は宜しく甘肥を食らうべし（甘は能く中を緩めて肌肉を長ぜむ、肥は能く理を密にして中を補す）、皆、五蔵を益し邪気を散ずるなり。此四時の味、随所宜しく之が食を食らうべけんや、皆能く益して邪を除すべし。養生の道、移さざるべきか」[312]と食養生の基本が記されている。

5 容貌美

a 気血の盛衰

顔面の眉が経絡で繋がり、気血の盛衰が美しい眉毛を創出するという『霊枢』の概念を提示し、鍼灸術で顔の「美」を創出するための、気血と経脈との関係性について述べておく。

足の太陽の上は、血気が盛んであれば眉が美しくなり、眉には毫毛がある。血が多く気が少なければ眉が悪《みにく》くなり、面《かお》に少しく理《しわ》が多くなる。血が少なく気が多ければ面に肉が多くなる。血気が調和すれば色が美しくなる[313]。

『黄帝内経』霊枢　巻第六　陰陽二十五人篇第六十四

手の少陽の上、血気が盛んであれば、眉は美しく長く、耳の色は美しくなる。血気がともに少なければ耳は焦げたようになり色が悪くなる[314]。

同篇第六十四

黄帝が言う。「二十五人の者は、刺すのに約束ごとがあるか」と。岐伯が答えて言う。「美《うるわ》しき眉の者は、足の太陽の脈は、気血が多い。悪き眉の者は、血気が少ない。その肥えて沢《つや》のある者は、血気が余りある。肥えて沢のない者は、気が余っていて、血が足りない。痩せて沢のない者は、気血が足りない。その形気の余りあると足らざるを審らかに察して、これを調えれば、その逆順を知ることができる[315]。

同篇第六十四

人体の気血は、美しい眉毛を育て、それが身体の虚実と繋がっている。このことが『霊枢』に記されている。古代「美」の象徴である「眉」の厚薄や形状が、身体の健康度を映し出すバロメーターであったことに注目する。それはマリで出土した紀元前三千年の一本眉の婦人坐像が証明している[316]。
これは眉の厚薄が美の象徴であり、この風習は現在でも中央アジアや中近東で、ウスマという植物の葉っぱから抽出した汁で、左右の眉を一本に繋げた化粧法として行われ、日本ではアイヌの人たちの間でも現存している。
ゆえに鍼灸術で気血を目的の部位に誘導することにより、頭髪や眉毛を育んで「美」を創出させることが考えられた。

b　肌の潤い

体表面の潤いは蔵府や気の活動が関係するという『霊枢』の概念を提示し、顔の肌を潤す「美」と、気血や蔵府の結び付きを論証する。

衛気は筋肉を温め、皮膚を栄養し、腠理を潤して、汗腺の開閉を主る[317]。

『黄帝内経』霊枢　巻第十四　本蔵篇第四十七

衛気が調和すれば、肌肉は留滞せず、皮膚は調《ととの》い、柔らかであり、腠理は緻密である[318]。

同篇第四十七

手の太陰肺経の脈気が尽きると、皮毛はやつれて衰える。手の太陰肺経は、気を運行して皮毛を温潤させる。ゆえに気の運行ができなくなると、皮毛が憔悴する。皮毛が憔悴すると、津液が去って、皮膚や関節が津液の滋潤を失うことになる。皮膚や関節が津液の滋潤を失うと爪の甲がかさかさになり、毫毛が折れて脱落する[319]。

『黄帝内経』霊枢　巻第五　経脈篇第十

黄帝がたずねた。「何を《気》というのか」と。岐伯がこたえた。「上焦が開発（ひら）き、五穀の味を行きわたらせ、膚を熏《かお》らせ、身を充たし、毛を沢《つや》やかにすること、霧や露の漑《そそ》ぐかのようにします。これを《気》といいます」と。黄帝がたずねた。「何を《津《しん》》というのか」と。岐伯がこたえた。「腠理（皮膚の隙間）が発《ひら》き泄《も》れ、汗が溱溱（だらだら）と出ます。これを《津》といいます」と。黄帝がたずねた。「何を《液》というのか」と。岐伯がこたえた。「穀が入って気が満ち、淖沢（うるお）って骨に注ぎ、骨の属が屈伸して、沢《うるお》いを洩らして脳髄を補益して、皮膚が潤沢（うるお）います。これを《液》といいます」と[320]。

液が脱《も》れる者は、骨の属、屈伸がうまくいかず、色が悪くなり、脳髄が消え、脛が痠《いた》くなり、耳が数《しば》しば鳴る[321]。

血が脱れる者は、色白く、夭然（そこな）われて沢がなく、その脈は空虚となる[322]。

『黄帝内経』霊枢　巻第十一　決気篇第三十

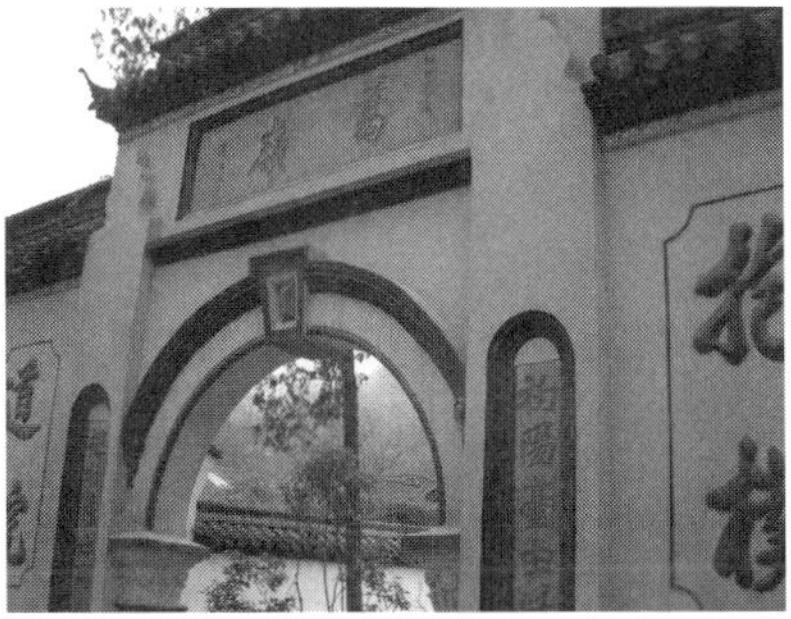

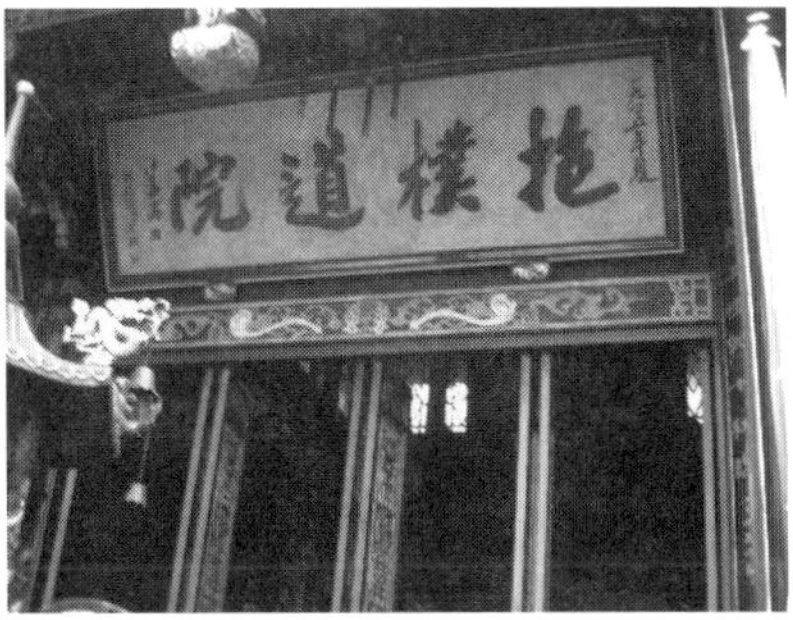

葛嶺・抱朴道院　正門玄関。
杭州の西湖の畔にある抱朴道院は、全国 24 箇所にある道教活動の拠点の一つでもある。東晋代（317～420 年）に葛洪（284～364年）は「抱朴盧」をここに建てて、煉丹の修練を行ったと伝えられている。唐代に拡張され、南宋の高宗は御花園として利用し、元代の大徳年間（1298～1307 年）までは、破壊と再建が度重なり行われた。2010 年に道院の一部を調査し、清朝末期と中華民国期に建てられた建物の痕跡を発見した。道院内部に煉丹用の古井戸や、宋代の築山、明代の葛仙庵碑などの遺跡が保存されている。
（著者撮影）

古代中国において、気血と津液は顔面のシワを取り除き、肌の若さを保つための不老長寿の薬とされた。

六朝時代の医家・葛洪は『抱朴子』を通じて煉丹術（外丹）による「金丹」を作成し、不老不死を実現し、自然界に同化しようとした[323]。

ところが、陶弘景は自然のままの姿で、心身の錬成法を積み重ねることで、宇宙的生命である「真」を体得して、不老長寿の若々しい肉体を手にすることを目標とした。陶弘景は科学的練成法による還丹や、金液に匹敵する不老長寿の丹薬を、自分の力（精・気・神）で、自分の体内（丹田・胎息）につくり出そうとする「内丹」を強く主張した。

ゆえに彼は「金丹」（外的薬物）の生成よりも、体内の「気」による心身の錬成こそが不老長寿の理論に適う確実な方法であると判断した[324]。換言すれば薬物などに頼らないで、精神の内部においてその回答をみつけ出すとしたのだ。

第三章でも述べたが、陶弘景は精神と顔面との関係について、次のように記述している。

顔は精神の庭、髪は脳の華、心に悲しみがあると顔はやつれ、脳が衰弱すると髪は白くなる。だから精気の根源が内で失われ、丹津液が枯渇する[325]。

『眞誥』巻二　運題象篇

『眞話』には丹田（精気）や津液（体液）が人体を潤し、肌を美しくすることが記されている[326]。『霊枢』五癃津液別第三十六にもそのことがみえる。「津液も各々その道を走る。ゆえに三焦は気を出して、以て肌肉を温め、皮膚を充たし、其の津と為る（津液各走其道。故三焦出気、以温肌肉、充皮膚、為其津）」とあり、ここには丹田（腎）を出発点とする三焦の「気」の流れが、肌肉を温めて皮膚を充実させるとしている。その物質こそが「津」と記された文献的な根拠である。

また、道家養生術にみる叩歯術が津液をつくり出す。その方法も『真誥』や『孫真人備急千金要方』にみられる。自己の精気の錬成が丹、津液をつくる若返りの秘訣であった。ゆえに鍼灸術で丹田を強めて、津と液を生むことで肌膚に潤いを与えて、「美」を創出させることが考えられた。

c 顔色

顔色の変化や五官が身体内部で気血や蔵府で繋がるという『霊枢』の概念を提示し、東洋医学で顔の「美」を創出するための気血と蔵府、また全身経脈との関係性について論証する。

このゆえに聖人はその顔色を視る。黄赤なる者は熱気が多く、青白なる者は熱気が少なく、黒色なる者は血が多く気が少ない。眉を美しくする者は太陽に血が多い[327]。

『黄帝内経』霊枢 巻第十九 五音五味篇第六十五

皮膚の寒温滑濇を詳しく観察すれば、病苦が何処にあるかを知ることができる[328]。

『黄帝内経』霊枢 巻第二十一 官能篇第七十三

黄帝が岐伯に問う。「私の聞いている所では、鍼を刺す際には、五蔵が五官に反映する五種の気色の変化を観察するという。五気とは、五つの気のことで五蔵の使いであり、五時の気候とも符合するものである。その五蔵の気はどのように現れるのか、お伺いしたい」岐伯が言う。「五官とは五蔵の働きを検閲する場所のことです」黄帝が言う。「それら五官の現れる場所はどこか。それを診断の基準とさせたい」岐伯が言う。「脈は気口に現れ、顔色の変化は明堂（鼻）に現れます。五色はこもごも現れて、五時の気候と対応する色があり、それぞれに正常な現れ方があるのです。もし邪気が経脈から蔵に至れば、必ずその内部の蔵を治療しなくてはなりません」黄帝が言う。「よろしい。では五色の変化はただ明堂（鼻）でのみ判断すればよいのか」岐伯が言う。「まず五官の位置を弁別し、眉間や額が張り、鼻が立ち上がっている。鼻の幅が広大で、頬や耳については、真四角で耳介が外に張りだし、耳たぶは下に垂れ下がっています。これは五色の現れが正常で、顔面が平らかで広々としており、このような立派な鼻をもつ人の寿命は百歳まで享受できます。この人の病は刺鍼で必ず治せます。こういった人は、血気にあまりがあり、肌肉が堅固で緻密なので、苦しいときには鍼を用いることができるのです」黄帝が言う。「五官と五蔵の関係をお話願いたい」岐伯が言う。「鼻は肺の官、目は肝の官、口唇は脾の官、舌は心の官、耳は腎の官です」黄帝が言う。「五官によって何を知ることができるのか」岐伯が言う。「五官は五蔵を知ることができます。肺に病があるときは、喘息を起こし、鼻孔が広がります。肝に病があるときは、目尻が青くなります。脾に病があるときは、唇が黄色くなります。心に病があるときは、舌が巻き上がり縮こまり、両頬の皮膚が赤くなります。腎に病があるときは、顔の頬骨と額が黒くなります」黄帝が言う。「五蔵の脈象は安定し、顔の五色の現れも正常、その気色も正常人と同じなのに、病に冒されるのはどういうわけであろうか」岐伯が言う。「五官の分野がはっきりせず、眉間と額の部位も広々としておらず、その鼻が小さく、耳も張り出ていない、下顎の筋肉も薄く、耳たぶは後ろ向きに伏せている。このように顔の各部が痩せて、狭く、こせこせしている人は病気になりがちです」黄帝が言う。「五色の鼻への現れ方から、五蔵の気を判断できるが、その左右上下に決まった位置に形となって出てくることがあるのか」岐伯が言う。「五蔵六府は胸腔や腹腔の中の一定の場所にありますが、それぞれの部位が決められており、その左右上下にまた決まった場所があります」[329]。

『黄帝内経』霊枢 五閲五使篇第三十七

「神」を養って身体を育むことが肉体的な若返りの基本であり、中国伝統医学の本質であることが理解できる。

前にも述べたが、張湛『養生要集』には「養生大要、一曰嗇神、二曰愛気、三曰養形、四曰導引、五曰言語、六曰飲食、七曰房室、八曰反俗、九曰医薬、十曰禁忌、過此已往、義可略焉（養生の大要は、一に曰く嗇神、二に曰く愛気、三に曰く養形、四に曰く導引、五に曰く言語、六に曰く飲食、七に曰く房室、八に曰く反俗、九に曰く医薬、十に曰く禁忌、此れ過り已往は、義として略す可し）」[330]と記されていて、一番目に「神」を養い、二番目に「気」を愛し、三番目に「形」を養うことが、長寿延命の要点になっている。

孫思邈も「気海充盈、神静丹田、身心永固、自然回顔駐色（気海充ちて神静かに丹田を満たせば、身心は永く固く、顔には色が注がれ自然に戻る）」[331]と、「気」と「神」を養うことが、肉体（形）に対して変化を与えるという。そこには顔面に注がれた血によって顔色が自然と元に戻るという、「神」や「気」による養生の基本がある。

また、肌の色（五色）に限って、前述の『霊枢』だけではなく、『素問』にも記載されていた。

『重廣補注黄帝内経素問』をみると、金匱真言論篇第四、陰陽応象大論篇第五、六節蔵象論篇第九、五蔵生成篇第十、五蔵別論篇第十一、異法方宜論篇第十二、移精変気論篇第十三、湯液醪醴論篇第十四、玉版論要篇第十五、診要経終論篇第十六、脈要精微論篇第十七、玉機真蔵論篇第十九、三部九候論篇第二十、蔵気法時論篇第二十二、刺熱篇第三十二、挙痛論篇第三十九、風論篇第四十二、痿論篇第四十四、奇病論篇第四十七、大奇論篇第四十八、脈解篇第四十九、鍼解篇第五十四、皮部論篇第五十六、経絡論篇第五十七、五運行大論篇第六十七、気交変大論篇第六十九、五常政大論篇第七十、六元正紀大論篇第七十一、至真要大論篇第七十四、解精微論篇八十一の三十篇には、肌に現れる色の変化についての記載がある。

おそらく、後の清代の陳夢雷による『古今図書集成』所収、宋、陳希夷『神相全篇』に影響を与えたものだと思われる[332]。ゆえに鍼灸で神気を補って気を導くことで、血の循環と新陳代謝を促進させる。この働きが肌膚の「美」を創出させる。

『古事記』には「真火には当てず、眉画き、濃に画き垂れ、遇はしし女人」とある。『日本書紀』には「例へば処女の、まよびきの如くにして、津に向へる国有り」[333]、『万葉集』では「振りさけて若月見れば一目見し人の眉引き思ほゆるかも」（九九四）と、「眉画き」「眉引き」という文脈をみるに、古来には眉を整形するといった美意識が一般的だったと思われる[334]。

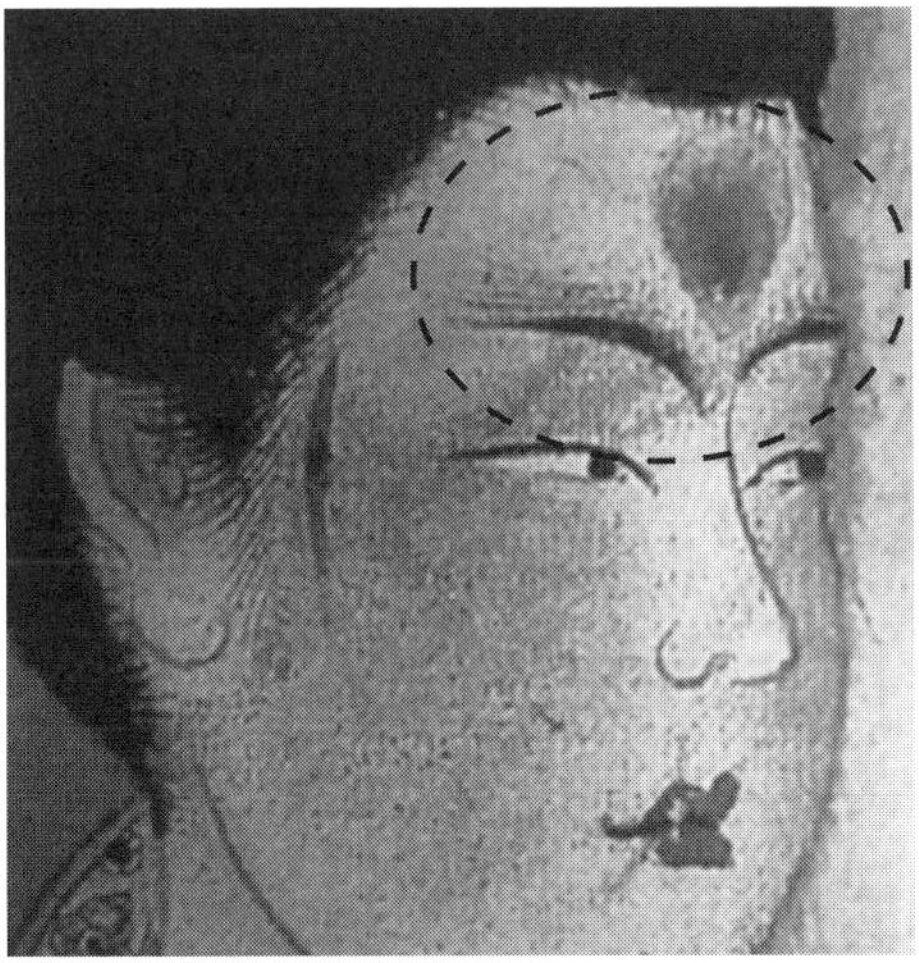

図12 陳高華、徐吉軍主篇『中国服飾通史』寧波出版社、33 頁、2002 年。
『毛詩』に「螓首娥眉」、『楚辞』に「蛾眉曼緑目騰光」とある。欧陽詢撰、汪紹楹校、『藝文類聚』巻十八、「人部二、美婦人、賢婦人、老」上海古藉出版社、1982 年、324 頁にもみえる。蛾眉は、蛾の触角の細長い曲線の美しさを美女の眉に例えたといわれている。

次に、日本に大きな影響を与えた唐代の眉の美についてみてみる。

> その手は柔らかき荑《つばな》の如く、膚は凝りし脂の如し、領《うなじ》は白き蝤蠐《すくも》、瓠《ふくべ》の子のような歯並びの良さ、広く整った首（ひたい）に蛾の眉毛、にこやかに笑う口もとの美しさ、美しい目もとのすずやかさ[335]。
> 『詩経』衛風、碩人[336]

ここに載る「螓首《しんしゅう》」「蛾眉《がび》」を現在の言葉に置き換えてみると、「額は方形で広く色が白い。眉は長い弧を画く蛾眉」のことである（図12）[337]。巧笑倩兮《こうしょうぜんたり》、美目盼兮《びもくへんたり》とは「笑顔は口もとに愛嬌があり、まなざしも落ち着きのある」という意味で、美人の形容とされた[338]。

特に蛾眉については、唐の玄宗皇帝が画工に十眉図（鴛鴦眉、小山眉、五岳眉、三峰眉、垂珠眉、月稜眉、分梢眉、涵烟眉、払雲眉、倒暈眉）をつくらせている[339]。現在確認のとれるものはないが、眉に対する「美」意識については否定することができない。

『医心方』巻四には、眉の脱け毛を治療して、さらに生やす方法が記されている。そこのところをみると、眉の薄さが「美」と連動しているように思われる340。したがって、『霊枢』陰陽二十五人篇第六十四にみえる眉と気血との繋がりには、正常に気血が活動しているという、健康に裏付けされた「美」意識がみえる。

『霊枢』決気篇第三十では、水穀により生成された気、血、津液という精微が、皮膚に与える影響について述べている。

上焦が開発（ひら）き、五穀の味を行きわたらせ、膚を熏（かお）らせ、身を充たし、毛を沢（つや）やかにすること、霧や露の漑（そそ）ぐかのようである。これを「気」という。341

『黄帝内経』霊枢　巻六　決気第三十

この文の末尾に記された「これを気と呼ぶ（是謂気）」に注目したい。ここには「気」という物質が「水穀の精微」であることが明らかにされている。「熏膚充身澤毛（皮膚に染み込み、全身をあまねく満たし養い、毛髪を潤し）」、すなわち体内に生成された「気」によって全身の肌が覆われる。そこで充電されたエネルギーによって、健康で若々しい肌を保つ。もう一つは「気」の推動作用が、「血」を体表の肌を栄養することにより、潤いを保たせている。その概念が『霊枢』外揣第四十五の「遠者司外揣内、近者司内揣外（遠き者は外を司りて内を揣り、近き者は内を司りて外を揣る）」と繋がる。

無論、医書である『黄帝内経』は美容のために著された文献ではない。むしろ不老長寿を目的とした、養生による健康の促進が軸足となっている。不老長寿と若返りによる「美」の法則性が、『黄帝内経』においても、共通概念で捉えられていることは注目に値する。その若返りの法則に道家が主張した「真人」思想がある。

上古に真人と呼ばれる者がいた。天地を提挈（ひっさ）げ、陰陽を把握し、精気を呼吸し、独り立って神《しん》を守り、肌肉は一つのようであった。ゆえによく寿命は天地を敝《おお》うほどで、終わるときがない[342]。

『重廣補注黄帝内経素問』巻第一 上古天真論篇第一

ここにみる「真」の一字は、『素問』上古天真論第一、陰陽應象大論第五、六節蔵象論第九、異法方宜論第十二、平人気象論第十六、三部九候論第二十、奇病論第四十七、天元紀大論第六十六、六元正紀大論第七十一、至真要大論第七十四、疏五過論第七十七、陰陽類論第七十九の注釈文に、王冰が繰り返し用いている。このことは「真」が、養生の法則を体得した者のみが知る、若返りを主張した先人の知恵がみえる。

すなわち、疾病を治療して健康的になるだけではなく、寿命を延ばすことにより、本質的な「美」を手に収めることが可能となる。

第二節　古典文学に秘められた美容

1 『世説新語』にみる「美」

『霊枢』における精神と外形美との関係については、第三章の第一節で述べた。本節では文学の視点より「美」に対する考え方を述べていく。

六朝時代には、当時の民衆の風俗習慣を色濃く描き出した『世説新語』[343]という書物がある。そこには、当時の思想や文化が詳細に記され、美容についても当時の民衆の考え方が反映されていた[344]。『世説新語』には荀子以来、その相貌や品評によって、人の命運や禍福をみるという文化が記されていた。すなわち、前掲の「相面術」と呼ばれているものである。

魏の劉邵著『人物志』[345]や、劉義慶の『世説新語』、また清代の曾国藩の『挺経』[346]や『冰鑒』[347]は、後に人物評価のための品評の書[348]とされ、そこには容、声、色、神、儀の五つの方向より、人間像を見据えた詳細な評価が行われている[349]。

さらに前掲した『檀几叢書』に記された、清代の徐震著「美人譜」に載る美人は二十六（二十五）人

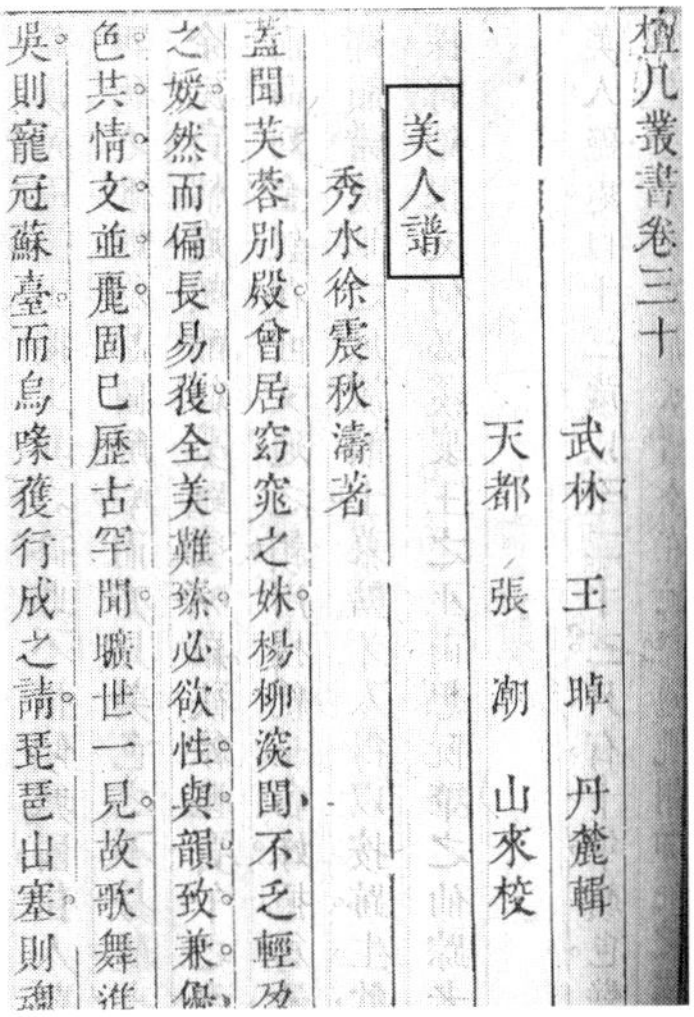
檀几叢書卷三十
武林 王 晫 丹麓輯
天都 張 潮 山來校
美人譜
秀水徐震秋濤著
蓋聞芙蓉別殿曾居窈窕之姝楊柳深閨不乏輕盈
之媛然而偏長易獲全美難逢必欲性與韻致兼優
色共情文並麗固已歴古罕聞曠世一見故歌舞進
吳則寵冠蘇臺而烏喙獲行成之請琵琶出塞則

図13 『檀几叢書』巻三十
秀水徐震秋濤著「美人譜」１葉目表

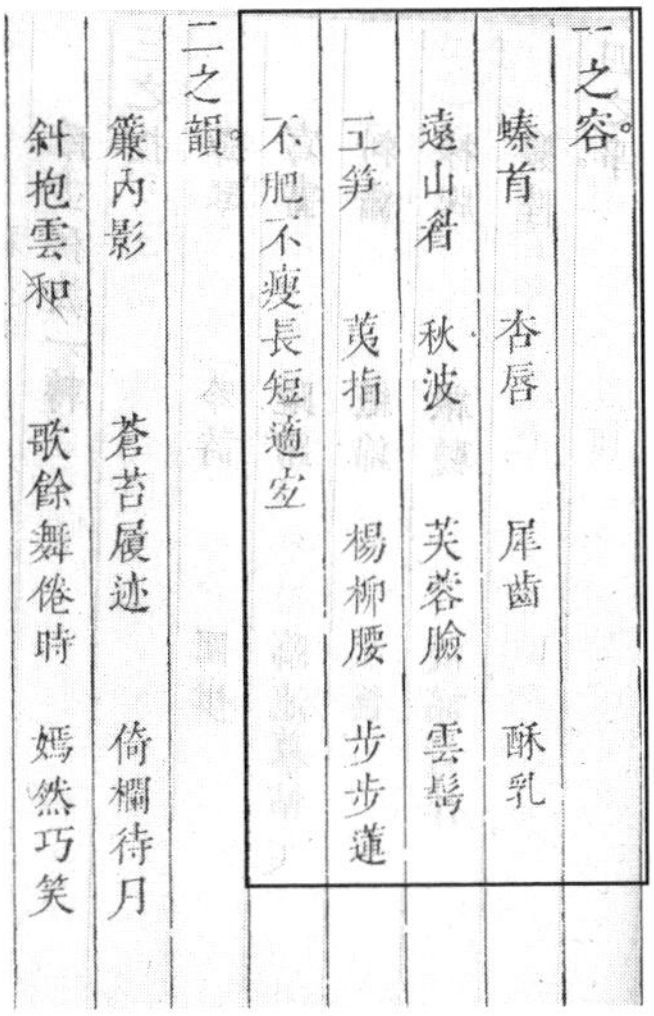
一之容
螓首 杏唇 犀齒 酥乳
遠山眉 秋波 芙蓉臉 雲鬢
玉笋 荑指 楊柳腰 歩歩蓮
不肥不痩長短適宜
二之韻
簾內影 蒼苔履迹 倚欄待月
斜抱雲和 歌餘舞倦時 嫣然巧笑

図14 『檀几叢書』巻三十
秀水徐震秋濤著「美人譜」３葉目表

いたという[350]。そこにみる美人として具備すべき条件は単純な容貌だけではなく、容、韻、技、事、居、候、飾、助、饌、趣の十種について細かく定められている（図13、14）。

たとえば第一の「容」については、首は螓首、唇は杏唇、歯は犀歯、乳は酥乳、眉は遠山眉、眼は秋波、顔は芙蓉臉、髪は雲鬢、手は玉笋、指は荑指、腰は楊柳腰、歩は歩歩蓮、体は不肥不痩、長は不高不低と細かい条件が定められている[351]。

絵画の世界においても人間の探求については東洋医学の概念と共通する点が多い。黄休復が『益州名画録』[352]の中で優れた絵画に対して、創作する画家の内面性、精神的境地の浅深や人間性を、上から順に逸格・神格・妙格・能格の四段階に分類して、画家の神韻や人々を感化する力が、「美」によってどれだけ表現できるかが格付けされているのである[353]。

つまり、思想、才能や情感を重んじ、容貌（容姿や相貌）などを見て、それぞれの人間像を観察しているのである[354]。とりわけ容貌に対する「美」意識[355]については、『世説新語』巻五の「容止」第十四にみえる[356]。ここには男性の容姿や風貌が中心に話が収録されていることから考えても、六朝時代には容貌美が重んじられていたことが分かる。

その様子は前掲した『世説新語』にも詳しく記されているので、さらに論証しておきたい。

何平叔（何晏、男）は姿うるわしく、顔はきわめて色が白かった。魏の明帝は、彼が白粉を付けているのではないかと疑い、真夏の日に、熱い餅（小麦粉のだんご）を食べさせた。何平叔は食べ終わると大汗をかき、朱衣で拭うと顔の色はいよいよ白く輝いた[357]。

『世説新語』

同書の注は以下のようになっている。

『魏略』に言う。「何晏は自分の容貌が自慢で、いつも白粉を持ち歩き、我が身の立ち振る舞いをかえり見た」と。これによれば何晏の美しさは外飾によるものである。しかも、何晏は宮中で養われ、帝とともに成長した。どうしてその容姿を疑い、ためしてみてはじめて明らかになったなどということがあろうか」とある。

このことから当時、肌の白いことが「美」の象徴の一つであることが分かる。

つまり六朝時代の男性は、白粉を塗布していたという[358]。肌の白いことが「美」の象徴であった。丹波康頼の『医心方』巻四[359]にも美白についての方法が載せられている[360]。たとえば「顔だけではなく身体をも同時に色白《いろじろ》にする方法」や「ふくよかで色白の肌にする方法」等々がみえる。すなわち、「色の白いは七難を隠す」という言葉があるように、古代より白い肌は美人の条件となっていた。

ところが、『世説新語』では、女性の美しさは外形よりもむしろ内面の「美」にあることが強調されている。これは古代の中国女性が儒家文化の影響を強く受けていたために、当時の女性に対する評価は、容姿や容貌ではなく、道徳や人柄といった精神の内面に着眼していたと考えられる。

その例として第四章の第一節でも「賢姫」[361]第十九の「王司徒の婦、鍾氏の女、太傅の曽孫、亦、俊才女徳有り」[362]を取り上げたが、さらに女性の「徳」が重んじられた興味深い内容を挙げておく。

「許因りて謂ひて曰く、婦に四徳有り、卿は其の幾ばく有りや」[363]

ここでは女子の本来の美しさには、「四徳」があるという[364]。おそらく「美」の象徴は男女により価値観が異なり、人間の内面に潜む本質的な「美」と、装飾などで飾れる外見上の「美」を区別していた。そしてこれら内と外の関係性は、古代中国文献に共通する特徴でもある。

そして、身体（形体）と精神（神明）における表面（外）と裏面（内）の関係性は文献を介して永遠不二の法則として後世へと受け継がれていく。

とりわけ日本に影響をもたらした中国伝統医学は、身体と精神は独立した関係ではなく[365]、心身の結合を軸足として病人を診察することであるとしている（表1）。

文献名	内	外
『論語』	質（本質）	文（文飾）
『世説新語』	女性美は「徳」賢媛第十九	男性美は「容姿」容止第十四
『爾雅注疏』	美女為媛	美士為彦
『荘子』	徳全・神全	形全
『霊枢』本蔵篇	知其内蔵知内	視其外応従外
『霊枢』外揣篇	揣内	司外
『素問』陰陽応象論	知裏	以表
『素問』八正神明論	神謂神智通悟	形謂形診可観
『類経』巻三	養神	養形
『淮南子』	内総其徳	外束其形
『冰鑑』	内為精神	外為気色
『眞誥』巻二、運題象篇	面者神之庭、髪者脳之華、心悲則面焦、脳減則髪素	

表1　古典文献に載る形（外）神（内）観の比較（部分抜粋・年順不同）
医書や文学書には共通した内外の概念がある。文淵閣本『四庫全書』に所収された宋の衛湜撰『礼記集説』巻九十六には「有諸内必形諸外（諸を内に有すれば必ず諸を外に形わす）」とある。精神や生命の活動の源を「神」（内）とし、肉体や身体などの可視できる範疇のものを「形（外）」という表現を用いている。「形」の動きは「神」が主宰するとある。これらの内容は中国伝統医学における内外合一観と共通していることから考えても、内外の関係性が古来より普遍的な身体概念として存在していた（王財源、大形徹著：『鍼灸美容にみえる「美」意識についての考察』全日本鍼灸学会誌、第63巻2号、2013年、123～131頁、表1を引用）。

ここで中国の古典文学を母体とする伝統美学が、東洋医学的な概念と、どのような形で繋がりを持ち、さらに文脈の底流で東洋哲学的な意義と関係しているのかを考えたい。

呉景東著『中医美容技術』[366]によると、「美」意識は主に「文質」「神韻」「中和」「こころと物」の四つが、鍼灸術を美容に活かすうえで、欠かすことができないという。しかしながら、美学に対するより詳しい哲学性については論じられてはいないように思われる。よって、次に中国哲学を基盤とする「美」意識への影響を考えてみたい。

2 文質の「美」

文質観は『論語』雍也、『韓非子』解老、『淮南子』本経訓、『説苑』修文、『太玄』文、『春秋繁露』玉杯などにみられる。

前述した「文」とは華麗な装飾や色彩（文彩）のことで、「質」とは人間に宿った素質、本質（生地）である。つまり、本然的に人間のもつ本質（精神）は外部の文飾（装飾）を超越することが可能であり、逆に外部の文飾は人間の本性を現したものでもあるという。このような考え方が『論語』にも記され、その根拠は第三章・第一節でも述べたが、本項においてさらに分析を加える。

質[367]、文[368]に勝てば、則ち野。文、質に勝てば、則ち史[369]。文質彬彬[370]として、然る後に君子たり[371]。

『論語』雍也 第六

加地伸行は次のような現代語訳を加えている[372]。

「中身（内容・本音）が外見（形式・建て前）を超えるとむき出しで野卑。外見が中身以上であると定型的で無味乾燥。内容と形式とがほどよく備わって、そうしてはじめて教養人である」。

また劉熙載著『藝概』では、孤質非文の文を上げて、「質」は必ず「文」を用いて表現し、「質」と「文」のいずれに偏ってもならないことを主張している[373]。「質美」の効果は長い年月の積み重ねにより築かれるために、その効果は長く続くが、反対に「文美」の効果は一時的な装飾などで終わるため、短命であることが主張されている。「質」を主とした「文」との結合により、長い美しさを保つことができるという。つまり、身体の内と外の融合に、「美」に対する着眼点が存在すると読み取れる。これら内面と外形が結びついて、一つとして考える立場は、哲学や文学のみならず医学書である『黄帝内経』などにも記されている。

内に有るものは、必ず形となって外に現れる[374]。

『礼記集説』巻九十六

内部が外表部に影響した場合は、先に内部を調える。外表の内部に影響した場合は、先に外表を治療する[375]。

『重廣補注黄帝内経素問』巻第二十二　至真要大論篇第七十四

このように医書においても内部と外部の関係は指摘されていた。また、外部から内部を知る方法について指摘している興味深い内容を挙げておく。

ゆえに遠とは、外表の変化から内部を推測し、近とは内部から外表を推測することである[376]。

『黄帝内経』霊枢　巻第十三　外揣第四十五

これらの考えを身体に当てはめるならば、体内で生じた病変は必ず体表に現れる。また体表面の異常から、体内の変化を知ることができる。ゆえに、体内で「美」を阻む精神的、肉体的因子の存在が外部に変化をもたらして、外部より内部を確認できるという現在の中国伝統医学の考え方を「美」の創出に応用できる。

具体的には、心理的因子と繋がれば、表情筋や蔵府機能の低下を招き、皮膚に病変を引き起こす。肉体的因子と結びつけば、皮膚の血色や面皰（ニキビ）やシワ、肌の弛みとなって現れる。これらは内と外が一体であり、不二ではないという考え方が、「美」を創出するうえで『黄帝内経』の概念と共通しているからである。

一方で、『抱朴子』には、外形の容貌のみを求めようとする次のような記載がある。

世間はとかく容貌で人を探し、美しさを求めるが、俗人は、人のもっさりした外形だけをみて、その精神の深さを見抜くことができない[377]。

『抱朴子』外篇　巻三　刺驕第二十七[378]

これらの概念は漢代初期に篇まれた『淮南子』[379]にみえる形神合一観に共通した考え方である[380]。

抱朴子が言う。あでやかな姿、なまめかしい顔は、形も色もとりどりだが、人に喜ばれる点では一つである。糸、竹、金属、石の楽器は、音階、音質がそれぞれ違うが、耳に快い点は同じである。いぐるみは空を飛び、釣り針は水に沈み、四つ手網は引き上げ、兎わなは上から抑

えるという違いはあるが、獲物を捕るという効果は等しい。政治面で功績を立てるのと、野にあって言説を後世に残すのと、生き方は異なっても人に貴ばれるという点は一つである[381]。

『抱朴子』外篇　巻三二　博喩第三十八[382]

つまり、『抱朴子』や『淮南子』が追求したのは、表面的な美しさではなく、内面の「実美」で培われた人間性が輝きを放つことなのである。

しかしながら、葛洪は現実の社会生活において、往々にして人間の表面と内面ということについて、多くの矛盾点を孕んでいることを提唱した。

それが次に示す『抱朴子』外篇巻二、行品第二十二[383]に記された、外形（外見）のみでは判断が容易にはできない人物像に対する十条にわたる興味深い条文である[384]。

「抱朴子曰、人技未易知、真偽或相似」[385]
（抱朴子が曰う、人の技量は知りがたい、真偽あい似たものがある）[386]。

①士の中には、容貌秀麗で風采は上品、見ただけで惚れ惚れし、接すればいよいよ気に入り、威厳は龍虎の如く、立ち振る舞いは定規にあてたようだが、精神は暗愚で、何の才能もなく、心の中は空っぽで皮膚に現れたのが全部、口には一言の奇説も吐き得ず、筆は半句の名文も綴れず、朝廷にあっては

民を治めることもできず、国外に出ては軍を統率することもできず、事務をとらせれば仕事が欠ける、使命を命ずれば君命を辱める、出処進退すべてよいところなし、という者がある。これが見分けにくい例の第一である[387,388]。

②士の中には、風采は野暮でみすぼらしく、容姿はずんぐりとしてじじむさく、声はかん高くて細く、動作は田舎臭くぎくしゃくしているが、内には英才を抱き、経学に明るく、行いは高潔、才幹は古の名臣にもまさり、文蔚は春の林のように豊か、文官になれば治績大いにあがり、武官となれば一兵を損せずに大勝利、という者がある。これが見分けにくい例の第二である[389,390]。

③士の中には、奥深い謀りごとや入神の技術、事の成敗を見抜く目と神秘を悟る叡智、器用な腕と万能の智慧がありながら、口は心を伝え切れず、筆は意を尽くし得ぬ、という者がある。これが見分けにくい例の第三である[391,392]。

④士の中には、鋭い機知に富み、言葉は燦めくようで、巧みに譬喩が波のように湧き、風のように発するが、口でいうことは体で実行できず、昔のことはよく知っていても今の世の中を治めることは下手、政治をさせれば政治は混乱し、人民を治めさせれば人民が怨む、という者がある。これが見分けにくい例の第四である[393,394]。

⑤士の中には、見かけは恭しく、容貌、言語ともに謹直だが、精神は粗雑で注意散漫、重任を受けても何とも思わず、役職についても事が捗らない、という者がある。これが見分けにくい例の第五である[395,396]。

⑥士の中には、弓を引けば命中し、素手で白刃の中に割って入り、馬の背で逆立ちしたり立ち乗りしたり、五兵（矛・戟・鉞・楯・弓）すべてに習熟し、身は軽いが、思慮浅く、腕っぷしは強いが肝っ玉はなく、竹刀での試合には無敵でも実戦には役立たず、舞い上がる塵を見ただけで逃げ、敵襲と聞いただけで胆をつぶす、という者がある。これが見分けにくい例の第六である[397,398]。

⑦士の中には、のんびりした風格で、無口で無骨、小さな行儀には欠けるが、喧嘩などはせず、背をかがめ自分をおさえ、侮辱されても反抗せず、爪を隠して、弱虫だとか馬鹿だとかいわれているが、胆は太くて心は正しく、強権を畏れず、正義のためなら死ぬことも平気、一寸刻みにされても所信を曲げない、という者がある。これが見分けにくい例の第七である[399,400]。

⑧士の中には、親に孝行、兄弟仲良くおとなしく、つつましく上品、約束を違えず従順で、非礼な振る舞いはせず、貧困にめげずに潔癖、節操は雪のように清いが、間が抜けていてぐずで非常識で、物の

役に立たず、いざというときにも腰を上げず、何をしても成功せず、我が身一つの進退に苦しみ、任務を受けても果たせない、という者がある。これが見分けにくい例の第八である[401][402]。

⑨士の中には、俗事にこだわらず、切り立った山のような風格、傲然と世を拗ね、同輩を馬鹿にし、世の定めに縛られず、少々の過失には言い訳もせず、思いのままに振る舞って傍若無人、友達からは爪弾き、論者はこぞってそしり、高官の友達はできず、推薦の対象にもならないが、朝廷に立てば顔色を正し、気が付いたことは必ず実行し、お上に忠義で、下にはよく目が届く、という者がある。これが見分けにくい例の第九である[403][404]。

⑩士の中には、度量広く人にも親切、虚心に他人を受け容れ、相手の欠点をそっと包みこみ、おだやかで廉潔、功労があってもへりくだり、人の危急には最後まで面倒をみて、命を預けても孤児を託しても安心できるが、純粋なだけに臨機応変の措置がとれず、情が深いだけに決断が鈍く、善を賞し悪を罰することができない。忠誠心はあまりあるが実務能力が足りない、司法権を握りながら躊躇し、法を廃して悪に加担する結果となり、ために不正と正義とが混淆して失敗に終わる、という者がある。これが見分けにくい例の第十である[405][406]。

以上、十条の条文には、人間性の虚飾に対する葛洪独自の人物像における内外の見識であり、現代人にも通じる事柄が多く含まれている。ゆえに本質的な人間美を見分けて人材を発掘するにあたり、その人の「文」と「質」を見極める評価や能力が問われるのだ。

3　神韻の「美」

神韻[407]（『宋書』王敬伝）[408]とは、人品の優れて高尚なこと。「神」は徳の極めて高い者とある[409]。許慎撰『説文解字』には「天神、引出萬物者也」[410]とあり、才識や品徳、精神などを指す。ここでは神韻について分析する。

神の働きは人の身中にありながら、往来すること常なく、人はその存在を思いはかることが尽きない。しかし、人が神を喪失すれば行動は必ず乱れ、神を身中に維持していれば行動は必ず治まる[411]。

『管子』巻第十六　内業第四十九

ただ神化のみが貴いのであり、その神とは至精（至誠）に他ならない[412]。

『淮南子』第九　主術訓

古代の聖王は至精（至誠）が内面に充ち溢れ、形して、好憎の情はとらわれず、言語は心情を適切に表現して、その意向を正確に伝達し、禮樂によって威容を示し、歌謡によって教化を施し、その業績は、大世の後までもあまねく伝わる[413]。

『淮南子』第九　主術訓

次に「韻」は、「なりふり、様子のよい婦女」[414]。『世説新語』では風雅とある。


和諧（平和、調和、平衡、協調、中正）を現し、美しい音色の美的感覚を表現している[415]。

『廣雅』「韻、和也」


「神」の働きが「形（形体）」に与える作用は大きく、張景岳の『類経』蔵象類には「およそ身を治めるには、もっともよいのは身を養い、その次は形を養う」とある[416]。

『類経』巻三

道を守るものは徳が完全だし、徳の完全なものは形体が完全だし、形体の完全なものは精神が完全である。精神が完全なのが聖人の道である[417]。

『荘子』天地第十二

抱朴子が言う。粗いところしか判らない人は外形にとらわれている。微妙なところまで判る人は精神をつかんでいる。はじめのところを尋ねて終わりまで見抜ける人は、そこから推論しうる端緒をつかんでいる。何の兆しもないのに見通せる人は、形のある物をかりてそれによりかかる必要がないのだ[418][419]。

『抱朴子』外篇　巻三　博喩第三十八

抱朴子が言う。南威、西施の美しさには、紅白粉を加える必要はない。夏至の暑さ、冬至の寒さは、人間の息を吐きかけ吹きかけても増しはしない。だから、優れた度量の持ち主は、人並み優れたところを示すために風采をつくろうことはしない。俗離れした才能の持ち主は、世間に受け容れられるためにケチな名誉を欲しがったりしない[420, 421]。

『抱朴子』外篇　巻三　博喩第三十八

抱朴子が言う。物はすべて実際に役立つ事が大切で、装飾は末の末である。風俗をよくするには道徳が第一で、言論は根本ではない。だから、木綿の着物でも寒さは防げる。必ずしも貂や狐の毛皮でなくてもよい。純朴な人でも世の中は治められる。必ずしも才子でなくてもよい[422, 423]。

『抱朴子』外篇　巻四　廣譬第三十九

以上の内容から、人間の「徳」などを含む本質的な美しさは古代より論議されていたといえる。

4　中和の「美」

「中和」[424]とは片寄らないで正しい状態をいう。また、「中和」の「中」は「適中」、「和」は「融合」や「和諧」をいい、古代中国では美学の範疇に入れられている[425]。

鄭玄[426]の注釈では「和、不剛不柔」、「和、剛柔適也」と「和」は剛と柔のバランスが整ったものだとする。よって、これらの古代中国思想が人体と結びつくということの論証を試みる。

最初に、「和」の字源について触れておきたい。「和」には二つの意味があるという。

一つは「盉《か》」で飲食の調和を示している[427]。

このゆえに謹んで五味を調和させれば、骨は正しく筋は柔らかになり、気血は流れ、腠理は密になります。このようであれば骨気は精（うつく）しくなります。道を謹しむこと法のようにすれば、長しく天命をたもつことができるでしょう[428]。

『重廣補注黄帝内経素問』巻第一 生気通天論篇第三

もう一つは「龢」で音楽の和諧を指す。

五気は鼻より入って心肺に貯蔵される。上は五色をして明を修めさせると、音声はよく彰らかになる。五味は口より入って、胃腸に貯蔵される。味に貯蔵される所があって五気を養う。気が調和して津液を生じ、（それが精を生じ、精と気が）あい成りて神がすなわち自ら生じる[429]。

『重廣補注黄帝内経素問』巻第三 六節藏象論篇第九

すなわち飲食の調和と、音楽の協和には共通点がある。そのことが『国語』鄭語の「和五味以調口（中略）和六律以総耳」を通じて考えられる。

余が聞いたところでは、人が天道に合するのは、内に五蔵があり、それによって五音、五色、五時、五味、五位に応じている。外に六府があり、それによって六律に応じており、六律は陰陽の諸経を建て、これを十二月、十二辰、十二節、十二経水、十二時、十二経脈に合わせている[430]。

『黄帝内経』霊枢　巻第六　経別第十一

『黄帝内経』霊枢では、五蔵が五味や五音等々と、人体の十二経絡が結びついている。このことから肉体上の生理活動の調和を保つうえで、「中和」の概念が臨床的にも不可欠な要素として考えられる。

黄帝が言う。「五穀には五種類の味があるが、その五味が身体に入ると、どのようにして五蔵に帰属するのか」伯高が言う。「すべての飲食物はまず胃に入り、五蔵六府は胃が消化した精微なものをすべて受け取って、機能活動を維持している。したがって、五蔵六府はすべて気を胃から受けている。胃は五蔵六府の栄養が集まる場所である。飲食物の五味が五蔵に帰属するのは、飲食物の本性、味の特徴が異なっていて、それぞれ適応する場所があるからである」[431]。

『黄帝内経』霊枢　巻第十六　五味第五十六

脾胃は穀物倉庫の官であり、五味はここから出る[432]。

『重廣補注黄帝内経素問』巻第三 霊蘭秘典論篇第八

五味の美は極めつくすことができない。嗜好は同じではないが、それぞれ通じる所がある。天は人に食らわすのに五気を用い、地は人に食らわせるのに五味を用いる[433]。

『重廣補注黄帝内経素問』巻第三 六節蔵象論篇第九

五味は口より入り、胃に蔵され、それによって五蔵の気を養う。気口もまた太陰である[434]。

『重廣補注黄帝内経素問』巻第三 五蔵別論篇第十一

これらは明らかに五味が五蔵と関係し、「気」の生成と結びつくことが示されている。つまり、生きるために必要とする食欲は、精神と肉体の両方において、十分な充足感を覚えることが重要であるという[435]。しかし、現代人は食欲を充たすのみで、飲食の不摂生を繰り返していることも少なくない。暴飲暴食は、身体における生理的な活動の調和を乱す、と言っている。

さらに『大学・中庸』には「中和」について、次のように記されている。

「和」は天下の達道である。中和を致して、天と地はその位におちつき、万物は育《はぐく》まれる[436]。

『中庸』

つまり、天下の万物の均衡を調節する機能が「中和」という哲理である。

後世になって、儒家の中庸哲学観が加えた興味深い分析がある。

『中国思想史』をみると「人間に賦与された（道徳）「性」の本質は「誠」である。それは人間の心の奥深い「徳」である。したがって、人々はこれを損なわないように保持し、外部に動き、喜怒哀楽を起こして、節度に合致する働きをしたとき、「和」を得たという。

人の本性は「誠」であるから、自己の「誠」を獲得すれば、一般人の「誠」を知り、それは宇宙万物の「道」の「誠」に通じる。何となれば宇宙万有の循環は「誠」そのものに他ならない。人の性も本質は天地万有の「誠」と同一である。中庸は要するに「誠」の倫理を述べたもので、人間の倫理であるのみならず、宇宙万物に貫通する道」とある[437]。

さらに身体の調和による延命長寿は「気」や「神」の養生を必要とするということが古代中国では一般的なことであった。その例を挙げておく。

気を治め、心を養う道。もし血気盛んで硬く強きに過ぎる人があれば、調った温和な気を以て柔らげていかねばならない。（中略）馬鹿正直な人間は、礼楽で他のよい要素と合同調和させ、さらに思索することを教えて、頭の回転を滑らかに通じさせる必要がある[438]。

楊倞註『荀子』巻一 脩身篇第二

前漢の儒学者・董仲舒は「中和」の精神を用いて身体を養い寿命を延ばすことができるという。

中和によって天下を理めることができるものは、その道（徳）、とても盛んである。中和によってその身を養う者は、その寿、命数の限界を極める[439]。

『春秋繁露』巻十六 循天之道七十七

魏の嵆康の養生論一首には、道家からみた養生の記載が載る。

之を守るに一を以てし、之を養うには和を以てす[440]。

『嵆中散集』

ここでは道家の立場より「和」に精通した考え方を明らかにしている。

長谷川櫂は「和という言葉は本来、互いに対立するもの、相容れないもの和解させ、調和させるという力が働いているという。そして明治時代に国をあげて近代化という名の西洋化にとりかかるまで、長い間、この意味で使われてきた。「やわらぐ」とは互いの敵対心が解消すること。「なごむ」とは対立す

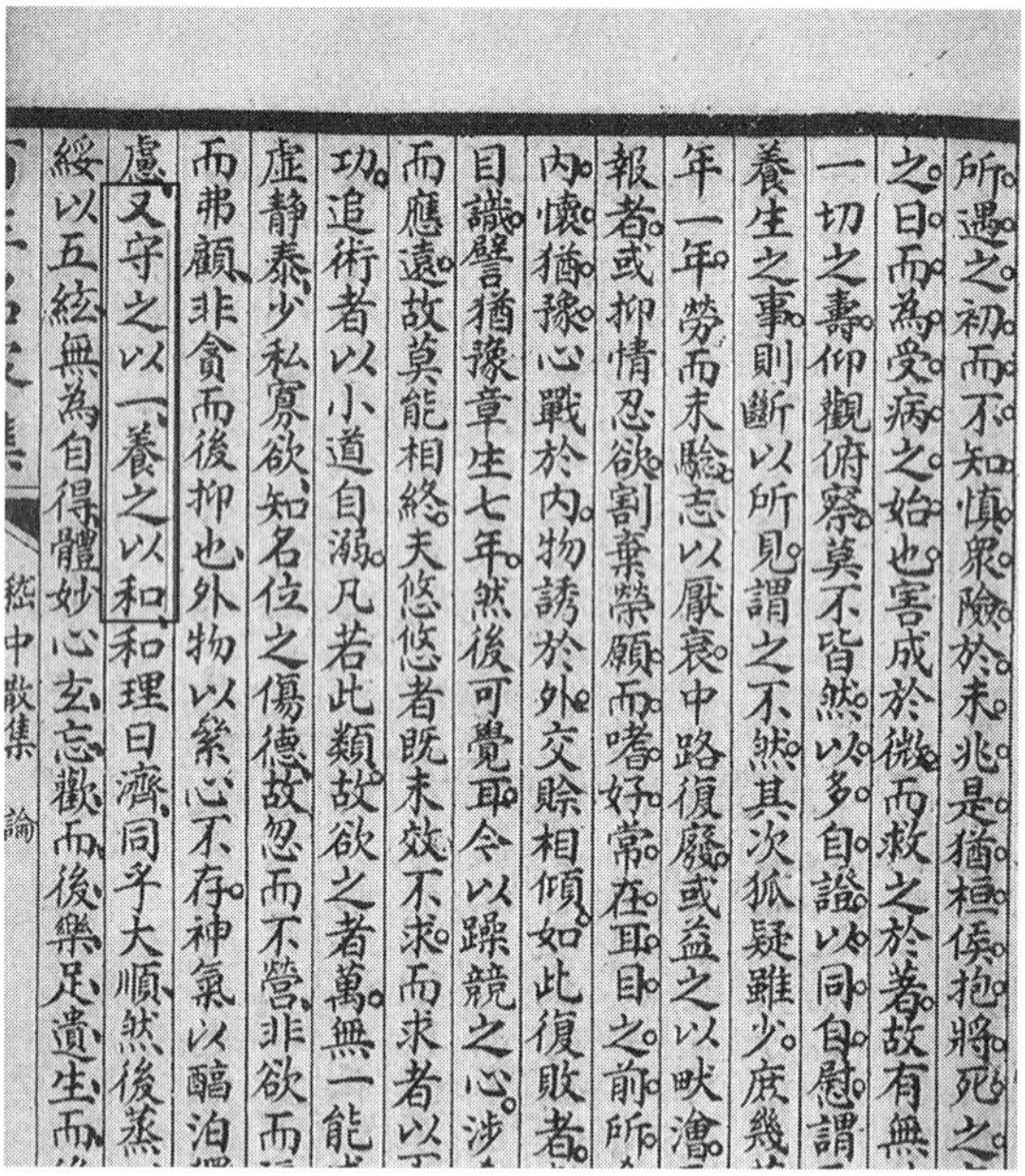
所遇之初而不知慎衆險於未兆是猶桓侯抱將死之
之日而為受病之始也害成於微而救之於著故有無
一切之壽仰觀俯察莫不皆然以多自證以同自慰謂
養生之事則斷以所見謂之不然其次狐疑雖少庶幾
年一年勞而未驗志以厭衰中路復廢或益之以畎澮
報者或抑情忍欲割棄榮願而嗜好常在耳目之前所
內懷猶豫心戰於內物誘於外交賒相傾如此復敗者
目識譬猶豫章生七年然後可覺耳今以躁競之心涉
而應遠故莫能相終夫悠悠者既未效不求而求者以
功追術者以小道自溺凡若此類故欲之者萬無一能
虛靜泰少私寡欲知名位之傷德故忽而不營非欲而
而弗顧非貪而後抑也外物以累心不存神氣以醇泊
慮又守之以一養之以和和理日濟同乎大順然後蒸
綏以五絃無為自得體妙心玄忘歡而後樂足遺生而
嵇中散集　論

図 15　『嵇中散集』
掃葉山房發行、重校精印『漢魏六朝百三名家集』
（大阪府立大学図書館所蔵）。

るもの同士が仲良くなること。「あえる」とは異なるものを混ぜ合わせてなじませること。つまり、異質なもの、対立するもの、相容れないもの同士が引き立てあいながら共存することである」と指摘する[441]。

また「礼」は、儒家における調和の概念であるが、そこにみる「和」が「美」と結びつくことを強調している内容を次に提示する。

礼の運用に当たっては、調和ということが大切である。堯、舜や文、武などの古の聖人のやり方の美しさも、この和のよろしきを得たからだ[442]。

『論語』学而第一

そこに記された「斯為美（斯れを美と為す）」は「和」を以て美しいものとした。「美」は古注に「善」とある。

医書でも共通した考え方がある。

必ず五気の中の勝気を優先させて、血気を疏通させ、気を調え、調和に至らせる[443]。

『重廣補注黄帝内経素問』巻第二十二 至真要大論篇第七十四

つまり、最初にまず五気の中の「気」が勝気となっているかを分析し、その後、血（陰）気（陽）を疏通させる。「気」の循環を促してこそ、「気」の調和、すなわち、心身を「和平」にした状態にすることができる[444]。これらは東洋医学の「中和」の概念と相通じる。

5 こころと形の「美」

「こころ」の働きが身体に波及する「美」について考えたい。「こころ」の働きはそのまま行動となる。それは、各々の環境や経験、知識や見識によって異なり、基準がない。「美」における価値観も同じこと。五官（物）より取り入れた情報で「美」を判断する。

同じ一つのものを見たり、触れたり、香《かぐ》ったりしても、それぞれ異なった「美」意識が発生し、「こころ」（心霊）と「物」（形）との間では調和が保たれるという[445]。

ここで『荘子』をみてみる。『荘子』には形神を兼ね備えた者を「聖人の徳」と表現している。このことから、『荘子』は人の心の働きが外形の「美」となって現れ、人格美を形成すると考えている。

こういうふうな人は、すべてを忘れた心、ひっそりとした姿で、広い額をしている。それから受ける感じは、ときによると秋のようにさむざむとしたものだし、ときによると春のようにほのぼのとしたものを持っている。喜びや怒りの感情は四時の変化に等しく、物と調和し、無限の広さを持っている[446]。

『荘子』文篇二十四　大宗師

外部へと表現される「こころ」の働きは、絵画の世界にもみられ、唐代の画家・張彦遠の「六法」には「気」と「韻」によって作品が生き生きとしてくる「気韻生動」という技法がある。「気韻」には「神」が含まれ、画家自身の気魄が作品に現れるという[447]。

一方、『抱朴子』には、表面的な情報のみで肉体（物質）を判断できないという事例が記述されている。

抱朴子が言う。皮膚の上から中身を論じられない場合がある。顔を見ただけでは能力を見抜けない場合がある。孔子は喪中の家の犬のように痩せていた（『史記』孔子世家）。周公は荒削りの木をぶった切ったようにごつごつしていた（『荀子』非相）。皐陶の顔はざりがにに似ていた（『荀子』では孔子の形容になっている）。伊尹の姿は枯れ木か骸骨のようだった（『荀子』ではひげも眉もないという）。一方、龍陽君（戦国魏王の寵童）、宋朝（春秋宋の公子）は美しいが、土人形の頭に夜光の珠を乗せたようなもの。藉孺、董賢、鄧通（それぞれ漢の高祖、哀帝、文帝の寵童）も、綿や絹でごみを包んだようなものである[448,449]。

『抱朴子』外篇巻三　博喩第三十八

抱朴子が言う。思うようになれば顔はほころぶ。思うようにならなければ顔色が冴えない。根が腐れば梢は枯れる。水源が浅いと流れはすぐに涸れる。つまり、中にあるものは必ず表に現れ、手元から出たものは必ず遠い先で明瞭になる[450,451]。

同篇巻三　博喩第三十八

このように、「こころ」の動きは必ず形になって表面化するということが述べられている。「心《こころ》」が「神」という。中国伝統医学には、五蔵の「心」は精神と繋がっているとある[452]。そこで、「心」についての先哲らはどのような概念を持っているのかを古典医書の世界より探ってみる。

五蔵にはそれぞれが蔵しているものがある。心は神を蔵する[453]。

『重廣補注黄帝内経素問』巻第七　宣明五気篇第二十三

心は君主の官である。神明はここから出てくる[454]。

『重廣補注黄帝内経素問』巻第三　霊蘭秘典論篇第八

心は生の本、神の変である。其の華は面《かお》にあり、其の充は血脈にある[455]。

『重廣補注黄帝内経素問』巻第三　六節蔵象論篇第九

心は生命の根本を成し、智慧や変化の源であるという。また心の栄華は顔面部に現れ、その機能が血脈の充実に現れるので、顔面の血色が心の虚実と関係する。

また、次の内容には神明（精神）が乱れたときの具体的な状態が記されている。

衣被を斂《おさ》めず、言語の善悪が乱れて親疏の区別がない者は、神明が乱れている[456]。

『重廣補注黄帝内経素問』巻第五　脉要精微論篇第十七

衣服の着脱ができず、言語が錯乱して親疎遠近の区別がつかなくなったものは、神明の乱れによるものとしている。

それ五運、陰陽というものは、天地の道である。万物の網紀、変化の父母、生殺の始源、神明の府《くら》である[457]。

『重廣補注黄帝内経素問』巻第十九　天元紀大論篇第六十六

つまり、すべての事物が陰陽という二つの性質に対立する局面を備えており、それが事物の発生や変化の始原であり、成長と破壊の根本であるという。神明のからくりがその中に貯蔵されているという。このように先哲らによって心と神（神明）との関係が、探求され続けた。

この内容からも、心（神）の働きは形となって外に現れる。つまり、しぐさや気品、姿勢や動きなどといった見えない「こころ」の状態が、可視化できる状態へ変化することである。

例えば、喜怒哀楽などの感情による「こころ」の働きが形となって表面（優しさ、怒り、しぐさ）に現れる。喜びや怒りが顔の表情筋に影響を与え、さまざまなしぐさをつくることで、客観的に評価できる顔貌上の「美」をつくり出す。

『管子』には次のような記述がある。

誠の心が身にあれば、それを覆い隠すことはできない。それは外に出て態度に現れ、顔つきでも知られる[458]。

『管子』巻第十三　心術下第三十七

誠の心が身にあれば、それを覆い隠すことはできない。それは態度で知られ、顔色に現れる[459]。

『管子』巻第十六　内業第四十九

まさしく「正しき心」は容貌や容姿の色や形となって現れるという興味深い内容である。こころの修養と身体の強壮との関係は、62頁で取り上げた『荀子』にもあるが、さらに美容と関係する皮膚の状態についてみてみる。

人が平正で静虚でいられるならば、その皮膚はふっくらと艶やかであり、耳や目の働きは聡明であり、筋肉はしなやかに伸びて強く、骨は堅強である[460]。

『管子』巻第十六　内業第四十九

また、『管子』におけるこころと「気」との関係をみる。

気は身体中に充実するものである。正しい状態とは行動があるべき道義に適合することである。身体中に充実する気が純美なものでなければ、心は正しい働きをすることができない[461]。

『管子』巻第十三　心術下第三十七

ここには「こころ」の状態がそのまま身体に影響が及ぼすことが記されている。「気」の正常な流れや働きを失うと、肉体的な老いが始まるが、それを防ぐための「気」を益す方法が『黄帝内経』にある。例えば鍼で「気」を補うことにより、身体の容貌上の「美」をつくり上げるという先人の知恵を次に記す。

鍼を輔《たす》けて気を導くと、邪は淫泆（ながれ）さり、真気はそこにとどまる[462]。

『黄帝内経』霊枢　巻第二十　邪客第七十一

以上の論述を踏まえて、さらに「美」を創出するための実践論として、体質改善に主眼を置く。中国伝統医学の基礎にある体質診察法から分かるように、身体の生理的な変化が「美」の創出を妨げる因子としていかに関係しているかを考察していく。

まず「美」の創出を求めるうえで、その最大の特徴は、生活環境から全身を診て局所の状態を観察する方法であることについて論じる。

およそ病を診ようと思う者は、必ず、飲食や居処にかんして、突然、楽しんだのか、突然、苦しんだのか、始めに楽しんだのか、後に苦しんだのか、を問う。これらはみな精気を傷つけ、精気を尽きさせ、形体を毀《こぼ》ち意気を沮喪《そそう》させるからである[463]。

『重廣補注黄帝内経素問』巻第二十三　疏五過論篇七十七

ここには「病者」とあるが、「美」に容貌に求める者も同じである。健全な心身の調和が「美」の基礎となるために、依頼者の訴えに対しては、傾聴することからはじめる。それらの行為は、中国伝統医学に受け継がれた四つの診察法がある。それが望、聞、問、切の四診である。

以下に中国伝統医学に受け継ぐ四種類の診察方法を『難経』第六十一難より論証してみたい[464]。

①望診とは視覚によって身体的所見を知る方法である。

望而知之者、望見其五色以知其病。

(望んでこれを知る者は、その五色を望み見て、以てその病を知る)。

望んでこれを知るとは、体の外面に現れた五色を望み、疾病の状況を知ることである。

②聞診とは音声や体臭より身体的所見を知る方法である。

聞而知之者、聞其五音以別其病。

(聞いてこれを知る者は、その五音を聞きて、以てその病を別つ)。

聞いてこれを知るとは、その五音を聞いて病を区別することである。

③問診とは依頼者の訴えを傾聴して身体的所見を知る方法である。
問而知之者、問其所欲五味、以知其病所起所在也。

(問うてこれを知る者は、その欲するところの五味を問うて、以てその病の起こる所、在る所を知るなり)。

訊ねてこれを知るとは、その欲するところの五味を訊ねて、病の起始と部位を知ることである。

④切診とは依頼者の肌に触れることで身体的所見を知る方法である。
切脉而知之者、診其寸口、視其虚實、以知其病、病在何蔵府也。

(脉を切してこれを知る者は、其の寸口を診、其の虚實を視、以てその病い何れの蔵府にあるかを知るなり)。

脈を切してこれを知るとは、寸口の脈を診察し、その虚実を見て、その病がどの蔵府のどこにあるかを知ることである。


古来より、医家らの診察は、一貫してこれら四診を根拠とし、気血、津液の過不足を客観的に判断し、五蔵六府の異常をみる。

体質に異常があれば、病証名を明らかにして、体質改善を促し、健康を取り戻す(図16)。

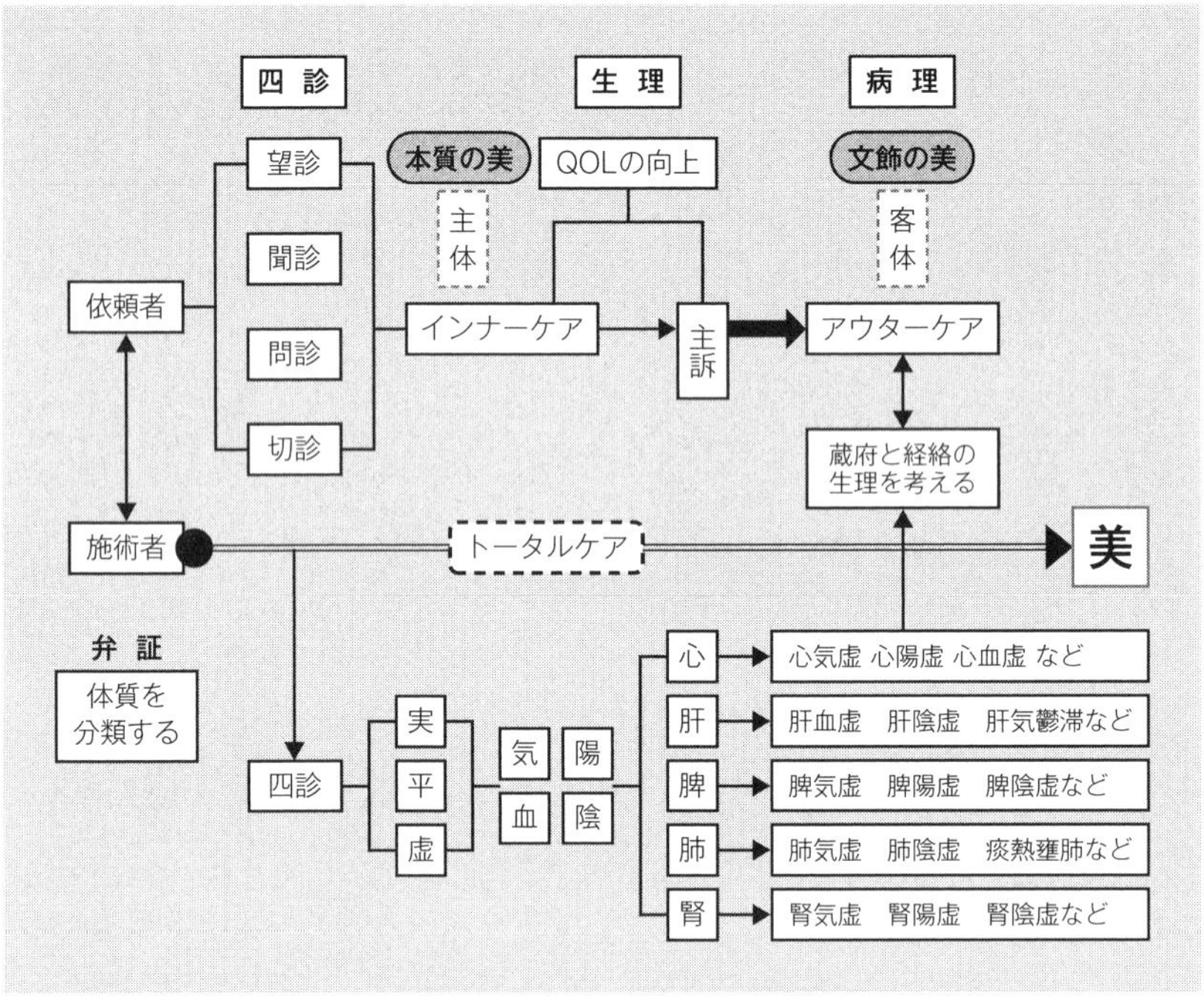

図16　テーラーメイド医療としての鍼灸美容
拙著『日本における美容鍼灸の現状』所収の「日本伝統医学テキスト鍼灸篇」平成22・23年度、厚生労働省科学研究費補助金「統合医療を推進するための日本伝統医学の標準化」研究班、2012年、260頁の図8を改訂引用）

さらにそこに求められるのは、精神的因子の考察である。そこで鍼灸美容を実践するうえで、「美」を求める依頼者側から、施術者に求められる治療姿勢について考えたい。

神なるかな神なるかな。耳には聞こえず、目には見えないが、心は開いて知るべきことが先にわかっている。慧然（はっきり）と独り悟っているが、口では言うことはできず、ともに視ていても、独りだけ見ている。ぴったりと適《かな》っていることは、昏いなかに昭然（あかあか）と独り明らかなようであり、風が雲を吹きはらうかのようである。ゆえに神というのである[465]。

『重廣補注黄帝内経素問』巻第八　八正神明論篇第二十六

次に施術者の施術姿勢に対する集中力が問われる文脈を提示する。治療の基本は邪念や雑念がないことであると述べている。

第一に精神を治めること。第二に身を養うことを知る。第三に毒薬の正しい使い方を熟知すること。第四に適切な砭石を用いること。第五に蔵府気血の診察法を知ること[466]。

『重廣補注黄帝内経素問』巻第八　寶命全形論篇第二十五

また美しい肌を保つうえで、精神状態と血の関係を記した興味深い内容がある。

血が余れば怒り、足らなければ恐れる[467]。

『重廣補注黄帝内経素問』巻第十七　調経論篇第六十二

血の過不足が、顔面の状態に現れる。

手の少陽の上、血気が盛んであれば、眉は美しく長く、耳の色は美しくなる。血気がともに少なければ耳は焦げたようになり、色がみにくくなる[468]。

『黄帝内経』霊枢　巻第十八　陰陽二十五人第六十四

ここでは気血の不足が眉毛に及ぼす影響について触れている。ゆえに健全な気血が運行するためには、蔵府や経絡の働きが健全でなければならないという健康に裏付けされた「美」への観点が最も問われる。

尚、本項は日本東洋医学会誌、第六五巻、第二号、二〇一四年、一二四〜一三七頁に発表したものを再構成した。

▼ここがポイント　気血、蔵府、経絡が「美」の創出に波及すると考える。そこで四診を用いて全身の体質改善を主体とし、局所に現れるシワ、しみなどの「美」の阻害因子を客体として捉える。依頼者は望、聞、問、切の四診で術者に会話を通じて「美」の創出を求める。術者は四診により体質（気血の虚実）を診て、それが蔵府にまで波及しているかを鑑み、波及している場合には蔵府病として判断する。また精神的要素も考慮し、心労などにも配慮して依頼者の本質的な「美」を探っていく。

第二節 現代に蘇る古代九鍼

本節は、古代中国で用いられた「九鍼」を現代に復元させ、身体に流れる気血に「触れる」ことにより体質の改善を目的にした、刺さない鍼法で、気血を誘導させる新しい「美」の創出を考案する。

『黄帝内経』霊枢、九鍼十二原篇には、形状が異なった九種類の鍼が記されている。これら異なった形状をした鍼を復元させ、熱を解き、気を放ち、寒を散らし、気の停滞を解き、気を補い、瘀血を化かすことを目的とする「九鍼」による、「刮痧《かっさ》」を用いた「刺さない鍼」に焦点をあてる。

「刮痧」は、主に皮膚の血流改善を目的とする。古代中国では水牛の角や骨、石板などを利用し、皮膚表面の六淫の邪気を散らして、経絡経気の疏通を促すために、民間療法として古来より行われてきた。その繊細な手技にも補瀉法があり、補法刮痧はゆっくりとした速度で、施術部位をなるべく狭め、あまり力をいれず、軽やかに行う。一方、瀉法刮痧は少し圧を加えて手早く、施術部位の範囲を広げながら行う。

「刮痧」は十二皮部の細くて小さい絡脈を刺激して、体内の蔵府機能を改善させ、気血のコントロールを促す。そして活血化瘀や正気の増強を図る。

古代九鍼を大別すると、皮膚の表面に接触や摩擦を加えることを目的とした員鍼と鍉鍼、皮膚を傷る

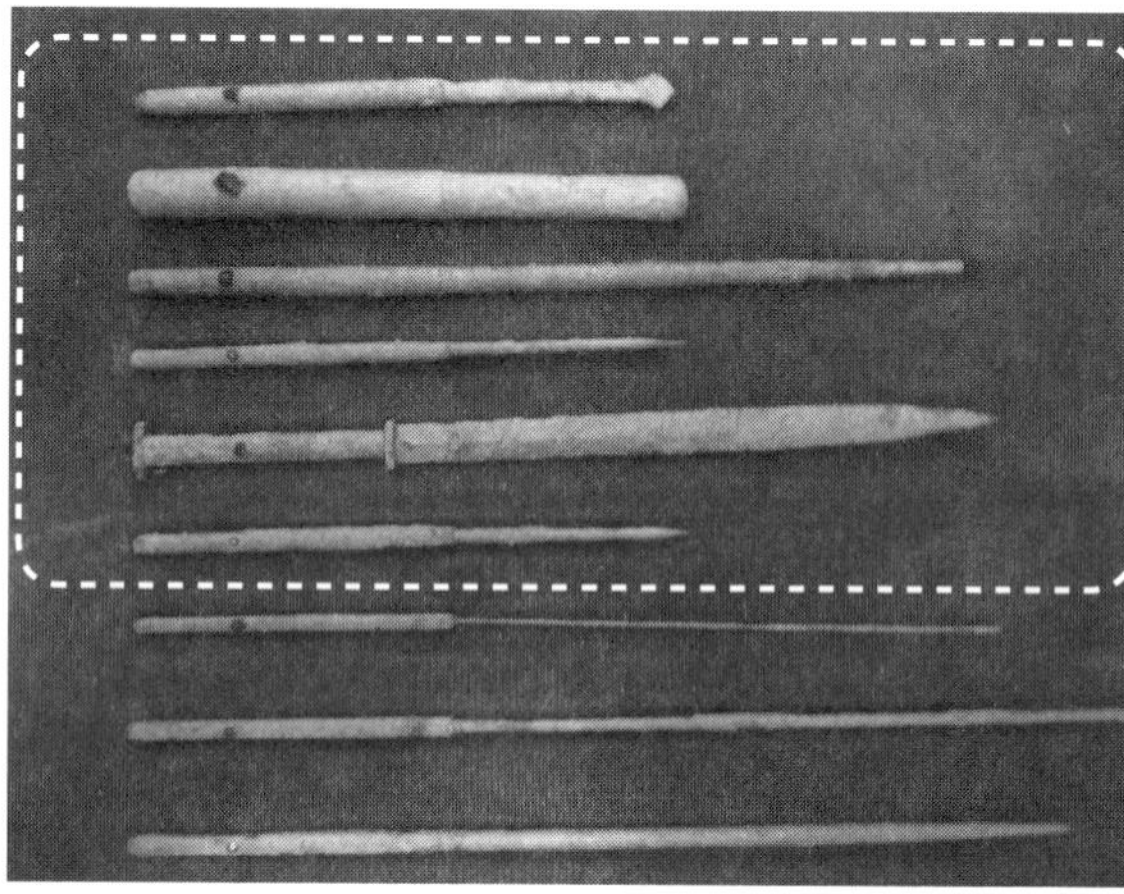

図17　古代九鍼のレプリカ（青銅製）
青銅鍼のレプリカ。中医研究院中国医史文献研究所監製、蘇州医療用品廠精製。箱の中に収められた九鍼の説明書には王雪苔直筆の墨書がある。点線内の６種類の鍼を美容用に改良し、「審美六鍼」と名付けた。上図は本来の古代九鍼の複製、青銅の加工技術の発展で「青銅鍼」がつくられ、後に鉄の鍼へと変化した。
（著者撮影）

鍼には鑱鍼、鈹鍼、鋒鍼と、刺入を目的とした員利鍼、長鍼、大鍼や毫鍼がある。

これら古代九鍼のなかから、形状上最も特徴がある六種類の鍼を選んで、刮痧法の原理を応用し、「美」の促進を補う鍼具として手技の考案をした。その六種類は鍉鍼、員鍼、鋒鍼、鈹鍼、鑱鍼、員利鍼である（図17）[469]。それらを「刮痧」と結び併せて実現させた「刺さない鍼法」である。

1　「美」を引き出す刺さない鍼の魅力

古代鍼を用いた「刺さない鍼」による美顔法の最大の特徴は、顔面の肌膚に潤いと活力を集めることにある。そこには『黄帝内経』に記載された「聚」「散」「合」「離」を軸足に具えた「美」の創出にある。

次に、『黄帝内経』霊枢と「刮痧」と結んで、古代鍼の応用へと展開していく。

「聚」は気血を局所に集めること。四海説の「海」とは百川帰聚の所で「聚」に通じるとある[470]。

滞った気を散ずる[471]。

『黄帝内経』霊枢　巻第四　終始第九

次に経絡の流れを象徴する四海の概念について『霊枢経』の海論を挙げる。

人にもまた四海、十二経水がある。経水は、みな海に注ぐ[472]。

『黄帝内経』霊枢　巻第十一　海論第三十三

「散」は散った気血を局所に集めること。

散じた気を集めることができる[473]。

『黄帝内経』霊枢　巻第四　終始第九

「合」は経脈と絡脈をつないで、蔵府で生成された栄養素を目的の場所まで運ぶこと。

そこで絡脈が絶えると抜け道が開通し、四肢末端の邪気が排除され、気は輸送されて会合し、絡脈がまた通じるようになれば、円環のように循環を維持している[474]。

『黄帝内経』霊枢　巻之九　動輸第六十二

「離」は別行する気血を局所へと誘導すること。

人体の経脈はいったいどのようにして離合出入しているのか。〔中略〕足太陽膀胱経の別行する正経は、本経から分岐して膝膕中に入る。〔中略〕手少陰心経の正経は心から出て、腋下の淵液穴のところの両筋の間に入り、心に連絡し、咽喉部を上行して顔面に出て、手太陽小腸経の支脈と内眼角で合流する[475]。

『黄帝内経』霊枢　巻第六　経別第十一

以上、『霊枢』に記されるように、気血が運行する通路を利用することで、「美」の創出と結びつけることができる。その最大の特徴が経別篇にみられる。

次に「刮痧」の起源について述べておく。「刮痧」は『痧脹玉衡』などに記されている（後述）。清代の医学家・郭志邃の著作で、一六七五年、康熙帝の時代に成立した。その後、王凱が一六八六年に『痧症全書』（別名『注穴痧症験法』）を出版した。そこに記す具体的な手技は「放法」「薬法」「刮法」の三種類に分けられている。

例えば、「刮痧」の後に、皮膚が黒紫色に変化したものを、寒邪が侵襲したとし、赤く紫色のものは、裏熱証とする。また「刮痧」して一時間後に深紅か紫紅色のものを湿熱証としている[476]。「放法」は現在の刺絡治療の原型で、「薬法」は薬で蔵府経絡の毒を取り除く方法である。薬法は重病に用いる。「刮痧」は肌膚、血肉中の毒を「刮法」あるいは「放法」を用いて痧毒してから行う施術法である[477]。

著者は従来より、皮膚の表面を強く擦る「刮痧」は、皮膚の表面に傷がつくことを懸念した。そこで軽く擦ることを主とした軽擦法（点刮痧・線刮痧・面刮痧 ※王財源考案）を用い、顔の肌に活血化瘀や疏通経脈の作用を促進させている。その作用で滑らかな肌と、艶のある毛髪をつくる[478]。

そして、古代鍼がもつ特徴のある形状を利用して、『黄帝内経』霊枢に記された「聚」「散」「合」「離」の概念を「美」の創出に応用し、「刮痧」による気血の誘導で、局所に肌のしなやかさを引き出す方法とした（図18、19）。

ここでいう古代鍼は、主に肌への接触鍼を目的としたもので、刺さない鍼として美容にも利用できる。接触させるだけの鍼手技の利点は、細菌感染を最低限に防ぐことができ、皮下出血などの有害事象に対しても対応できることである。

新潟大学免疫学教室での研究[479]によると、二千年の歴史をもつ鍉鍼などの接触鍼による施術が、自律神経系の調節を通じ、体温、脈拍数、カテコラミン分泌および免疫機能に対して、刺入鍼と類似した効果が期待できることから、組織損傷や感染予防の対策として貢献できる可能性を示唆している。

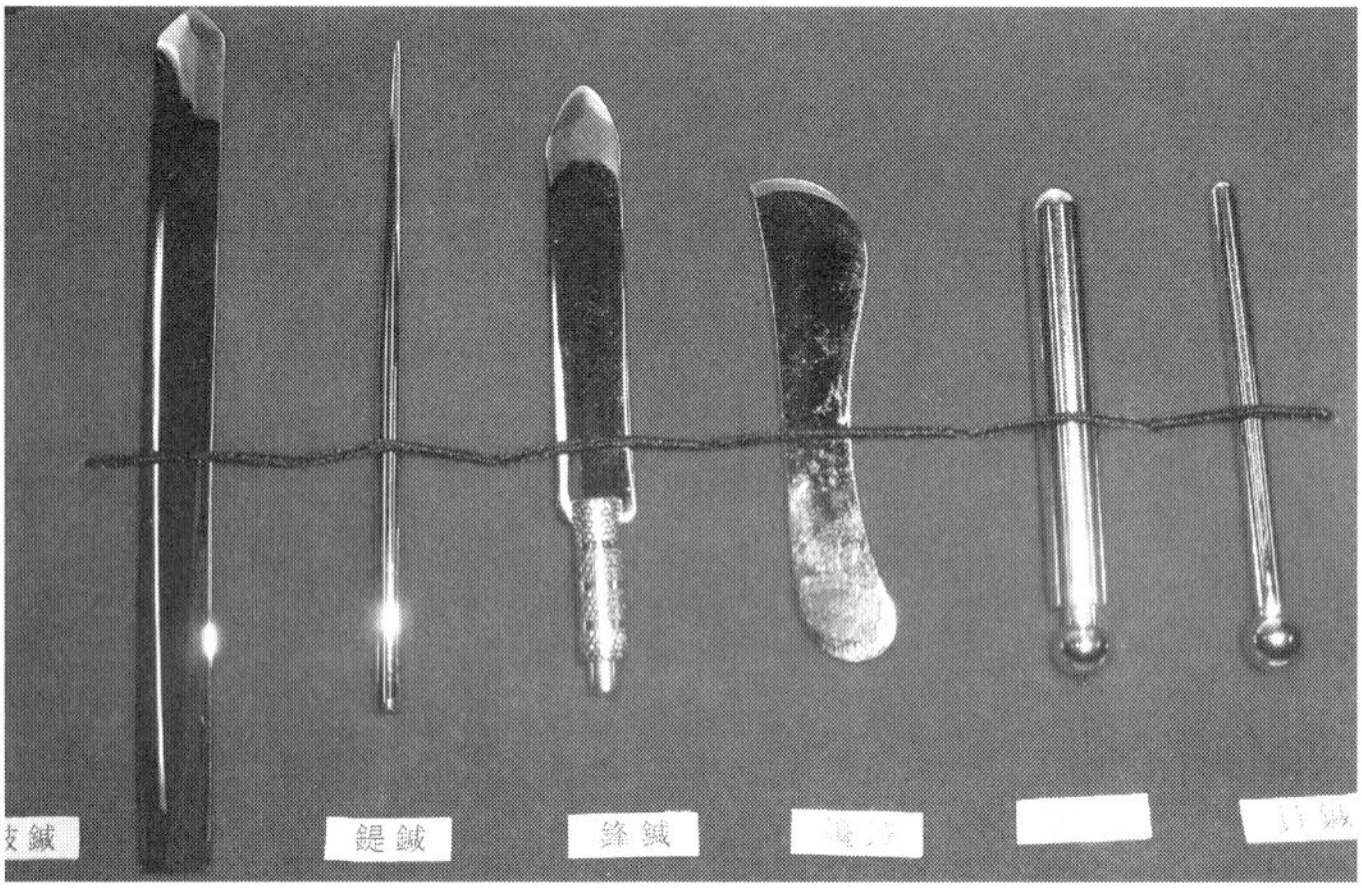

図18　古代九鍼のレプリカから美容用に改良した審美六鍼（手技は著者考案）
美容用の鍼。左より鈹鍼、鍉鍼、鋒鍼、鑱鍼、員利鍼、員鍼（著者考案により改良を加えた）、刮痧の手技には症状に合わせた抓痧、扯痧、揪痧、拍痧、放痧、瘟沙、悶沙などがある。滅菌器で消毒が可能なステンレス製。（著者撮影）
（拙著『中医学に基づく実践美容鍼灸』医歯薬出版　2010年、104頁）

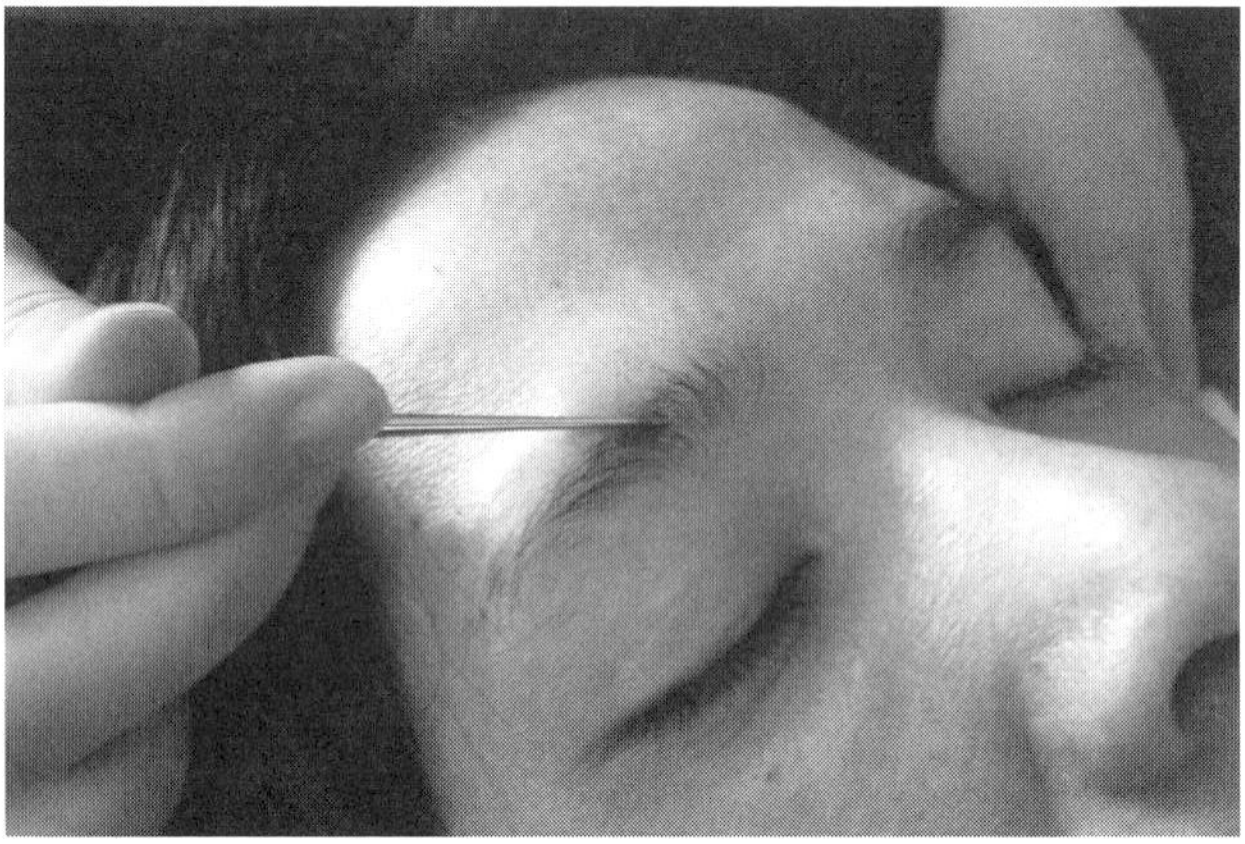

図19　点刺眉筋法（著者撮影）
古代九鍼より鍉鍼を用いた手技
『霊枢』九鍼十二原篇「血気盛則美眉（血気盛んなればすなわち眉を美しくす）」に基づく鍉鍼による眉筋への点刺術で、鍼先を眉に沿って押しあて気血を集める。古代九鍼の形状がもつ繊細な手技が輝きを放つ。
（拙著『中医学に基づく実践美容鍼灸』医歯薬出版　2010年、107頁）

これらのことから、皮膚の表面刺激によるメカニズムに、血行やリンパの流れの促進物質である一酸化窒素（NO）が、皮膚に繰り返し行われる「刮痧」などの圧刺激により、血管やリンパ管を広げてその流れをより促進すると考察される。

その根拠として、皮膚表面に存在する表皮ケラチノサイトに連続的に圧を加えることによって、表皮ケラチノサイトからもNOを合成する能力が、血管などが存在しない培養皮膚からも放出されることが証明された興味深いデータがある[480]。

二〇一三年、七月十六日付けの英科学誌「サイエンスティフィック・リポーツ」（電子版）では、奈良県立医科大学で、パーキンソン病の原因たんぱく質を一酸化窒素（NO）によって活性化することで、神経細胞内にある異常たんぱく質を分離促進させて、機能障害を防ぐことが発表された。

さらにカリフォルニア大学では、表皮が空気中の酸素濃度を感知して、血液中の赤血球の数を調節しているという注目すべき報告もある[481]。ケラチノサイトにはHIF―1という酵素が存在し、細胞濃度の低下を感じ取ることで、赤血球の増産を促す。赤血球のつくるホルモンにエリスロポエチンがあり、これがケラチノサイトに存在しているというのである[482]。

つまり、鍼を使って直接体内に刺入しなくても、体表（皮膚）部だけの刺激でも十分な効果が期待できることが考えられる。

次に「放痧法」の基本的な手法が『痧脹玉衡書』に収載されているので紹介する。

『痧脹玉衡書』「放沙には十有り」

「頭頂心百会穴に在り、両太陽穴に在り、舌下両旁に在り、両手十指頭に在り、両足十指頭に在り、印堂に在り、喉中両旁に在り、双乳に在り、両臂湾に在り、両腿湾に在り（「放沙有十」「在頭頂心百會穴、在両太陽穴、在舌下両旁、在両手十指頭、在両足十指頭、在印堂、在喉中両旁、在雙乳、在両臂湾、在両腿湾」）」

2 「美」と「ケア」

二十一世紀は「ケア」の時代であるという。そうなると、個々のケアの実践を根底で支えてくれるような「ケアの哲学」が必要になると思われる[483]。一九九九年に世界保険機構は「健康」の定義に対して、これまでの身体的、精神的ということと並んで、スピリチュアリティという次元を追加することを提案して話題を呼んだ[484]。

しかし東洋では、既に古来より継承された中国哲学を源流とした伝統医学に、魂より迸る生への法則性や人間観が説かれていて、それは現代の私たちの臨床や日常生活にも通じている。

『黄帝内経』素問の注釈本を著した唐代の王冰（七世紀）[485]は、それより以前に篇纂された『素問』の古注者と知られている全元起本『素問』に記された上古天真論第六十一を、王冰注釈本であえて第一番目に移したことにも目的があった[486]。

王冰はここで『黄帝内経』の真意を説き、自然と人間との共生によって、生を養い、精を保つ真人の養生法にこそ、長寿と若返りの秘訣があると示した。

鍼灸学においても同様、若返りは「美」をつくり出す基本であり、老化を促進させるさまざまな因子を取り除くことを求めている。

したがって「美」の創出を目的とする具体的な実践方法は、「美」を求める依頼者の四診情報を総合的に把握して、体質や身体的所見のみならず、「こころ」に宿る家庭や職場をはじめとした社会的環境因子を理解しなければならない。

依頼者に対して安易な物理的な刺激結果のみに終始させるのではなく、全人的な診察による身体、精神内面の施術を心がける必要がある。

また、依頼者にも外面の装飾美容にはない自身の叡智と、自己の弱さと向き合える逞しい気力を意識させることで、しなやかな人間美がもたらされることになる。

すなわち本質的な容姿や容貌の「美」とは、必然的に訪れる老いを防ぐために、今あるありのままの肉体や精神にみなぎる生命の輝きを持続させるという、未来が過去を決定するという「逆因果律」の法則(過去の状態を決めれば未来が決まり、また逆に未来の状態を決めれば過去の状態が決まる)のなかにある。これを鍼灸学における「美」の哲学の定義として強く後世に伝播しなくてはならない[487]。

最後に、これらの概念に共通するものを中国哲学にみる。

抱朴子が言う。物事には、微かなしるし（過去）が顕著な現象（未来）になることがある。また、身近なところ（現在）を治めたのが遠くまで（未来）効果を及ぼすことがある[488,489]。

『抱朴子』外篇　巻四　廣譬第三十九

過去より現在、また、未来に向けての因果律がつくり出されるという法則を考えるとき、現在の自分に間断なき変化を重ねることで、未来の自分の「美」が構築される。

したがって、術者と依頼者との間で、今ある、精神の共同触発のなかにこそ「美」を創出するという美容の原点が東洋医学の底流に滔々と流れているように思われる。

おわりに

ここまで、「気」の思想を通じて、中国伝統医学の一つである鍼灸学の観点より、「美」の概念と「美」の創出方法について述べてきた。先行研究には「気」が「美」の創出と深く結びつくということについて、明確に示されたものがなかった。

現在の鍼灸学では「美」を創出する方法の一つとして、顔面局所に対する機械的な物理刺激による顔面鍼が注目されはじめ、鍼灸業界ではこれを美顔鍼または美容鍼灸と呼んでいる。

ところが顔面周囲の刺鍼が、ときに皮下出血や顔面部の腫れ等の有害事象を引き起こし、なかには医療訴訟へと発展するケースも否めない。また、未熟な初学者が実践する刺鍼技術が依頼者に対して被害を起こすことも少なくはない。

ゆえに、現在の鍼灸による美容術は、中国伝統医学に基盤を置いた全人的に身体を観察する方法へと切り替える必要があるであろう。それらの根拠について論じられた研究は、従来の伝統医学では欠けていた点で、本書により解明の一端が担えたので、最後にそれらを再度まとめておきたい。

まずは文学や哲学の視点より「美」をみると、『荘子』は、人の「こころの働き」が外貌美となって現れ、人格上の「美」を形成すると考える。

『藝文類聚』には「美貌謂之娥、美状為豜、美色為豔、美心為窈〈美貌之れを娥（美人の形容）と謂い、美状を豜（おくゆかしい）と為し、美色を豔《えん》（容色の豊満好美のこと）と為し、美心を窈（心情の美しいこと）と為す〉」とあり、外形上の容貌美に対する記述が多くみられ、『楚辞』『戦国策』『左伝』『後漢書』『列女伝』『史記』『説苑』『越絶書』にも美人、美婦人の文字がみえる。

これらは後世の日本をはじめとした東洋文化に色濃く影響を与えた外形の「美」である。

『抱朴子』や『淮南子』の「美」は表面的な美しさではなく、内面の「実美」で培われた人間性の地肌に輝きを放つことを求めた。つまり、人間の内部に本来、輝きを放つ本質的な「美」が、外形の「美」を創出するという重要性を説いている。

一方、医学の視点からの「美」をみると、医書『黄帝内経』素問には、「気」や「血」の働きが肉体的な若さを保って、健康を促進させ、治未病を実現させるとある。

それが中国伝統医学（中医学）にあり、その底流に滔々と流れる考え方には、疾患を病巣部から改善することを主眼にした概念があった。しかしながら、そこには容貌上の「美」が伝統医学と結びつく要素はなかった。

その後、中国伝統医学に受け継がれた気、血、津、液、精や、蔵府、経絡の生理的な働きを再考察し、従来ある伝統医学の理論を鍼灸の実践に結びつけることで、「美」を創出してきた。まさしくそれは『黄帝内経』などを基礎とした精神の健康が、「美」と結びつき、その結果、外形の「美」をつくり出すという根拠になっている。

『黄帝内経』霊枢では、体表部の皮膚の色や艶、また肌のたるみやシワ、筋や皮膚の弾力性から、体内の蔵府、経絡や気血の異常を推測し、それぞれ異なった体質に生じる病変を知るための方法が外揣、本蔵、五色、論疾診尺などにみられる。

また、心神の乱れが顔面の表情筋に現れ、体表の血色や容貌、体形などにも影響を与え、結果的に身体的な「美」をもたらすということが、『黄帝内経』霊枢、本神および陰陽二十五人に記されている。そこには精、神、魂、魄、心、意、志、思、智、慮を熟知し、九鍼十二原や経脈、経筋の理論を用いた鍼灸施術を優先させ、「養神」を主、「養形」を副とする形神観が存在していた。

さらに「気」による養生法については、その代表的な思想家として葛洪、陶弘景、孫思邈がいた。葛洪の『抱朴子』では、仙人になり若返るための方法を説いている。そこでは、外丹を服用することが仙人になるための最も有効で確実な方法だという。

後世の陶弘景は仙人のかわりに「真人（仙人と同様に、《道》を体得した者）」を強調している。彼は道教の修行における外丹術を否定していない。陶弘景は外丹薬物に依存することではなく、みずからの力、すなわち、自身の心身の調子を完全に整えることを主張した。

陶弘景が追求した宇宙的生命との同一化は、東洋における文化や科学などのあらゆる分野における最も重要な課題の一つでもある。「気」は道家との考え方が深くかかわり、また、生きるためのエネルギーでもあった。つまり身体内部の「気」を整え、育てることは、肉体的な若返り、また健康を維持するために必要な修行と考えたのである。

古来より人類が求めた「美」には基準がなく、相手が変われば「美」は無限に存在し、個々の価値観によって「美」は標準化される。ゆえに、鍼灸美容を実践していくためには、一人ひとりの人間の尊厳を守りつつ、「美」をつくり出すための気血、蔵府、経絡の機能促進を注視した医書『黄帝内経』がその羅針盤の一つとして役割を果たすと考えられる。

注目すべきは『霊枢』根結篇の、根、溜、注、入の法則に基づいた十二経気に対する鍼灸の配穴方法である。また、その詳細な経絡の気血の数量も『素問』血気形志篇に記載がある。

これらの内容を踏まえ、鍼灸で「美」を創出させるには以下の二極化への対応が必要になる。

一つは『霊枢』本神、邪気蔵府病形、九鍼十二原、陰陽二十五人、根結篇にみえる心身両面に主眼を置き、全人的な施術を軸足とする「気」の医学を主体とした「鍼灸美容」、もう一つは顔面局所に特化した物理的鍼灸刺激を用いて、顔面筋力や皮膚血流量の改善を機械的な指標を用いて判断する「美容鍼灸」であるが、いずれにしても、より細分化した伝統医学を軸足とした鍼灸学の研究を進めることが望ましい。

古典文献をみる限り「美しい容貌」に対する「美」意識と「容貌を美しくする」という「美」意識とは基本的には異なっている。

名詞的な「美容」が、いつごろから動詞的な「美容」に繋がったのかをさらに考察していけば、また、違う解釈をすることもできる。このことが今後の課題として示唆されているように思われる。

第一章

1 石田秀実、白杉悦雄監訳『現代語訳・黄帝内経霊枢』下、東洋学術出版社、2007年、46～47頁に基づき一部を改めた。

2 別名を『外経・岐伯天師傳』と呼ぶ。『黄帝内経』の姉妹書である。蘇華仁主篇、中国道家養生与現代生命科学叢書『《黄帝外経》丹道修真長寿学』山西科学技術出版社、2012年、472～476頁。

第二章

3 「以従俗為善、以貨財為宝、以養生為己至道、是民徳也」従俗を以て善と為し、貨財を以て宝と為し、養生を以て己が至道と為すは、是れ民の徳なり。藤井専英著、新釈漢文大系第五巻、『荀子』上、明治書院、1966年、193～195頁。

4 「凡養生者、欲令多聞而體要、博見而善撰。偏修一事、不足必頼也」凡そ生を養う者は、多く聞きて要を体し、博く見て善く撰ばしめんことを欲す。偏に一事を修するは、必ず頼むに足らざるなり。本田濟訳注『抱朴子』内篇、平凡社参照、大形徹訳。

5 「從陰陽則生、逆之則死。從之則治、逆之則乱」陰陽に従えば則ち生き、これに逆らえば則ち死す。これに従えば則ち治まり、これに逆らえば則ち乱れる。南京中医学院医経教研組編、島田隆司訳所収『現代語訳・黄帝内経素問』上、東洋学術出版社、2006年、56頁に基づき一部を改めた。

6 「上薬一百二十種、為君、主養命以応天、無毒。多服不傷人。欲軽身益気、不老延年者、本上経」森立之校勘『神農本草経』巻上、盛文堂、1971年、序録、1頁の表。

7 上薬、一百二十種、君為り、命を養い以て天に応ずるを主り、毒無し。多く服するも人を傷（そこな）わず。身を軽くして気を益し、老いずして年を延ばさんと欲する者、上経に本づく。

8 「岐伯對曰、上古之人、其知道者、法於陰陽、和於術數、食飲有節、起居有常、不妄作労。故能形与神俱、而盡終其天年、度百歳乃去」岐伯対えて曰く、上古の人、其の道を知るものは、陰陽に法り、術数に和し、食飲節あり、起居常あり、妄りに労を作さず。故に能く形と神と倶にして、その天年を終え、百歳を度えて乃ち去る。島田隆司訳所収（前掲）『現代語訳・黄帝内経素問』上、2006年、28～30頁に基づき一部を改めた。

9 池田知久著、馬王堆出土文献訳注叢書『老子』東方書店、2006年、334頁。

10 「上古、謂玄古也。知道、謂知修養之道也。夫陰陽者、天地之常道、術數者、保生之大倫、故修養者必謹先之。『老子』曰、「萬物負陰而抱陽、沖気以爲和」上古、玄古を謂うなり、道を知るは、修養の道を謂うなり。夫の陰陽は天地の常道、術数は、保生の大倫、故に修養する者、必ず謹んで之を先にす。『老子』に曰く、萬物は陰を負いて陽を抱き、中気を以て和を為す、

と。任法融注『道徳経釈義』三秦出版社、１９９０年、１０５頁。

11 「恬惔虚无、眞氣從之、精神内守、病安從來」恬惔虚无なれば、真気これに従い、精神内に守らば、病安くにか従り来たらんや。島田隆司訳所収（前掲）『黄帝内経素問』上、31〜32頁に基づき一部を改めた。

12 「恬惔虚无、靜也。法道清静、精気内持、故其氣、邪不能爲害」『道藏』太玄部、王冰次注『黄帝内経素問補註釋文』巻之一にもある。

13 「天真」の解は「天然、自然寿命」『黄帝内経大詞典』中医古籍出版社、90頁。

14 道教は老子を以て祖としているが、その宗教思想は中国古来の雑多な民俗信仰を集大成して、老荘の哲学思想を系統づけたもので、道教すなわち道家ではない。道端良秀著『改訂新版中国佛教史』法蔵館、１９６９年、22頁。森三樹三郎氏は道家と道教とを区別し、道家を哲学とし、道教を宗教としている。『中国思想史』第三文明社、２００３年、２９３〜２９４頁。

15 『淮南子』天文訓には「道始于虚霩、虚霩生宇宙、宇宙生気」道は虚霩に始まり、虚霩は宇宙を生じ、宇宙は気を生ず。『淮南鴻烈集解』は「虚霩」に「霍」という注釈をつける。白川静『字通』（平凡社、２０１０年）は「虚廓」を「大空」とする。ここの「虚霩」もその意味でとらえた。

16 「人之生氣之聚也。聚則爲生、散則爲死」人の生は、気の聚まれるなり、聚まれれば則ち生と為り、散ずれば則ち死と為る。市川安司、遠藤哲夫著、新釈漢文大系第八巻、『荘子』下、明治書院、１９６７年、５７３〜57頁。

17 「氣始而生化、氣散而有形、氣布而蕃育、氣終而象変、其致一也」気始まりて生化し、気散じて形を有す、気布きて蕃育し、気終りて象変ずるは、其れ致一なり。松村巧訳所収（前掲）『現代語訳・黄帝内経素問』２０５〜２０７頁に基づき一部を改めた。生化は、『文子』上徳に「物之生化也、有感以然」とみえる。生息化育の意と解した。

18 『黄帝内経』には先天之精の語句はみえない。『明儒学案』巻二十に「性之生而後有氣有形則直悟其性足矣何必後天之修乎曰非然也夫徹古今彌宇宙皆後天也先天無體舍後天亦無所謂先天矣故必修於後天正所以完先天之性也」と載る。

19 「人始生、先成精、精成而腦髓生。骨爲幹、脉爲營、筋爲剛、肉爲牆、皮膚堅而毛髪長」人始めて生まるるや、先ず精を成し、精成りて脳髄生ず。骨を幹と為し、脈を営と為し、筋を剛と為し、肉を牆と為し、皮膚堅くして毛髪長ず。島田隆司訳所収（前掲）『現代語訳・黄帝内経霊枢』上、１９８〜１９９頁に基づき一部を改めた。

20 「精不足者、補之以味」精、足らざる者は、これを補うに味を以てす。島田隆司訳所収（前掲）『黄帝内経素問』上、１２９〜１３０頁に基づき一部を改めた。

21 「飲入於胃、游溢精氣、上輸於脾。脾氣散精、上歸於肺」飲、胃に入れば、精気を游溢し、上りて脾に輸（いた）る。脾気精を散じて、上りて肺に帰す。ここの游溢は洋溢のこと。満ち溢れるとの意味。島田隆司訳所収（前掲）『現代語訳・黄帝内経素問』１２９～１３０頁に基づき一部を改めた。

22 「五味入口、藏於腸胃。味有所藏、以養五氣。氣和而生、津液相成、神乃自生」五味口より入り、腸胃に於いて蔵さる。味に蔵する所有り、以て五気を養う。気和して生じ、津液相い成り、神乃ち自ら生ず。庄司良文訳所収（前掲）『現代語訳・黄帝内経素問』上、１８２～１８３頁に基づき一部を改めた。

23 「女子七歳腎気盛、歯更髪長。二七天癸至、任脈通、太衝脈盛、月事以時下。故有子。三七腎気平均。故真牙生而長極」女子は七歳にして腎気盛ん、歯更（かわ）り髪長し。二七にして天癸至り、任脈通じ、太衝の脈盛ん、月事 時を以て下る。故に子有り。三七にして腎気平均す。故に真牙生じて長く極まる。天癸とは腎の精気により化生した生長、発育生殖機能を促進する物質のこと。周海平主篇『黄帝内経大詞典』中医古籍出版社、２００８年、90頁。真牙は智歯のこと。第三臼歯。周海平主篇『黄帝内経大詞典』中医古籍出版社、２００８年、６９５頁。島田隆司訳所収（前掲）『現代語訳・黄帝内経素問』上、33～37頁に基づき一部を改めた。

24 「丈夫八歳腎気実、髪長歯更。二八腎気盛、天癸至、精気溢写、陰陽和。故能有子。三八腎気平均、筋骨勁強。故真牙生而長極」丈夫は八歳にして腎気実し、髪長く歯更（かわ）る。二八にして腎気盛ん、天癸至り、精気溢写し、陰陽和し、故に能く子有り。三八にして腎気平均し、筋骨勁強たり。故に真牙を生じて長く極まる」島田隆司訳所収（前掲）『現代語訳・黄帝内経素問』上、33～37頁に基づき一部を改めた。

25 「腎者、主蟄、封蔵之本。精之処也。其華在髪、其充在骨」腎は蟄を主り、封蔵の本、精の処なり。其の華は髪にあり、其の充は骨に在り。庄司良文訳所収（前掲）『現代語訳・黄帝内経素問』１８４～１８６頁に基づき一部を改めた。

26 「諸十二經脉者、皆係於生氣之原。所謂生氣之原者、謂十二經之根本也。謂腎間動氣也」諸々（もろもろ）の十二経脈は、皆な生気の原に係る。いわゆる生気の原とは、十二経の根本を謂うなり、腎間の動気を謂うなり。「生氣之原」とは、元気の本源を指す。南京中医学院医経教研組著、戸川芳郎監訳、浅川要他訳所収『難経解説』東洋学術出版社、１９８７年、43～45頁に基づき一部を改めた。

27 「腎両者、非皆腎也、其左腎爲腎、右者爲命門。命門者、諸神精之所舎、原氣之所繋也、男子藏精、女子以繋胞、故知腎有一也」。日本内経医学会『難経集注』（濯纓堂本）２００２年、56頁、上段、3～37。腎両（ふた）つなるは、皆腎には非ざるなり。其の左の腎は腎となし、右なる者を命門と為す。命門は諸々の神精の舎る所、原気の繋る所なり、男子は精を蔵し、女子は以て胞に繋（か）ぐ、ゆえに腎は一有りと知るなり。戸川芳郎監訳、浅川要他訳所収（前掲）『難経解説』219～200頁に基づき一部を改めた。

28 飲食物によって生成される後天の気。「精微」とは目には見えない小さな物質。

29 「穀始入于胃、其精微者、先出于胃之両焦、以漑五蔵。別出両行營衛之道」穀始めて胃に入るや、その精微なる者は、先ず胃の両焦に出て、以て五蔵に漑（そそ）ぎ、別れ出て営衛の道を両行す。武田時昌、佐藤実訳所収（前掲）『現代語訳・黄帝内経霊枢』下、163～164頁に基づき一部を改めた。

30 「平人之常氣稟於胃。胃者平人之常氣也。人无胃氣曰逆。逆者死」平人の常気は胃より稟く。胃は平人の常気なり。人にして胃の気なきを逆と曰う。逆なる者は死す。藤山和子訳所収（前掲）『現代語訳・黄帝内経素問』上、304～306頁に基づき一部を改めた。

31 「人之所受氣者穀也。穀之所注者胃也。胃者水穀氣血之海也」人の気を受くる所の者は穀なり。穀の注ぐ所の者は胃なり。胃なる者は水穀気血の海なり。武田時昌、佐藤実訳所収（前掲）『現代語訳・黄帝内経霊枢』下、205～207頁に基づき一部を改めた。

32 「眞氣者、經氣也」真気なる者は、経気なり。

33 「余聞気者、有眞氣、有正氣、有邪氣。何謂眞氣。岐伯曰、眞氣者、所受於天與穀氣并而充身者也。正氣者、正風也。従一方来、非実風、又非虚風也。邪氣者。虚風之賊傷人也。其中人也深、不能自去。正風者。其中人也淺。合而自去。其気来柔弱、不能勝眞氣。故自去」日本内経医学会、『新刊黄帝内経霊枢』2006年、93頁、上段21～9。余聞く、気なる者に、真気あり、正気あり、邪気あり。何をか真気と謂う。岐伯曰。真気なる者は、天より受くる所と穀気と并わさりて身を充たす者なり。正気なる者は、正風なり。一方より来たり、実風に非ず、又た虚風に非ざるなり。邪気なる者は、虚風の人を賊（そこな）い傷つくるものなり。其の人の中たるや、深く自ら去る能わず。正風なる者は、其の人の中たるや浅し、合して自ら去る。其の気の来たるや柔弱にして、真気に勝つ能わず。故に自ら去る。白杉悦雄訳所収（前掲）『現代語訳・黄帝内経霊枢』下、415～416頁に基づき一部を改めた。

34 「諸十二經脉者、皆係於正氣之原。所謂正氣之原者、謂十二經之根本也。謂腎間動氣也。此五藏六府之本、十二經脉之根、呼吸之門、三焦之原、一名守邪之神。故氣者、人之根本也」諸々の十二経脈は、皆な生気の原に係る。いわゆる生気の原とは、十二経の根本を謂うなり、腎間の動気を謂うなり。これ五蔵六府の本、十二経脈の根、呼吸の門、三焦の原にして、一に守邪の神と名づく。故に気は、人の根本なり。（前掲）『難経解説』44～45頁に基づき一部を改めた。

35 「人受氣於穀、穀入於胃、以傳與肺。五藏六府、皆以受氣。其清者爲營、濁者爲衛。營在脉中、衛在脉外」人は気を穀より受け、穀は胃に入り、以て肺に伝え与え、五蔵六府は、皆以て気を受く。その清なる者を営と為り、濁なる者を衛と為る。営は脈中に在り、衛は脈外に在り。勝田正泰訳所収『現代語訳・黄帝内経霊枢』上、東洋学術出版社、２００７年、３３４～３３７頁に基づき一部を改めた。

36 「榮者、水穀之精氣也。和調於五藏、灑陳於六府、乃能入於脉也。故循脈上下、貫五藏、絡六府也」榮なる者は、水穀の精気なり。五蔵に和調し、六府へ灑陳して、乃ち能く脈に入るなり。故に脈に循いて上下し、五蔵を貫き、六府を絡（めぐ）るなり。勝田正泰訳所収（前掲）『現代語訳・黄帝内経霊枢』上、東洋学術出版社、２００７年、１６５～１６６頁に基づき一部を改めた。

37 「營氣之道、内穀為寶。穀入于胃、乃傳之肺、流溢于中、布散于外。精專者、行於經隧、常營無巳、終而復始、是謂天地之紀」（前掲）日本内経医学会『新刊黄帝内経霊枢』36頁、上段、8～1。営気の道は、穀を内るるを寶と為す。穀胃に入り、乃ち之れを肺に傳え、中に流溢し、外に布散す。精専なる者は、経隧を行く、常に営して巳むこと無く、終りて復た始まる、是れ天地の紀と謂う。勝田正泰訳所収（前掲）『現代語訳・黄帝内経霊枢』上、３１９～３２２頁に基づき一部を改めた。

38 「五藏之道、皆出於經隧、以行血氣。血氣不和、百病乃変化而生、是故守經隧焉」。五蔵の道は、皆、経隧に出て、以て血気を行らしむ。血気、和せざれば、百病、乃ち変化して生ず。是の故に経隧を守るなり。焉は「ここに」、「これに」との意。「隧潜道也。經脈伏行而不見、故謂之經隧焉（隧は潜道なり。経脈伏行して見えず、故に之れを経隧と謂う）」とあり、潜行して見えない経脈のことである。経脈はそもそも見えないため、訳は経脈とした。兵頭明訳所収（前掲）『現代語訳・黄帝内経霊枢』上、３６９～３７０頁に基づき一部を改めた。

39 「夫地之有百川也、猶人之有血脈也。血脈流行、汎揚動静、自有節度。百川亦然。其朝夕往来、猶人之呼吸気出入也」夫れ地の百川有るや、猶ほ人の血脈有るがごときなり。血脈流行し、汎揚動静するは自ら節度有り。百川も亦然り。其の朝夕往来するは、猶ほ人の呼吸に気の出入するがごときなり」山田勝美著、新釈漢文大系第六十八巻『論衡』（上）明治書院、１９７６年、２７３～２７６頁に基づき一部を改めた。

40 「道家或以導氣養性、度世而不死。以爲血脈在形體之中、不動揺屈伸則閉塞不通。不通積聚、則爲病而死。此又虚也」道家或いは気を導き、性を養ふを以て、世を度して死せずとす。以為らく、血脈形体の中に在りて、動揺屈伸せざれば、則ち閉塞して通ぜず。積聚を通ぜざれば、則ち病と為りて死すと。此れまた虚なり。（前掲）『論衡』（上）、５２０～５２１頁に基づき一部を改めた。

41　「氣主煦之、血主濡之」気は煦むるを主り、血はこれを濡すを主す。

42　「衛氣者、所以温分肉、充皮膚、肥腠理、司開闔者也」（前掲）日本内経医学会『新刊黄帝内経霊枢』63頁、上段、14～3。衛気なる者は、分肉を温め、皮膚を充たし、腠理を肥やし、開闔を司るゆえんの者なり。前田繁樹訳所収（前掲）『現代語訳・黄帝内経霊枢』下、61～63頁に基づき一部を改めた。

43　「正氣存内、邪不可干」正気、内に存し、邪干（おか）すべからず。四庫全書所収、宋劉温舒撰『素問入式運気論奥』黄帝内経素問遺篇、刺法論第七十二に、この文は引用されている。原書、四部叢刊子部『重廣補注黄帝内経素問』日本内経医学会、２００４年を参照するが、タイトルには「刺法論七十二亡」と載り、原文が見あたらないため、石田秀実訳所収（前掲）『現代語訳・黄帝内経素問』下、５６１～５６３頁より引用。

44　「搏於皮膚之間、其氣外発、腠理開、毫毛揺、氣往来行、則為痒」皮膚の間に於いて搏（う）てば、其の気は外に発し、腠理を開き、毫毛揺らぎ、気往来して行（めぐ）り、則ち痒と為る。白杉悦雄訳所収『現代語訳・黄帝内経霊枢』下、東洋学術出版社、２００７年、４１７頁に基づき一部を改めた。

45　「此所受氣者、泌糟粕、蒸津液、化其精微、上注於肺脈、乃化而為血、以奉生身」此れ受ける所の気は、糟粕を泌（なが）し、津液を蒸し、その精微を化し、上がりて肺脈に注ぎ、乃ち化して血と為り、以て身を奉生す。奉は受けるとの意。勝田正康訳所収（前掲）『現代語訳・黄帝内経霊枢』上、３４１～３４２頁に基づき一部を改めた。

46　「上焦開発、宣五穀味、熏膚、充身、澤毛、若霧露之漑、是謂氣」上焦開き発し、五穀の味を宣（し）き、膚を熏し、身を充たし、毛を澤（うるお）すこと、霧露の漑ぐが若きを、是れ気と謂う。藤山和子訳所収（前掲）『現代語訳・黄帝内経霊枢』上、４７１～４７３頁に基づき一部を改めた。

47　「故穀不入半日、則氣衰、一日則氣少矣」故に穀入らざること半日なれば、則ち気衰え、一日なれば則ち気少なし。武田時昌、佐藤実訳所収（前掲）『現代語訳・黄帝内経霊枢』上、１６４～１６５頁に基づき一部を改めた。

48　「人有五藏化五氣、以生喜、怒、悲、憂、恐」人に五蔵の五気を化する有りて、以て喜、怒、悲、憂、恐を生ず。島田隆司訳所収（前掲）『現代語訳・黄帝内経素問』上、東洋学術出版社、２００６年、１０６～１０７頁に基づき一部を改めた。

49　「人有五藏、化五氣、以生喜、怒、思、憂、恐」人に五蔵の五気を化する有りて、以て喜、怒、悲、憂、恐を生ず。松村巧訳所収（前掲）『現代語訳・黄帝内経素問』下、２００６年、3〜4頁に基づき一部を改めた。

50 「得順者生、得逆者敗。知調者利、不知調者害」順を得る者は生き、逆を得るものは敗る。調うることを知る者は利あり、調うるを知らざる者は害あり。藤山和子訳所収（前掲）『現代語訳・黄帝内経霊枢』上、４９０〜４９２頁に基づき一部を改めた。

51 加納喜光著「流通と閉塞」所収『中国医学の誕生』東京大学出版会、１３５〜１４０頁。

52 「知百病生於氣也。怒則氣上、喜則氣緩。悲則氣消、恐則氣下。（中略）驚則氣乱、労則氣耗、思則氣結」百病は気より生じるなり。怒れば則ち気上がり、喜べば則ち気緩む。悲しめば則ち気消え、恐るれば則ち気下る。（中略）驚けば則ち気乱れ、労（つか）るれば則ち気耗し、思えば則ち気結ぼる。鈴木洋訳所収（前掲）『現代語訳・黄帝内経素問』中、１１３〜１１５頁に基づき一部を改めた。

53 「驚則心無所倚、神無所帰、慮無所定。故気乱矣」驚けば則ち心に倚る所なく、神に帰する所なく、慮に定まる所なし。故に気乱る。鈴木洋訳所収（前掲）『現代語訳・黄帝内経素問』中、１１４〜１１５頁に基づき一部を改めた。

54 「思則心有所存、神有所帰、正氣留而不行。故氣結矣」思えば則ち心に存する所あり、神帰する所あり。正気留りて行（めぐ）らず。故に気結ぼる。鈴木洋訳所収（前掲）『現代語訳・黄帝内経素問』中、１１４〜１１５頁に基づき一部を改めた。

55 「憂愁者、氣閉塞而不行」憂愁する者は、気閉塞して行らず。島田隆司訳所収（前掲）『現代語訳・黄帝内経霊枢』上、東洋学術出版社、２００７年、１６４頁に基づき一部を改めた。

56 「悪血留内、若有所大怒。氣上而不下。積於脇下則傷肝」悪血内に留まりて、若し大いに怒る所有れば、気上りて下らず、脇下に積もれば則ち肝を傷る。松木きか訳所収『現代語訳・黄帝内経霊枢』上、東洋学術出版社、２００７年、84〜85頁に基づき一部を改めた。

57 「肝氣虚則恐、実則怒」肝気虚すれば則ち恐れ、実すれば則ち怒る。「心氣虚則悲、実則笑不休」心気虚すれば則ち悲しみ、実すれば則ち笑いて休まず。島田隆司訳所収（前掲）『現代語訳・黄帝内経霊枢』上、１６７〜１６９頁に基づき一部を改めた。

58 『雲笈七籤』巻之三十二・雑修攝篇、服気療病、７２６〜７２７頁。気脈と五蔵については巻五十七・諸家気法、五牙論第一、１２５４〜１２４８頁、中華書局。

59 荀悦撰『申鑒』巻三、俗嫌第三、欽定四庫全書。

60 「眞人問曰、凡人何故数有病乎。神人答曰、故肝神去、出遊不時環、目無明也。心神去不在、其唇青白也。肺神去不在其鼻

不通也。腎神去不在、其耳聾也。脾神去不在、令人口不知甘也。頭神去不在、令人眴冥也。腹神去不在、令人腹中央甚不調、無所能化也。四肢神去、令人不能自移也」真人問うて曰く、「凡人は何の故にしばしば病むこと有るか」神人答えて曰く、「故より肝神去り、出遊して時に環ざれば、目に明なきなり、心神去りていまさざれば、その唇は青白なり。肺神去りていまさざれば其の鼻は通ぜざるなり。腎神去りていまさざれば、その耳は聾なり。脾神去りていまさざれば、人の口をして甘きを知らざらしむるなり。頭神去りていまさざれば、人をして眴冥せしむるなり。腹神去りていまさざれば、人の腹の中央をして甚だ調わず、よく化す所無からしむるなり。四肢神去れば、人をして自から移る能わざらしむるなり。」王明篇『太平経合校』上、中華書局、１９６０年、27頁。訓読は坂出祥伸篇著『中国古代養生思想の研究』、平河出版社、１９８８年、５７９~５８０頁、坂出祥伸「隋唐時代における服丹と内観と内丹」を参照。ただし、「故に」の部分は「故より」に変えた。

第三章

61 「般（瘢）者、以水銀二、男子悪四、丹一、并和、置突二三日、盛、即□□□嚢而傳之」般（きずあと）（瘢）には、水銀二・男子の悪四、丹一を以て、并わせ和ぜ、突に置くこと二、三日。盛（成）、即ち□□□嚢而之を傳く。小曽戸洋、長谷部英一・町泉寿郎著、馬王堆出土文献訳注叢書『五十二病方』、東方書店、２００７年、１５１頁。※□は原書ママ。

62 「疣。取敝蒲席若籍之弱、縄之、即燔其末、以久（灸）疣末、熱、即抜疣去之」疣には。敝（やぶ）れたる蒲（がま）の席（むしろ）、若しくは籍（しきもの）の弱（わか）を取り、之を縄（あざな）う。即ち其の末を燔きて、以て疣の末に（灸）す、熱ければ即ち疣を抜きて之を去る。（前掲）馬王堆出土文献訳注叢書『五十二病方』、58頁。

63 中国から伝えられた日本人の手による導引に関する著作物に、『古今導引集』（大久保道古撰一巻）、『導引体要』（喜多村利且撰二巻）、『坐功図説』（撰者不明一巻）、『按摩手引』（藤林良伯撰一巻）、『按摩独稽古』（一愚子撰一巻）、『按蹻口訣』（広川獬撰一巻）、『按腹図解』（太田晋斎撰一巻）『富士川游著作集6』思文閣出版、１９８１年、３５２~３５３頁にみえる。

64 「洗手面令白浄悦澤、澡豆方」手面を洗い白浄、悦澤せしむる澡豆方。「白芷、白朮、白鮮皮、白歛、白附子、白茯苓、羌活、萎蕤、栝蔞子、桃仁、杏人、菟絲子、商陸、土瓜根、芎藭各一兩、豬胰兩具大者細切、冬瓜仁四合、白豆麪一升、麪三升」。千金要方刊行会篇『備急千金要方』毎日新聞、１９７６年、２４０~２４３頁。

65 「面脂主悦澤人面耐老方」面脂もて人面を悦澤せしめ老に耐うるを主（つかさど）る方。「白芷、冬瓜仁各三兩、萎蕤、細辛、防風各一兩半、商陸、芎藭各三兩、當歸、藁本、蘼蕪、土瓜根去皮、桃仁各一兩、木蘭皮、辛夷、甘松香、麝香、白殭蠶、白附子、梔子花、零陵香半兩、豬三具、切水漬六日欲用時以酒挼取汁漬藥」…切りて水に漬くること六日、用いんと欲せし時、酒を以て挼えて汁を取り薬を漬く。千金要方刊行会篇『備急千金要方』毎日新聞、１９７６年、２４０～２４３頁。

66 「令黒者皆白老者皆少方」黒き者をして皆な白く老者を皆な少くせしむる方。「玉屑、寒水石、珊瑚、芎藭、當歸、土瓜根、菟絲、藁本、辛夷人、細辛、萎蕤、商陸、白芷、防風、黄耆、白殭蠶、桃人、木蘭皮、藿香、前胡、蜀水花、桂心、冬瓜仁、半夏、白歛、青木香、杏人、蘼蕪、硭硝、旋覆花、杜衡、麝香、白茯苓、秦榴、白頭翁、礜石、秦皮、杜若、蜀椒、蕪菁子、升麻、黄芩、白薇、梔子花各六銖、栝蔞人一兩、熊脂、白狗脂、牛髓、鵝脂、羊髓各五合、清酒一升、鷹屎白一合、丁香六銖、豬肪脂一升」。千金要方刊行会篇『備急千金要方』毎日新聞、１９７６年、２４０～２４３頁。

67 「令面光沢潔白諸方」面をして光沢潔白にせしむる諸方。「令人面潔白媚好、宜服白附子圓方」人面をして潔白媚好ならしむるに、宜しく白附子圓方を服すべし。「白附子、白芷、杜若、赤石脂、桃花、杏仁、甜瓜子、牛膝、鶏糞白、白石脂、遠志、葳蕤」。北宋、王懐隠等篇、烏絲蘭鈔本『太平聖恵方』(六)、新文豊出版、１９８０年、３７８０～３７８４頁。原書は九九二年初版、全百巻。

68 「治面黒、令潔白悦澤、宜服桃花圓方」面の黒を治し、潔白悦ならしむるに、宜しく桃花圓方を服すべし。北宋、王懐隠等篇、烏絲蘭鈔本『太平聖恵方』(六)、新文豊出版、１９８０年、３７８０～３７８４頁。原書は九九二年初版、全百巻。

69 「治面黒、令人好顔色、潔白如雪方」面黒きを治し、人をして顔色を好く、潔白なること雪の如からしむるの方。「黄丹、女(苑)」。北宋、王懐隠等篇、烏絲蘭鈔本『太平聖恵方』(六)、新文豊出版、１９８０年、３７８０～３７８４頁。原書は九九二年初版、全百巻。

70 「治面及手足黒。令光沢潔白方」面及び手足の黒を治し、光沢あり潔白ならしむるの方。「白楊皮、桃花、白瓜子仁」。北宋、王懐隠等篇、烏絲蘭鈔本『太平聖恵方』(六)、新文豊出版、１９８０年、３７８０～３７８４頁。原書は九九二年初版、全百巻。

71 「令人面潔白悦澤、顔色紅潤方」人面をして潔白悦沢、顔色を紅潤ならしむるの方。「桃花」。北宋、王懐隠等篇、烏絲蘭鈔本『太平聖恵方』(六)、新文豊出版、１９８０年、３７８０～３７８４頁。原書は九九二年初版、全百巻。

72 「夫風邪入於經絡、血氣凝滯、肌肉弗澤、發爲疣目」夫れ風邪経絡に入らば、血気凝滞し、肌肉澤（つや）あらず、発して疣目（うおのめ）と為る。宋政府の篇纂による医学全書、全２００巻、１１１１～１１１１年政和曹孝忠等、元、大徳焦恵等重校『聖済総録』新文豊出版、１９７８年、８４３頁。

73 「頭面者、諸陽之会、血氣既衰、則風邪易傷、故頭病則或生悪瘡、或生禿瘡、面上則有䵟黯、瘡痣、粉刺、酒渣之属」頭面は、諸陽の会なり。血気既に衰うれば、則ち風邪傷つけ易し。故に頭病めば則ち或いは悪瘡を生じ、或いは禿瘡を生ず。面上なれば則ち䵟黯・瘡疱・粉刺・酒渣の属有り。朝鮮李朝の金礼蒙らによって篇纂された医学全書、全２６６巻、１４４３年成る。真柳誠、小曽戸洋らによる「『金匱要略』の文献学的研究（第一報）」には、朝鮮李朝・成宗八年（１４７７年）刊の『医方類聚』各門には、「金匱方」と明示した引用文が43回見られるという。この引用底本について多紀元堅、小島尚真はともに宋元の刻本と推定し、尚真はさらに「文字の精善たること、殆ど通行諸本の上に在り」（原漢文）と評している。そこで『医方類聚』所引の「金匱方」逸文の精査より、それらはほぼ完全に鄧珍本の文字と一致したとする報告が「日本医史学雑誌」34巻３号４１４～４３０頁にある。盛増秀他重校『医方類聚』人民衛生出版社、１９８２年。

74　「故食能排邪而安藏府、悦神爽志、以資血氣」故に食能く邪を排すれば、而ち蔵府を安んじ、神を悦ばし、志を爽やかにし、以て血気に資す。千金要方刊行会篇『備急千金要方』毎日新聞、１９７６年、３４２頁に基づき一部を改めた。

75　彭慶星、黄霏莉、傅杰英、李紅陽篇、新世紀美容学継続教育重書『美容中医学』、科学出版社、１９９９年。

76　森立之校勘『神農本草経』巻中、盛文堂、１９７１年、８頁の表。

77　森立之校勘『神農本草経』巻下、盛文堂、１９７１年、11頁の裏。

78　張機仲景述、桂林羅哲初手抄、桂林古本『傷寒雑病論』広西人民出版、１９８０年。

79　陶弘景の著とされる『養性延命録』導引按摩篇に、華佗五禽戯が紹介されている。また、丹波康頼の『医心方』養生、導引にも引用されている。

80　葛洪撰『肘後備急方』巻六、人民衛生出版社影印、１９５６年、１１９頁、上段。

81　山東中医学院校釈『針灸甲乙経校釈』下冊、人民衛生出版社、１９８０年、７９５～７９８頁。皇甫謐著『黄帝鍼灸甲乙経』影印本、経絡治療研究会発行、１９７１年。

82　古代の『説文解字』には「気」字は米部（巻七上）に属している。その中で「気饋《おく》客芻米《すうまい》也。（客に饋《おく》る芻米《すうまい》なり）」とある。『左傳』にも「齊人来気諸侯。（齊人来たりて諸侯を気す）」とある。

83　「五香散治䵟皰黶䵴黑運赤氣令人白光潤方」五香散もて、䵟皰、黶䵴、黒運、赤氣を治し、人をして白く光潤ならしむる方。䵟は面の黒気。皰はにきび、もがさ。黶はほくろ。䵴はひび。「黄耆、白茯苓、萎蕤、杜若、商陸、大豆黄巻（各貳兩）、白芷、當歸、白附子、冬瓜人、杜蘅、白僵蠶、辛夷人、香附子、丁子香、蜀水花、旋覆花、防風、木蘭芎藭、藁本、皂莢、白膠、杏人、天門冬、土瓜根（各叁兩）、白朮、梅肉、酸漿、水萍、畢豆（肆兩）、豬脂（貳具曝乾）、右三十二味治下篩取洗面二七日白一年與衆別」…右三十二味 治するに篩に下し取りて面を洗うこと二七日にして白く、一年衆と別つ。千金要方刊行会篇『備急千金要方』毎日新聞、１９７６年、２４０頁に基づき一部を改めた。

84 「不復施瀉者、令人不老有美色」復た施瀉せざれば、人をして老いず、美色有らしむ。東洋医学善本叢書11、『備急千金要方』(下)、オリエント出版、１９８９年、５２９頁に基づき一部を改めた。

85 「不復施瀉者、令人不老有美色」千金要方刊行会篇『備急千金要方』毎日新聞、１９７６年、４０３頁。

86 小曽戸洋監修、篠原孝市他篇、東洋医学善本叢書５『外台秘要』(下)、東洋医学研究会、１９８１年、６１５頁。

87 唐、王建著、王宗堂校注『王建詩集校注』中州古籍出版社、２００６年、５９９～６００頁。

88 杜杰慧主篇『養顔与減肥自然療法』中国医薬科技出版社、１９９２年、84頁。

89 王懐隠等篇『太平聖恵方』巻第四十所収の新文豊出版『太平聖恵方』第六巻、民国69年、３６９９～３７６４頁。巻第四十一所収『太平聖恵方』第七巻、３８１７～３８７７頁。また、王懐隠等篇『太平聖恵方』(上)人民衛生出版社、１９８２年１２０７～１２５３頁。

90 胡孚琛著による『道学通論』修訂版、北京、社会科学文献出版社、２００９年、２７８頁。

91 蘇軾撰『東坡易傳』巻七、繫辭傳上、欽定四庫全書。

92 董楷撰『周易傳義附録』巻五下、上経、欽定四庫全書。

93 陳元靚『事林廣記』中華書局出版、１９９９年、５４０頁。

94 日本国独立行政法人国立公文書館蔵本影印、曹洪欣主篇『海外回帰中医古籍善本集粋』(23)、許国楨「癸巳新刊御薬院方」、中医古籍出版社、２００５年、６３８～６７１頁。

95 ㈶日本古医学資料センター監修『鍼灸医学典籍大系』第十一巻、第十二巻、出版科学総合研究所、１９７９年に所収。

96 明の朱橚（１４０３～１４２４）が中心となって篇纂された医学大辞典。『普済方』巻三十、巻五十二に載る。

97 明代の高濂の著述。

98 明高濂撰『遵生八箋』十九巻と欽定四庫全書、子部十、『遵生八箋』雑家類四雑品之屬、提要に記載されている。

99 宋代以降の中国近世における養生法の考察を行い、導引派（五禽戯や八段錦などの体操。経絡を意識する）、行気派（胎息や六字訣など、特有な呼吸方法によって体内を巡らせる。経絡を意識する）、存思派（今日の気功法でいう意守法の源流。経絡は意識しない）、内丹派（体内で丹をつくる）の四派を立てる考え方があることを指摘する（天津中医学院、八二級研究生卒業論文集、１９８５年）。明の高簾の『遵生八箋』や、洪万選（１６４３～１７１５）の田園生活の指南書『山林経済』、徐有榘（1764～1845）の『林園経済誌』には、高雅な趣味生活の送り方と養生保健術とが違和感なしに共生しているという。さらに欧陽脩（1007～1072）が、導引や按摩を試み（「三元延寿参賛書」道蔵芸文本第三十一冊24740頁b）、朱子（1130～1200）は呼吸法に注目した（「調息箴」）。宋の詩人、蘇東坡（1036～1101）の『東坡集』『東坡志林』には彼の養生に対する考え方が色彩豊かに記されているという。また、「香泉功」という、蘇東坡が自ら考案した導引法があるという（「蘇東坡与気功」『中華気功』第二期、1984年）。さらに南宋の詩人、陸游は呼吸法を実践し、踵息呼吸法を重んじていたという。三浦國雄「文人と養生」『中国古代養生思想の総合的研究』平河出版社、1988年、379～426頁。

100 呉謙篇、劉国正他点校『医宗金鑑』巻六十三、中医古籍出版社、1995年、751頁。

101 中国には「美」は存在したが、「美術」はなく、あったのは「藝」「工」と呼ばれるもので、指導者として学ぶべき技としている。中国の「美」は神聖な価値や道徳的、精神的価値に結びつけられている。古田真一、山名伸生、木島史雄篇著『中国の美術』昭和堂、2011年、3～4頁。

102 益顔は『肘後備急方』巻四。留顔は『外台秘要方』巻三十二、『普済方』巻五十二。駐顔は『済生方』巻一、『三因極一病証論』巻十三、『肘後備急方』巻三、巻四、巻六。

103 「相人之形狀顔色、而知其吉凶妖祥。世俗稱之。古之人無有也、學者不道也。故相形不如論心。論心不如擇術。形不勝心、心不勝術。術正而心順、則形相雖惡而心術善、無害為君子也。形相雖善而心術惡。無害為小人也。君子之謂吉。小人之謂凶。故長短小大、善惡形相、非吉凶也」人の形状、顔色を相て、其の吉凶・妖祥を知る。世俗之を称するも、古の人有ること無きなり、学者道はざるなり。故に形を相するは、心を論ずるに如かず。心を論ずるは、術を択ぶに如かず。形は心に勝たず。心は術に勝たず。術正しくして心順なれば、則ち形相悪しと雖ども、心術善くして、君子たるに害無きなり。形相善しと雖ども、心術悪しければ、小人たるに害無きなり。君子を之れ吉と謂ひ、小人を之れ凶と謂ふ。故に長短・小大、善悪・形相は、吉凶に非ざるなり。藤井専英著、新釈漢文大系第五巻、『荀子』上、明治書院、1966年、121～123頁。また、原文は『諸子集成』巻二、中華書局香港分局、1978年所収王先謙著『荀子集解』46頁。

104 武内義雄著『武内義雄全集』第七巻、諸子篇二、角川書店、1979年、36～38頁。

105 「美貌謂之娥、美状為窕、美色為豔、美心為窈」唐の類書。欧陽詢撰、汪紹楹校、『藝文類聚』巻十八、上海古藉出版社、1982年、324頁。

106 「昔有仍氏生女。黰黑、而甚美。光可以鑑。名曰玄妻」。昔、有仍氏（いうじょうし）、女を生む。黰黒にして甚だ美なり。光以て鑑とす可し。名けて玄妻と曰ふ。「夫有尤物、足以移人、苟非徳義、則必有禍」夫れ尤物の以て人を移すに足るもの有るは、苟も徳義に非ざれば、則ち必ず禍有り。竹内照夫著、全釈漢文大系刊行会、『春秋左氏伝』、第六巻、集英社、１９７５年、４０８~４０９頁（ルビは竹内氏のもの）。また、尤物の尤は特異のことで、特に美しい女という意味。十三経注疏分段標点、巻第五十二、『春秋左傳正義』、２００１年、２３５６頁。

107 石川三佐男著『楚辞新研究』汲古書院、２００２年、２２５~３７８頁。星川清孝著、新釈漢文大系三四巻『楚辞』明治書院、１９７０年、２１８~２２５頁。

108 『魏書』巻一、帝紀第一、欽定四庫全書、２６１冊、27頁の下段。

109 『隋書』巻三十三、志第二十八、経籍二、欽定四庫全書。

110 『藝文類聚』巻十八、人部二、欽定四庫全書、８８７冊、４３９頁、上段。

111 『戰國策』巻二十八、韓二、欽定四庫全書、４０６冊、４３１頁、下段。

112 『越絶書』巻八、外傳記地傳、欽定四庫全書、４６３冊、１０５頁、上段、「美女」「美人」の二種が載る。

113 『管子』巻十七、禁蔵第五十三、欽定四庫全書、７２９冊、１９１頁、上段。

114 『墨子』巻十一、小取第四十五、欽定四庫全書、８４８冊、１０８頁、下段。

115 諸橋轍次著、大修館書店、１９６７年、57~63頁。

116 白川静著、平凡社、１９９６年、１３２５頁。

117 『李太白文集』巻五、欽定四庫全書、１０６６冊、２５５頁、下段。

118 『禮記集説』巻一百十二　欽定四庫全書、１１９冊、４３１頁、上段。

119 『唐摭言』巻十五、四庫全書。（文津閣四庫全書、商務印書館四庫全書出版工作委員会篇）

120 『史記』巻六十五、孫子呉起列傳第五、欽定四庫全書、２４４冊、３６４頁、下段。

121 『南史』巻五十八、列傳第四十八、欽定四庫全書、２６５冊、８３１頁、下段。

122 『世説新語』巻下之上、容止第十四、欽定四庫全書、１０２５冊、１５２頁、下段。

123 『十國春秋』巻八十、呉越四、欽定四庫全書、４６６冊、１８１頁、下段。

124 『墨子』巻十二、公孟第四十八、欽定四庫全書、８４８冊、１１６冊、上段。

125 『太平御覧』巻四百五十、人事部九十一、欽定四庫全書、８９７冊、２２１頁、上段。
126 『宋史』巻二百七十九、列傳三十八、欽定四庫全書、２８５冊、４７７頁、上段。
127 『後漢書』巻一百十下、超壱傳、欽定四庫全書、２５３冊、５５８頁、下段。
128 『香屑集』巻九、美人四十首、欽定四庫全書、１３２７冊、４６１〜４６７頁。
129 『隋書』巻三十三、志第二十八、経籍二史、欽定四庫全書、２６４冊、６１８頁。
130 『管子』巻四、宙合第十一、欽定四庫全書、７２９冊、１８５頁、上段。
131 『漢魏六朝百三家集』巻八十二上、梁簡文帝集題詞、箏賦、欽定四庫全書、１４１４冊、５２１頁、下段。
132 『後漢書補逸』巻二、東觀漢記第二、明徳馬後、欽定四庫全書、４０２冊、３４０頁。
133 『楚辭章句』巻十、大招章句第十、欽定四庫全書、１０６２冊、70頁、上段。
134 『魏書』巻五十、列傳第三十八、尉元、慕容白曜、欽定四庫全書、２６１冊、６８３頁、上段。
135 『前漢書』巻二十二、禮樂志第二、欽定四庫全書、２４９冊、５０２頁、下段。
136 『魏書』巻九十八、列傳第八十六、欽定四庫全書，２６２冊、４１９頁，上段。
137 『楚辭章句』巻四、九章章句第四、思美人、欽定四庫全書、１０６２冊、44頁、下段。
138 『戰國策』巻八、齊一、欽定四庫全書、４０６冊、２９９頁、下段。
139 『巣氏諸病源候總論』巻二十七、血病諸候、令毛髪不生候、欽定四庫全書、７３４冊、７４３頁、下段。
140 『唐書』巻一百六十八、列傳第九十三、欽定四庫全書、２７５冊、３４５頁、上段。
141 『宋書』巻五十九、列傳第十九、欽定四庫全書，２５８冊、２０１頁、上段。
142 『前漢書』巻四十二、張周趙任申屠傳第十二、欽定四庫全書、２５０冊、１５０頁、下段。
143 『詩経集傳』巻二、邶一之三、旄丘四章章四句、欽定四庫全書、７２冊、４３頁、下段。
144 『毛詩注疏』巻五、國風、衛、欽定四庫全書、69冊、２４９頁、上段。
145 『禮記集説』巻五十九、禮器第十、欽定四庫全書、１１８冊、２４７頁、上段。
146 『後漢書補逸』巻二、東觀漢記第二、彭寵、欽定四庫全書、４０２冊、３４８頁、下段。
147 『詩経通義』巻七、欽定四庫全書、８５冊、１７２頁、上段。
148 『史記』巻四十九、欽定四庫全書、２４４冊、２６８頁、下段。

149 『毛詩注疏』巻一、國風、周南、欽定四庫全書、69冊、132頁、上段。
150 『白孔六帖』巻三十四、相思、欽定四庫全書、891冊、533頁、上段。
151 『後漢書』巻六十三、朱馮虞鄭周列傳第二十三、虞延傳、欽定四庫全書、252冊、763頁、下段。
152 『晉書』巻九十六、列傳第六十六、烈女、王廣女、欽定四庫全書、256冊、576頁、上段。
153 『白孔六帖』巻二、雲、欽定四庫全書、891冊、24頁、上段。
154 『文選補遺』巻三十一、諷賦、宋玉、欽定四庫全書、1360冊、499頁。
155 『白孔六帖』巻二十七、寛恕、欽定四庫全書、891冊、425頁、下段。
156 『禮記注疏』巻六十二、射義、欽定四庫全書、116冊、509頁、下段。
157 『前漢書』巻十、成帝紀第十、欽定四庫全書、249冊、509頁、上段。
158 浅野裕一、湯浅邦弘篇『諸子百家〈再発見〉』岩波書店、2004年、59~60頁。
159 「而礼有文、礼者義之文也。故日、失道而後失徳、失徳而後失仁、失仁而後失義、失義而後失礼」礼文有り、礼は義の文なり。故に曰く、道を失ひて後に徳を失ひ、徳を失ひて後に仁を失ふ、仁を失ひて後に義を失ひ、義を失ひて後に礼を失ふ。「禮為情貌者也、文為質飾者也。夫君子取情而去貌、好質而惡飾。夫恃貌而論情者、其情惡也。須飾而論質者、其質衰也。何以論之。和氏之璧、不飾以五采、隋侯之珠、不飾以銀黄、其質至美、物不足以飾之。夫物之待飾而後行者、其質不美也」礼は情の貌を為す者なり、文は質の飾を為す者なり。夫れ君子は情を取りて貌を去り、質を好くして飾りを悪しくす。夫れ貌を恃みて情を論ずる者は、其の情悪しきなり。飾を須ちて質を論ずる者は、其の質衰へたるなり。何を以て之を論ずる。和氏の璧は、飾るに五采を以てせず。隋侯の珠は、飾るに銀黄を以てせず、其の質至美なれば、物以て之を飾るに足らず。夫れ物の飾りを待ちて後に行はるる者は、其の質、美ならざればなり。竹内照夫著、新釈漢文大系、第11巻『韓非子』上、明治書院、1960年、229~230頁。
160 『諸子集成』第五冊、中華書局香港分局、1978年、97頁。
161 施昌東著『先秦諸子美学思想述評』中華書局、1979年、123頁。また、服部宇之吉校訂、富山房篇輯『漢文大系』第十五巻、韓非子翼毳巻第六、解老第十八、1911年、7頁。
162 「文猶質也。質猶文也。虎豹之鞟、猶犬羊之鞟」文は猶ほ質のごときなり。質は猶ほ文のごときなり。虎豹の鞟は、猶ほ犬羊の鞟のごとし。吉田賢抗著、新釈漢文大系第一巻、『論語』明治書院、1983年、266~267頁。

163 金「君子成人之美、不成人之悪。小人反是」君子は人の美を成す、人の悪を成さず。小人はこれに反す。谷治訳『論語』岩波文庫、２０００年、２３７頁。

164「何謂五美、子曰：君子恵而不費、労而不怨、欲而不貪、泰而不驕、威而不猛」何をか五美と謂う。子の曰く、君子、恵して費えず、労して怨みず、欲して貪らず、泰にして驕らず、威にして猛からず。（前掲）『論語』３９８頁。

165「里仁爲美」。仁に里るを美とす。（前掲）『論語』69頁。

166 万志全著『中国古代審美理想』中国社会科学出版社、２０１０年、２９０～２９２頁。

167「不有祝鮀之佞、而有宋朝之美、難乎、免于今之世矣」祝鮀の佞あらずして、宋朝の美あらば、難いかな今の世に免れんこと。鮀は名、あざ名は小魚。雄弁家として功績をたて、もてはやされた。（前掲）『論語』１１６頁。

168（前掲）『論語』１１５～１１６頁。

169 山田琢著、新釈漢文大系、第50巻『墨子』上、明治書院、１９７５年、１１７～１１９頁

170 吉田賢抗著、新釈漢文大系第一巻、『論語』明治書院、１９８３年、１３８頁。

171 南京中医薬大学中医系篇著、原書『黄帝内経霊枢訳釈』（上海科学技術出版社１９８６年）、石田秀実、白杉悦雄監訳（前掲）『現代語訳・黄帝内経霊枢』、と、石田秀実監訳（前掲）『現代語訳・黄帝内経素問』。また、日本内経医学会所蔵の明刊無名氏本『新刊黄帝内経霊枢（内藤湖南旧蔵）『霊枢』２００６年版、四部叢刊子部『重廣補注黄帝内経素問』２００４年を参照。

172「十二經脉、三百六十五絡、其血気皆上于面而走空竅。其精陽氣、上走於目而爲睛。其別気走於耳而爲聽。其宗氣上出於鼻而爲臭。其濁氣出於胃、走唇舌而爲味。其氣之津液皆上燻于面、而皮又厚、其肉堅。故天氣甚寒、不能勝之也」（前掲）『新刊黄帝内経霊枢』10頁、下段、２～４、11頁、上段２～５。十二経脈、三百六十五絡、其の血気皆面に上りて空竅に走る。其の精は陽の気、上りて目に走りて睛を為す。其の別気、耳に走りて聴を為す。其の宗気、上りて鼻に出でて臭を為す。其の濁気、胃より出で、唇舌に走りて味を為す。其の気の津液、皆な上りて面を燻じ、而して皮又た厚く、其の肉堅し。故に天気甚だ寒けれども、これに勝つ能わず。睛はここでは「ひとみ」ではなく、「視力」の意味と解した。松木きか訳所収（前掲）『現代語訳・黄帝内経霊枢』上、85～86頁に基づき一部を改めた。

173 国学典蔵書系、叢書篇委会主篇、曾国藩著『冰鑒』吉林出版集団有限公司、２０１１年、80頁。

174 孔子が提唱する中庸と忠恕の道を基本とする。儒家の思想体系は『周易』『尚書』『論語』『周礼』『孟子』『孝経』『爾雅』などに色濃く反映され総称して「十三経」とも呼ばれている。儒家の中庸思想は今日の伝統医学に反映され継承されている。

175 李経緯、張志斌主篇『中医学思想史』湖南教育出版社、2006年、347~370頁。

176 佛の智慧。中村元著『広説佛教語大辞典』東京書籍、2011年、136頁。

177 張世英著『薬王孫思邈』『仙経』悟真篇、三泰出版社、2006年。

178 張君房篇、李永晟点校『雲笈七籤』巻二、中華書局、2003年、957~960頁。

179 王明撰『抱朴子内篇校釈』(増訂本)中華書局、2002年、149頁。

180 「形者神之宅也」形なる者は神の宅なり。王明撰『抱朴子内篇校釈』(増訂本)中華書局、2002年、110~121頁に基づき一部を改めた。

181 「心者、五藏六府之大主也、精神之所舎也」心なる者は、五藏六府の大主なり、精神の舎る所なり。白杉悦雄訳所収(前掲)『現代語訳・黄帝内経霊枢』323~324頁に基づき一部を改めた。

182 「心傷則神去、神去則死矣」心傷なわれば則ち神去り、神去れば則ち死す。白杉悦雄訳所収(前掲)『現代語訳・黄帝内経霊枢』323~324頁に基づき一部を改めた。

183 王明撰『抱朴子内篇校釈』(増訂本)中華書局、2002年、148~169頁。

184 『南史』『梁書』には丹陽秣陵の人と載るが、著作物によっては異説がある。『辞海』『中国人名大辞典』歴史人物巻、範行准著『中国医学史』では南京人で、賈得道著『中国医学史略』では南京東南の人とある。『中医人名事典』では江蘇江寧県東南の人、『中医大辞典』医史文献分冊に江蘇省鎮江付近の人、『中医古代医学』には江蘇省句容の人、丹陽の人とある。これらの記載が混乱した理由の一つとして山東大学教授、王家葵氏は南朝、宋代において丹陽秣陵がどの地域に相当していたのかが明確ではなかったことが主な原因であることを指摘する。氏は南朝『宋書』の記載例を上げ、丹陽郡は揚州府の管轄であったことを述べ、丹陽郡が建康、秣陵、丹陽、江寧、永世、溧陽、湖熟、句容の8つの県に分けられていたという。秣陵県は秦の始皇帝37年(紀元前210年)に設けられ、現在の江寧県秣陵鎮にあたる。よって江寧県西北より西中部の出身であることが考えられるという。『万暦重修江寧県志』にこれらの記述があるとの指摘がある。王家葵著『陶弘景叢考』斉魯出版社、2003年、317~319頁。

185 上清派道教の確立に貢献した陶弘景は佛教とも深いかかわりを持ち、彼の母は熱心な佛教信者であったと伝えられている。陶弘景が重視した佛教経典としては『法華経』が知られ、彼の著した『真誥』の上清上品、荘子内篇はともに『法華経』に言及している。京都大学人文科学研究所報告書、吉川忠夫篇著『六朝道教の研究』所収の船山徹「陶弘景と佛教の戒律」春秋社、1998年、353頁。

186 七篇二十巻より成る。石井昌子著『真誥』明徳出版社、1991年、33～34頁。

187 「守眞一篤者、一年使頭不白、禿髪更生」現代語訳は石井昌子著『真誥』明徳出版社、1991年より引用する。

188 「眼者身之鏡、耳者體之牖、視多則鏡昏、聴衆則牖閉、妾有磨鏡之石、決牖之術、即能徹洞萬霊、眇察絶響、可乎、面者神之庭、髪者脳之華、心悲則面焦、脳減則髪素、所以精元内喪、丹津損竭也、妾有童面之経、還白之法、可乎、精神體之神、明者身之宝、勞多則精散營竟則明消、所以老随氣落、耄巳及之、妾有益精之道」。陳耀文撰『天中記』巻二十一、形體、欽定四庫全書に「益精之道、延明之経」とある。965冊、960頁、下段中央。

189 吉川忠夫、麥谷邦夫篇『眞誥研究』訳注篇京都大学人文科学研究所研究報告、2000年発行。

190 『太平御覧』巻六百六十八、道部十、養生、欽定四庫全書。

191 七損は①閉②泄③竭④勿⑤煩⑥絶⑦費。八益には①治気②致沫③知時④蓄気⑤和沫⑥窃気⑦待贏⑧定傾がある。馬伯英著『中国医学文化史』「第十七章・生文化与医学」上海人民出版社、2010年、606～608頁。

192 「能知七損八益、則二者可調。不知用此、則早衰之節也注1。年四十而陰気自半也、起居衰矣。年五十、體重、耳目不聰明矣。年六十、陰痿、気大衰、九竅不利、下虚上實、涕泣倶出矣。故曰、知之則強、不知則老。故同出而名異耳注2。智者察同、愚者察異。愚者不足、智者有餘。有餘則耳目聰明、身體輕強。老者復壮、壮者益治。以聖人爲無爲之事、樂恬憺之能、從欲快志於虚无之守。故壽命无窮、與天地終。此聖人之治身也」

能く七損八益を知らば、則ち二者注3調す可し。此を用うるを知らざれば、則ち、早衰の節（しるし）あり。年四十にして陰気自ら半ばなりて、起居衰う。年五十にして、体重く、耳目聡明ならず。年六十にして、陰痿（な）え、気大いに衰え、九竅利せず、下虚上実し、涕泣倶（とも）に出ず。故に曰く、これを知れば則ち強く、知らざれば則ち老ゆ。故より同じきより出て名異なるのみ。智者は同を察し、愚者は異を察する。愚者は足らず、知者は余りあり注4。余りあれば則ち耳目聰明、身体軽く強し。老者は復び壮んにして、壮者は益ます治まる。聖人は無為の事をなし、恬憺の能を楽しむを以て、欲するところに従いて注5志を虚無の守に快（かな）えしむ。故に寿命窮まることなく、天地とともに終う。此れ聖人の治身なり。小曽戸丈夫、浜田善利著『意釈黄帝内経素問』築地書館、1978年、32頁に基づき一部を改めた。

（注1：『鍼灸甲乙経』巻六では、「能知七損八益則二者可調也、不知用此則早衰矣」と「早衰」のあとに「之節」の二文字がない。この方が読みやすい）。（注2：『老子』第一章に「此兩者同出而異名（此の両者は同じきより出でて名を異にす）」

とみえる。河上公注は、この両者を魏、王弼注は、「始」と「母」。漢、河上公注（河上公は漢の文帝のころの人とされるが異説が多い）は、「有欲」と「無欲」ととる）。（注３：二者は、この文のまえの文脈により「陰陽」をさす）。（注４：『黄帝内経素問』の唐、王冰の注釈によれば、「先行故有餘、后學故不足（行を先にするが故に余り有り、学ぶを后にするが故に足らず）」。明、張介賓撰『類経』法陰陽の「愚者不足、智者有餘」の注は、「愚者失之、智者得之也（愚者は之れを失し、智者は之れを得）」とみえる）。（注５：明、張介賓撰『類経』の「従欲快志於虚無之守」の注に「従欲、如孔子之従心所欲也（欲するところに従うとは、孔子の心の欲する所に従うが如きなり）」とみえる。これは『論語』為政の「七十而従心所欲不踰矩（七十にして心の欲する所に従いて矩を踰えず）」を踏まえた注釈である。翻訳はそれにもとづいた。ただし、「従欲」は「縦欲」に同じで、「欲を従にするも」と読むこともでき、その方が一般的かもしれない）。

193 大形徹は「七損八益」について、『素問』陰陽応象大論では具体的な内容が示されていないという。注釈には「女子は七七（四十九歳）…、丈夫は八八（六十四歳）…」と、七や八という数字に拘った解釈をしている。『玉房秘訣』（『医心方』巻二十八、八益第十六、七損第十七所引）にも七損八益がみえる。しかし八益は固精・安気・利蔵・強骨・調脈・畜血・益液・道体。七損は絶気・溢精・雑脈・気泄・機関厥傷・百閉・血竭で全く異なる。『天下至道談』によって、はじめて本来の八益七損の内容を知ることができると指摘している。「馬王堆房中書の書誌学的考察：十問・合陰陽・天下至道談を中心として」人文学論集．２０１０年、37～38頁。

194 島田隆司訳所収（前掲）『現代語訳・黄帝内経素問』上１２０頁に基づき一部を改めた。

195 「女子七歳腎氣盛、齒更髮長。〔中略〕、五七陽明脉衰、面始焦、髮始墮。六七三陽脉衰於上、面皆焦、髮始白。七七任脉虚、太衝脉衰少、天癸竭、地道不通。故形壞而無子也」女子は七歳にして腎気盛し、歯更り髪長ず。〔中略〕、五七にして陽明の脉衰え、面始めて焦（やつ）れ、髪の始めて墮つ。六七にして三陽の脉、上に衰え、面皆焦れ、髪始めて白し。七七にして任脉虚し、太衝の脉衰うること少なきも、天癸竭き、地道通ぜず。故に形壊（こぼ）ちて子なきなり。島田隆司訳所収（前掲）『現代語訳・黄帝内経素問』上、33～37頁、家本誠一著『黄帝内経素問訳注』医道の日本社、２０１３年54頁に基づき一部を改めた。

196 「丈夫八歳腎氣實、髮長齒更。〔中略〕、五八腎氣衰、髮墮齒槁[注1]。六八陽氣衰竭於上、面焦、髮鬢頒白。七八肝氣衰、筋不能動。天癸竭、精少、腎藏衰形體皆極。八八則齒髮去」丈夫は八歳にして腎気實し、髪長じ歯更る。〔中略〕、五八にして腎気衰え、髪墮ち歯槁る。六八にして陽気上に衰竭し、面焦れ、髪鬢頒白たり。七八にして肝気衰え、筋動くこと能わず。天癸竭き、精少なく、腎藏衰え、形體皆極まれり。八八にして則ち齒髮去る。注1：「槀」は『四庫全書』本。『黄帝内経素問』は「槀」ではなく「槁」なので、それにかえた）。（前掲）『黄帝内経素問訳注』57頁。島田隆司訳所収（前掲）『現代語訳・黄帝内経素問』上、33～37頁に基づき一部を改めた。

197 「安神强記方」には胤丹八十一分、防風三十四分、遠志二十四分、天門冬二十一分、菖蒲二十四分、人參二十四分。茯苓二十四分、通草十二分、右八味蜜丸、如梧桐子大、服二十丸、日再服、加二丸、至二十八丸止。服得三百日、舊日之事、皆總記之。六百日、平生習學者、悉記儼然。九百日、誦萬言終身不忘、志気虛豁、聲音柔和、所有熱風、皆悉除愈、身神具、府藏安。服九年、聰慧若神、顏色充美、終身不慳、及獲神仙。忌羊肉餳鯉魚大醋陳臭五辛等物。張君房篇、李永晟点校『雲笈七籤』巻四、中華書局、2003年、1774頁。

198 「凡刺之法、先必本於神。血脉營氣精神、此五藏之所藏也」凡そ刺の法は、先ず必ず神に本づく。血脉、營気、精神、此れ五蔵の蔵する所なり。島田隆司訳所収（前掲）『現代語訳・黄帝内経霊枢』上、2006年、160～163頁に基づき一部を改めた。

199 「凡刺之眞、必先治神」凡そ刺の真は、必ず先に神を治む。藤山和子訳所収（前掲）『現代語訳・黄帝内経素問』上、2006年、425頁に基づき一部を改めた。

200 「質勝文、則野。文勝質、則史。文質彬彬、然後君子」子曰く、質、文に勝てば、則ち野。文、質に勝てば、則ち史。文質彬彬として、然る後に君子たり。加地伸行篇『論語』講談社、2004年、134～135頁。劉寶楠『論語正義』諸子集成、中華書局香港分局、1978年、125頁。

201 文＝かざる。吉田賢抗著『論語』明治書院、1976年、136頁。

202 「史」についての解釈は「朝廷の文書をつかさどる役人で、典故に通じて文章の外面的な修飾をつとめる」金谷治訳注『論語』岩波書店、2000年、117頁。

203 柴田清継著「修養と養生」所収する坂出祥伸篇『中国古代養生思想の総合的研究』平河出版社、1988年、175～197頁。

204 「故徳煇動於内、而民莫不承聽、理発諸外、而民莫不承順」故に徳煇、内に動きて、民、承《う》け聴《き》かざること莫《な》く、理、諸《これ》を外に発して、民、承《う》け順《したが》はざること莫し。※理発諸外：君子は理性が発達しているから、その言行には理が通っていて、人びとを承服させる力が強いことを指す。竹内照夫著、新釈漢文大系第二十八巻『礼記』中、明治書院、1979年、599～601頁。（漢）鄭玄注、（唐）孔穎達疏、龔抗雲整理、王文錦審定、李学勤主篇、『十三経注疏』六（標点本）、『礼記正義』(下)、北京大学出版社、1999年、1141頁。久下司は「人間美学は医学、音楽等と共に人間生活上必ず為さねばならぬ研究」という。『日本化粧文化史の研究』(株) ビューティビジネス発行、1993年、25頁。

205 「性之徳也、合外内之道也」性の徳なり、外内を合する道なり。赤塚忠、文人宗義、田中忠篇、新釈漢文大系第二巻『大学・中庸』明治書院、1967年、288頁。

206 「此謂誠於中形於外」此れを中に誠なれば、外に形はると謂ふ。(前掲)『大学・中庸』53頁。

207 板野長八著『中国古代における人間観の展開』岩波書店、1972年、529頁。

208 「神以炁爲母、炁以形爲舍。鍊炁成神、鍊形成炁」神は気を以て母と為す、気は形を以て舎と為す。気を練って神と成る、形を練って気と成る。陸国強篇『道蔵』巻四、西山群仙會真記巻二、養形、文物出版社、上海書店、天津古籍出版社、1988年、427頁、下段、中央。

209 「然而調炁、和炁、布炁、咽炁、聚炁、行炁、保炁、換炁、皆不出養炁之道」。(前掲)『道蔵』巻四、養気、429頁、上段、右。

210 「養生大要、一曰嗇神、二曰愛氣、三曰養形、四曰導引、五曰言語、六曰飲食、七曰房室、八曰反俗、九曰医薬、十曰禁忌、過此已往、義可略焉」陶弘景集、王家葵校注『養性延命録校注』中華書局、2014年、74頁。陶弘景『養性延命録』に張湛の『養生要集』からの引用文がかなりの量に上ることが『医心方』所引の『養生要集』の文との比較により判明という麦谷邦夫氏の指摘がある。孫思邈が晩年著した『千金翼方』にも『養生要集』の引用がある。

211 東京大学中国哲学研究室篇『中国思想史』㈶東京大学出版会、1984年、27~28頁。

212 「氣海充盈、神靜丹田、身心永固、自然迴顔駐色」気海充盈し、神丹田に静まれば、身心は永に固く、自然顔廻らせ、色を駐む。張君房篇、李永晟点校、『雲笈七籤』巻之三十三、中華書局、2003年、748頁。

213 「日與月焉、水與鏡焉、鼓與響焉、夫日月之明、不失其影、水鏡之察、不失其形、鼓響之應、不後其聲。動揺則應和、盡得其情[注1]」日と月と、水と鏡と、鼓と響と、夫れ日月の明なるは、其の影を失わざればなり。水鏡の察なるは、其の形を失わざればなり。鼓響の應ずるは、その声に後(おく)れざればなり。動揺すれば則ち応和し、尽(ことごと)く其の情を得。(注1:『類経』内外揣に同様の文が紹介され、以下の注がつく。「道本無形、何從察之、在明其理、得其情耳。故如日月之於影、水鏡之於形、鼓之於聲、有動則有應、有應則可知惟其至明、故能盡得其情。(道は本と形無し、何(いづ)れに従(よ)りて之れを察せん、其の理を明きらかにするは、其の情を得るに在るのみ。故に日月の影に於けるが、水鏡の形に於けるが、鼓の聲に於けるが如く、動有れば則ち應有り、應有れば則ち惟(こ)れ其の至明を知る可く、故に能く盡(ことごと)く其の情を得)。前田繁樹訳所収（前掲）『現代語訳・黄帝内経霊枢』下、２００７年、45～47頁に基づき一部を改めた。

214 「故遠者司外揣内、近者司内揣外」故に遠き者は外を司（つかさど）りて内を揣（はか）り、近き者は内を司りて外を揣（はか）る。『類経』内外揣に同様の文が紹介され、以下の注がつく。「揣推測也、司主也。遠者主外、近者主内、察其遠、能知其近、察其内、能知其外、病變雖多、莫能蔽吾之明矣（揣は推測なり、司は主（つかさど）るなり。遠き者は外を主り、近き者は内を主り、其の遠きを察して、能く其の近きを知り、其の内を察して、能く其の外を知る、病変多きと雖も、能く吾の明を蔽ふ莫し）」。前田繁樹訳所収（前掲）『現代語訳・黄帝内経霊枢』下、２００７年、45～47頁に基づき一部を改めた。

215 「視其外應、以知其内藏、則知所病矣」其の外應を視て、以て其の内蔵を知れば、則ち病む所を知る。『類経』巻四、本藏二十五變に同様の文が紹介され、以下の注がつく。「外形既明、内藏可察、病亦因而可知矣。所謂病者如上文二十五變之類皆是也（外形既に明らかなれば、内藏察す可し、病も亦た因りて知る可し。所謂（いわゆる）、病とは上文の二十五変の類の如し、皆な是（こ）れなり）」。前田繁樹訳所収（前掲）『現代語訳・黄帝内経霊枢』下、２００７年、83～84頁。

216 「天有四時五行、以生長收藏、以生寒暑燥濕風。人有五藏化五氣、以生喜怒悲憂恐。故喜怒傷氣、寒暑傷形」天に四時五行有り、以て生長收藏し、以て寒暑燥濕風を生ず。人に五藏の五気を化する有り、以て喜、怒、悲、憂、恐を生ず。故に喜怒は気を傷（そこな）い、寒暑は形を傷う。島田隆司訳所収（前掲）『現代語訳・黄帝内経素問』上、１０６～１０７頁に基づき一部を改めた。

217 「離絶菀結、憂恐喜怒、五藏空虚、血氣離守。工不能知、何術之語」離絶菀結、憂恐喜怒すれば、五藏、空虚に、血気、守を離る。工、知ること能わざれば、何の術をか之れ語らん。石田秀実訳所収（前掲）『現代語訳・黄帝内経素問』下、４９７～４９８頁に基づき一部を改めた。

218 「少思少念、少欲少事、少語少笑、少愁少楽、少喜少怒、少好少悪」麥谷邦夫篇訳、野間和則、武田時昌、奈良行博、坂内栄夫共訳「養性延命録訓註」11頁を引用した。１９８６年、科学研究費、総合研究（A）、研究代表者、坂出祥伸。

219 「多思則神殆、多念則志散、多欲則損志、多事則形疲、多語則氣争、多笑則傷藏、多愁則心懾、多楽則意溢、多喜則忘錯惛乱、多怒則百脈不定、多好則専迷不治、多悪則憔煎無懽。此十二多不除、喪生之本也。無多者、幾乎眞人」（前掲）「養性延命録訓註」、11～12頁を引用した。

220 「古今聖賢、談養生之理者、著養生論者、不爲少矣。又曰、少私寡欲。少私寡欲者、可以養心。又曰、絶念忘機。絶念忘機者、可以養神。又曰、飲食有節。飲食有節者、可以養形」古今の聖賢、養生の理を談ずる者、養生の論を著す者、少なしと為さず。又た曰く、「私を少なくし欲を寡なくす」と。私を少なくし欲を寡なくする者は、以て心を養ふ可し。又た曰く、「念を絶ち機を忘る」と。念を絶ち機を忘るる者は、以て神を養う可きなり。又た曰く、「飲食節有り」と。飲食節有る者は、以て形を養う可きなり。(前掲)『道蔵』巻四、西山仙會真記巻二、養生、１９８８年、４２７頁、上段、左。

221 「夫百病之生也、皆生於風寒暑濕燥火、以之化之變也」夫れ百病の生ずるや、皆な風、寒、暑、濕、燥、火、以て化に之き変に之くより生ずるなり。松村巧訳所収(前掲)『現代語訳・黄帝内経素問』上４５３～４５６頁

222 「人有五藏化五気、以生喜怒悲憂恐。故喜怒傷気、寒暑傷形」人に五藏の五気を化する有り、以て喜、怒、悲、憂、恐を生ず。故に喜怒は気を傷(そこな)い、寒暑は形を傷う。島田隆司訳所収(前掲)『現代語訳・黄帝内経素問』上、１０６～１０７頁に基づき一部を改めた。

223 「今風寒客於人、使人毫毛畢直、皮膚閉而爲熱」今、風寒、人に客すれば、人の毫毛をして畢(ことごと)く直(た)ち、皮膚閉じて熱を為(な)さしむ。『黄帝内経素問』玉機眞藏論篇第十九の該当部分の注は、「客謂客止於人形也。風撃皮膚寒勝腠理、故毫毛畢直、玄府閉密而熱生也(客とは人の形に客止するを謂ふなり。風、皮膚を撃ち、寒、腠理に勝つ、故に毫毛畢(ことごと)く直(た)ち、玄府閉密して熱生ずるなり)」。(前掲)『現代語訳・黄帝内経素問』上、３３６～３３９頁に基づき一部を改めた。『類経』風傳五藏の該当部分の注は、「客者、如客之自外而至、居非其常也。畢、盡也。風寒客於皮膚、則腠理閉密、故毫毛盡直、寒束於外、則陽氣無所疎泄、故鬱而為熱。客とは、客の外自(よ)りして至り、其の常に非ざるに居るが如きなり。畢は盡(ことごと)くなり。風寒、皮膚に客すれば、則ち腠理閉じ蜜なり、故に毫毛盡(ことごと)く直(た)ち、寒、外に束(あつ)まれば、則ち陽氣、疎(とお)り泄(も)るる所無し、故に鬱して熱と為(な)る。藤山和子訳を参照。

224 「四支皆稟氣於胃、而不得至經。必因於脾、乃得稟也。今脾病不能爲胃行其津液、四支不得稟水穀氣。氣日以衰、脉道不利。筋骨肌肉、皆無気以生、故不用焉」四支、皆な、気を胃に稟(う)くれども、而して経に至ることを得ず。必ず脾に因りて、乃ち稟くることを得るなり。今、脾病みて胃の為に其の津液を行らすこと能わざれば、四支は水穀の気を稟くるを得ず。気、日に以て衰え、脉道、利せず。筋骨肌肉、皆な気の以て生ずる無し。故に用いず。(前掲)『現代語訳・黄帝内経素問』上、４８１～４８２頁に基づき一部を改めた。ここは『素問』の注ではなく、『類経』巻十四、の該当部分の注をあげる。「四支之舉動、必頼胃氣以為用。然胃氣不能自至於諸經、必因脾氣之運行則胃中水穀之氣、化為精微、乃得及於四支也。若脾病則胃氣不行。故各經脉道日以衰微、而四支不為用矣〈四支の挙動は、必ず胃気を頼りて以て用と為す。然れども胃気は自ら諸

経に至る能はず、必ず因脾気の運行に因りて則ち胃中、水穀の気、化して精微と為り、乃ち四支に及ぶを得るなり。若（も）し脾病めば則ち胃気行（めぐ）らず。故に各経脉の道、日に以て衰微して、四支、用を為さず〉」。鈴木洋訳所収。

225　「陽爲氣、陰爲味。味歸形、形歸氣、氣歸精、精歸化。精食氣、形食味、化生精、氣生形。味傷形、氣傷精。精化爲氣、氣傷於味」陽は気と爲り、陰は味と爲る。味は形に帰し、形は気に帰し、気は精に帰し、精は化に帰す。精は気に食（やし）なわれ、形は味に食なわれ、化は精を生じ、気は形を生ず。味は形を傷（そこ）ない、気は精を傷なう。精は化して気と爲り、気は味に傷なわる。島田隆司訳所収（前掲）『現代語訳・黄帝内経素問』上、１０１～１０２頁に基づき一部を改めた。

226　「上焦開発、宣五穀味、熏膚、充身、澤毛、若霧露之漑、是謂氣」上焦開き発し、五穀の味を宣（し）き、膚を熏（かおら）せ、身を充たし、毛を澤（うるお）すこと、霧露（むろ）の漑（そそ）ぐが若（ごと）きを是れ気と謂う。（前掲）『現代語訳・黄帝内経霊枢』上、４７１～４７３頁に基づき一部を改めた。『類経』巻四、精氣津液血脉脱則為病篇の該当部分の注釈は、「上焦胷中也。開發通達也。宣布散也。氣者人身之大氣、名為宗氣、亦名為真氣。邪客篇曰、宗氣積於胷中、出於喉嚨、以貫心脉、而行呼吸焉。刺節真邪論曰、真氣者、所受於天與穀氣、并而充身也。營衛生會篇曰、人受氣於穀、穀入於胃、以傳於肺、五藏六府、皆以受氣、故能熏膚充身澤毛、若霧露之温潤而漑養萬物者為氣也〈「上焦とは胷中なり。開發とは通じ達するなり。宣は布（し）き散らすなり。気なる者は人身の大気、名づけて宗気と為す、亦た名づけて真気と為す。邪客篇に曰く、宗気、胷中に積もり、喉嚨に出で、以て心脉を貫きて、行（めぐ）りて呼吸す。刺節真邪論に曰く、真気なる者は、天与の穀気より受くる所、并びに身に充つるなり。營衛生會篇に曰く、人、気を穀より受く、穀、胃より入り、以て肺に伝わり、五藏六府、皆な以て気を受く、故に能く、膚を熏（かおら）せ、身を充たし、毛を澤（うるお）すこと、霧露（むろ）の温潤にして万物を漑（そそ）ぎ養うが若（ごと）き者を気と為すなり〉」。藤山和子訳を参照。

227　「扁鵲云。安身之本必須於食、救疾之道惟在於藥、不知食宜者、不足以全生。不明藥性者、不能以除病。故食能排邪而安、蔵府藥能恬神養性、以資四氣。故爲人子者不可不知此二事」扁鵲云く。身を安んずるの本は必ず食に須む。疾を救うの道は、惟だ薬に在るのみ。食の宜（よろ）しきを知らざれば、以て生を全うするに足らず。薬の性に明らかならざれば、以て病を除く能わず。故に食は能く邪を排して蔵府を安んじ、薬は能く神（しん）を恬（たの）しませて性を養（やしな）い、以て四気を資（たす）く。故に人の子為る者は、此の二事を知らざるべからず。東洋医学善本叢書13『千金翼方』上、オリエント出版社、１９８９年、６４３～６４４頁。

228　坂出祥伸著『《気》と養生』人文書院、１９９３年、１０８～１１０頁。

229　『医心方』が成立した事実について「《医心方》は円融天皇の天元五年に、丹波康頼が撰びたる物で、丹波氏系図に依ると、永観二年十一月二十八日に此の書なりて奏進したという事である。全部三十巻、主に隋の巣元方の『諸病源候論』によりて説を立て、参うるに隋唐方書百余家の論を以てしてあって、主療諸方から本草、薬性、明堂、孔穴、養性、服石、食餌等に至るまで、悉く載せて洩らすところなしというも可なりである」また、「医心方　二十巻　円融院の御宇丹波康頼撰集　但原本三十巻所残欠二十冊存在仕候」と載る『富士川游著作集』第6巻、思文閣出版、１９８１年２７０～２７１頁。

230　槇佐知子著『医心方』巻二十九、中毒篇、筑摩書房、１９９６年、３～36頁。

231　(前掲)『医心方』巻二十九、37～40頁。日本古医学資料センター、覆刻版『医心方』講談社、１９７３年、六の表と裏。

232　(前掲)『医心方』巻二十九、１１７～１２１頁。覆刻版『医心方』講談社、１９７３年、十五の裏。

233　(前掲)『医心方』巻二十九、１４１～１９２頁。覆刻版『医心方』講談社、１９７３年、十七の裏から二十三の裏。

234　(前掲)『医心方』巻二十九、２４１～２４７頁。覆刻版『医心方』講談社、１９７３年、二十八の裏から二十九の表。

235　気滞ともいう。体内の気の運行が損なわれ、ある部位に停滞する病理、局部に脹満、疼痛が現れる。懸田克躬監修、中日英医学用語辞典刊行委員会篇集、『中日英医学用語辞典』三冬社、１９８６年、４７８頁。

236　「流水不腐、戸樞不螻、動也、形氣亦然。形不動則精不流、精不流則氣鬱。鬱處頭則為腫、為風」流水は腐らず、戸枢は螻(虫に食われる)さず、動けばなり、形気も亦た然り。形動かざれば精流れず、精流れざれば則ち気鬱す。鬱、頭に処すれば、則ち腫を為し風を為す。陸玖訳注『呂氏春秋』中華経典名著全本全注全訳叢書、中華書局、２０１１年、73頁。高誘註『呂氏春秋』巻三、季春紀第三、盡數篇、欽定四庫全書。

237　舘野正美著『吉益東洞《古書医言》の研究』汲古書院、２００４年、１１０頁。

238　「經言、脉有是動、有所生病、一脉変為二病者、何也。然。經言是動者、氣也、所生病者、血也。邪在氣、氣爲是動、邪在血、血爲所生病。氣主呴之、血主濡之。氣留而不行者、爲氣先病也。血壅而不濡者。爲血後病也。故先爲是動、後所生也」経に言う、「脉に是動有り、所生の病有り」と、一脈変じて二病と為るは何ぞや。然り。経に言う是動なる者は気なり。所生の病なる者は血なり。邪、気に在れば、気は是動と為る。邪、血に在れば、血は所生の病と為る。気は之れを呴(は)くを主(つかさ)どり、血は之れを濡(うるお)わすを主どる。気、留(と)どまりて行(めぐ)らざれば、気、先ず病むと為(な)るなり。血、壅(ふさ)がりて濡(うるお)わざれば、血、後れて病むと為るなり。故に先ず是動と為(な)り、後に所生となるなり。(前掲)『難経解説』１４２～１４４頁に基づき一部を改めた。

239 野口鉄郎、三浦國雄篇集『道教の生命観と身体論』3に所収。雄山閣出版、２０００年、40頁。

240 劉固盛、劉玲娣篇『葛洪研究論文集』華中師範大学出版社、２００６年、２１８頁。

241 「凡十二經絡脉者、皮之部也。是故百病之始生也、必先於皮毛」凡そ十二経の絡脈なる者は、皮の部なり。是の故に百病の生ずるや、必ず先（ま）ず皮毛に於いてす。石田秀実訳所収（前掲）『現代語訳・黄帝内経素問』中、２９４～２９７頁。

242 「三陰三陽、五藏六府、皆受病、榮衛不行、五藏不通、則死矣」三陰三陽、五蔵六府、皆な病を受くれば、栄衛行（めぐ）らず、五蔵通ぜず、則ち死す。石田秀実訳所収（前掲）『現代語訳・黄帝内経素問』中、２００６年、６～７頁に基づき一部を改めた。

第四章

243 張君房篇『雲笈七籤』四、中華書局、２００３年、１７７３頁。

244 「神仙餌地黄長生不老方」「神仙餌伏苓延年不老方」「神仙餌柏葉肥白補益方」「神仙餌菊花延年不老方」などの若さを保つための薬物が記されている。陳元靚『事林廣記』中華書局、１９９９年、４０５頁。

245 （前掲）明刊無名氏本『新刊黄帝内経霊枢』（内藤湖南旧蔵）１９９９年を参照。

246 丸山昌朗著『黄帝鍼経講』日本内経医学会、１９９５年、３～８頁。

247 「遠者司外揣內、近者司内揣外、是謂陰陽之極、天地之蓋」遠き者は外を司って内を揣（はか）り、近き者は内を司って外を揣る、是れ陰陽の極、天地の蓋と謂う。前田繁樹訳所収（前掲）『現代語訳・黄帝内経霊枢』下、46～47頁に基づき一部を改めた。

248 「日與月焉、水與鏡焉、鼓與響焉、夫日月之明、不失其影、水鏡之察、不失其形、鼓響之應、不後其聲、動搖則應和、盡得其情」日と月と、水と鏡と、鼓と響と。夫れ日月の明なるは、其の影を失わざればなり。水鏡の察なるは、其の形を失わざればなり。鼓響の應ずるは、其の声に後（おく）れざればなり。動揺すれば則ち応和し、尽（ことごと）く其の情を得。前田繁樹訳所収（前掲）『現代語訳・黄帝内経霊枢』下、45～46頁に基づき一部を改めた。

249 「視其外應、以知其內藏、則知所病矣」其の外応を視て、以て其の内蔵を知れば、則ち病む所を知る。前田繁樹訳所収（前掲）『現代語訳・黄帝内経霊枢』下、83～84頁に基づき一部を改めた。

250 「五色各有藏部、有外部、有内部也。其色從外部走内部者、其病從外走内。其色從内走外者、其病從内走外」五色に各々蔵部有り、外部有り、内部有るなり。其の色、外部より内部に走る者は、其の病外より内に走る。其の色、内より外に走る者は、其の病、内より外に走る。武田時昌、佐藤実訳所収（前掲）『現代語訳・黄帝内経霊枢』下、１０５～１０７頁に基づき一部を改めた。『類経』巻六、脉色類、藏脉六變病刺不同にここの文と同様の文が紹介され、以下の注がつく。「各有藏部統言色、藏所屬各有分部也。外部言六府之表、六府挾其兩側也。内部言五藏之裏。五藏次於中央也。故凡病色先起外部、而後及内部者、其病自表入裏。是外為本而内為標。故當先治其外、後治其内、若先起内部、而後及外部者、其病自裏出表。是陰為本而陽為標。故當先治其陰、後治其陽、若反之者、皆為誤治病、必益甚矣。…。」各おの藏部に統（す）べて色を言う有り、蔵の属する所、各おの部に分かつ有るなり。外部は六府の表を言う、六府は其の両側を挟むなり。内部とは五蔵の裏（うち）を言う。五蔵は中央に次（なら）ぶなり。故に凡そ病の色は先（ま）ず外部より起こりて、後に内部に及ぶは、其の病、表（おもて）自（よ）り裏（うち）に入ればなり。是れ外、本（ねもと）為（た）りて内、標（こずえ）為（た）ればなり。故に当（まさ）に先ず其の外を治め、後ち其の内を治む、若し先ず内部に起こりて、後ち外部に及べば、其の病、裏自り表に出（い）づ。是れ陰、本（ねもと）為（た）りて陽、標（こずえ）為（た）ればなり。故に当（まさ）に先ず其の陰を治め、後ち其の陽を治むべし。若し之れに反（はん）せば、皆な治病を誤ると為（な）さん、必ず益（ま）すます甚（はなはだ）し。

251

「黄帝問於岐伯曰、余欲無視色持脉、獨調其尺以言其病、從外知内。爲之奈何。岐伯曰、審其尺之緩急、小大滑濇、肉之堅脆、而病形定矣」黄帝、岐伯に問いて曰く、余（わ）れ、色を視、脈を持することなく、独（た）だ其の尺を調ぶるのみにして以て其の病を言い、外より内を知らんと欲す。之を為すこといかん。岐伯曰く、其の尺の緩急、小大、滑濇、肉の堅脆を審らかにすれば、而（すなわ）ち病の形定まらん。白杉悦雄訳所収（前掲）『現代語訳・黄帝内経霊枢』下、375〜376頁に基づき一部を改めた。『類経』巻五、脉色類、診尺論疾にここの文と同様の文が紹介され、以下の注がつく。「欲診尺以知藏府、故曰從外知内」〈尺を診（み）て以て蔵府を知らんと欲す、故に曰く、「外從り内を知る」と〉。「審其尺之緩急、小大、滑濇、肉之堅脆、而病形定矣」は、『霊枢』巻一で、「調其脈之緩急、小大、滑濇而病變定矣」〈其の脈の緩急、小大、滑濇を調（しら）ぶれば而（すなわ）ち病変定まる〉と。本来、「脈」についていわれている話である。「緩急、小大」も「脈」と考えるとわかりやすい。後の注にあげる『類経』の、この部分の注も「尺部之脉」とする。この部分は「膚」でなく「脈」として訳した。同上の『類経』の注に、「寸口之脉、由尺達寸、故但診尺部之脉、其内可知、通身形體、難以盡見、然肉之盛衰、必形於腕後、故但察尺部之肉、其外可知、是以獨調其尺、而病形定矣」〈寸口之脉、尺由り寸に達す、故に但だ尺部の脉を診（み）て、其の内、知る可し、通身形体、以て尽（ことごと）く見難（がた）し、然（しか）れども肉の盛衰、必ず腕の後ろに形（あらわ）る）、故に但（た）だ尺部の肉を察するのみにして、其の外、知る可し、是（ここ）を以て独り其の尺を調べて、病の形、定まれり〉」とみえる。濇（しき、しゅう、しょく）は、しぶる、とどこおる、の意味。滑とは反対の意味。※「尺」は、文脈からみれば、「尺の膚」の方がよいが、それだと「小大」に、適当な訳がつけられない。この部分は、本来、「脈」についての語をそのまま利用しており、『類経』の注も「尺部之脉」とするため、「脈」として訳した。

252 衛湜撰『礼記集説』欽定四庫全書、経部、台北国立故宮博物院所蔵本、文淵閣四庫全書、第119冊所収、驪江出版社、1998年、114頁。

253 王琦『中医蔵象学』人民衛生出版社、2004年、緒言2〜3頁。

254 「十二經脉、三百六十五絡、其血氣皆上于面而走空竅。其精陽氣、上走於目而爲睛。其別氣走于耳而爲聽。其宗氣上出於鼻而爲臭。其濁氣出於胃、走唇舌而爲味。其氣之津液皆上燻于面、而皮又厚、其肉堅。故天氣甚寒、不能勝之也」十二経脈、三百六十五絡、其の血気皆面に上りて空竅に走る。其の精陽の気、上りて目に走りて睛を為す。其の別気、耳に走りて聴を為す。其の宗気、上りて鼻に出でて臭を為す。其の濁気、胃より出で、唇舌に走りて味を為す。其の気の津液、皆上りて面を燻じ、而して皮又た厚く、其の肉堅し。故に天気甚だ寒きも、之に勝つ能わず。松本きか訳所収（前掲）『現代語訳・黄帝内経霊枢』上、2007年、85〜86頁の訳を利用し、ごく一部を改めた。

255 「大腸手陽明之脉、（中略）其支者、從缺盆上頸貫頰、入下齒中、還出挾口、交人中、左之右、右之左、上挾鼻孔」大腸の手の陽明の脈は、（中略）其の支なる者は、缺盆より頸に上りて頰を貫き、下歯の中に入り、還（ま）た出でて口を挾み、人中に交わり、左は右に之（ゆ）き、右は左に之き、上りて鼻孔を挾む。島田隆司訳所収（前掲）『現代語訳・黄帝内経霊枢』上、203〜205頁に基づき一部を改めた。『類経』巻七経絡類、十二經脉の人中につけられた注は、「人中即督脉之水溝穴、由人中而左右互交、上挾鼻孔者、自禾髎以交於迎香穴也。手陽明經、止於此、乃自山根交承泣穴、而接乎足陽明經也〈人中は即ち督脉の水溝穴、人中由（よ）りして左右し互いに交わり、上りて鼻孔を挾む者、禾髎自（よ）り以て迎香穴に交わるなり。手の陽明經、此に止まる、乃ち山根自（よ）り承泣穴に交わりて、足の陽明経に接するなり〉」とあり、これが、足の陽明経に接するという。

256 「胃足陽明之脉、起於鼻之交頞中、旁納太陽之脉、下循鼻外、入上齒中、還出挾口環唇、下交承漿、却循頤後下廉、出大迎、循頰車、上耳前、過客主人、循髮際、至額顱」胃の足の陽明の脈、鼻の交頞中より起こり、旁ら太陽の脉に納（い）り、下りて鼻外を循（めぐ）り、上歯の中に入り、還（ま）た出でて口を挾みて唇を環り、下りて承漿に交わり、却（しりぞ）きて頤（おとがい）の後の下廉を循（めぐ）り、大迎に出で、頰車を循（めぐ）り、耳前を上り、客主人を過（よ）ぎり、髪際を循（めぐ）り、額顱に至る。島田隆司訳所収（前掲）『現代語訳・黄帝内経霊枢』上、２０６～２０９頁に基づき一部を改めた。

257 「心手少陰之脉、起于心中、出屬心系、下膈絡小腸。其支者、從心系上挾咽、繫目系」心、手の少陰の脈、心中より起こり、出でて心系に屬（つら）なり、膈を下りて小陽に絡（まつわ）る。其の支なる者は、心系より上りて咽を挾み、目系に繫る。島田隆司訳所収（前掲）『現代語訳・黄帝内経霊枢』上、２１３～２１４頁に基づき一部を改めた。

258 「小腸手太陽之脉、（中略）其支者、從缺盆循頸上頰、至日鋭眥、卻入耳中。其支者、別頰上䪼、抵鼻、至目内眥斜絡于顴」小腸の手の太陽の脈、（中略）其の支なる者は、缺盆より頸を循（めぐ）り頰に上り、目の鋭眥（まなじりのさけたところ）に至り、却きて耳中に入る。其の支なる者は、頰に別れて䪼（せつ※はなばしら・つらぼね）に上り、鼻に抵（いた）り、目の内の眥に至り、斜めに顴（ほおぼね）を絡う。島田隆司訳所収（前掲）『現代語訳・黄帝内経霊枢』上、２０６～２０９頁に基づき一部を改めた。

259 「膀胱足太陽之脉、起于目内眥、上額交巓。其支者、從巓至耳上角」膀胱の足の太陽の脈は、目の内眥に起こり、額を上がりて巓に交わる。其の支なる者は、巓より耳の上角に至る。島田隆司訳所収（前掲）『現代語訳・黄帝内経霊枢』上、２００７年、２１７～２１９頁に基づき一部を改めた。

260 「三焦手少陽之脉、（中略）其支者、從膻中上出缺盆、上項、繫耳後直上、出耳上角、以屈下頰至䪼。其支者、從耳後入耳中、出走耳前、過客主人前、交頰、至目鋭眥」三焦の手の少陽の脈は、（中略）其の支の者は、膻中より上りて缺盆に出で、項を上り、耳の後に繫がり、直上し、耳の上角に出でて、以て屈して頰に下りて䪼（せつ）に至る。其の支なる者は、耳の後より耳中に入り、出でて耳の前に走り、客主人の前を過（よ）ぎり、頰に交わり、目の鋭眥に至る。島田隆司訳所収（前掲）『現代語訳・黄帝内経霊枢』上、２２５～２２７頁に基づき一部を改めた。

261 「膽足少陽之脉、起于目鋭眥、上抵頭角、下耳後、循頸行手少陽之前、至肩上、却交出手少陽之後、入缺盆。其支者、從耳後入耳中、出走耳前、至目鋭眥後」膽の足の少陽の脈は、目の鋭眥に起こり、上りて頭の角に抵（いた）り、耳の後に下り、頸を循りて手の少陽の前に行（めぐ）り、肩の上に至り、却きて交わりて手の少陽の後に出で、缺盆に入る。其の支なる者は、耳の後より耳の中に入り、出でて耳の前に走り、目の鋭眥の後に至る。島田隆司訳所収（前掲）『現代語訳・黄帝内経霊枢』上、２２８～２３０頁に基づき一部を改めた。

262 「肝足厥陰之脉、（中略）上入頏顙、連目系、上出額、與督脉會于巓。其支者、從目系下頰裏、環唇内」肝の足の厥陰の脈、

（中略）上りて頏顙（こうそう）に入り、目系に連なり、上りて額に出で、督脈と巓に會す。其の支なる者は、目系より頬の裏に下りて、唇の内を環る。島田隆司訳所収（前掲）『現代語訳・黄帝内経霊枢』上、231～233頁に基づき一部を改めた。

263 「足少陽之正、（中略）散之上肝貫心、以上挾咽、出頤頷中、散於面、繫目系、合少陽於外眥也」足の少陽の正は、（中略）散じて肝に之き、上りて心を貫き、以て上りて咽を挾み、頤頷の中に出で、面に散じ、目系に繫がり、少陽と外眥に合するなり。勝田正泰訳所収（前掲）『現代語訳・黄帝内経霊枢』上、263～264頁。唐、王冰正次、宋、林億重校正、清、周学海評注、李海峰校注『内経評文霊枢』、中国中医薬出版社、60頁に所載する注釈の②には「散之肝、上貫心：趙本及無名氏本并作〝散之上肝、貫心〟とある。『四庫全書』『霊枢経』も「散之上肝貫心（之れを散じて肝に上り心を貫く）」。この部分、勝田氏は「内経評文霊枢」にしたがっている。

264 「足陽明之正、（中略）上通于心、上循咽出于口、上頞䪼、環繫目系、合于陽明也」足の陽明の正、（中略）上りて心に通じ、上りて咽を循りて口に出で、頞䪼（あんせつ）に上り、環りて目系に繫がり、陽明に合するなり。勝田正泰訳所収（前掲）『現代語訳・黄帝内経霊枢』上、264～265頁に基づき一部を改めた。頞は、はなすじ、はなばしら。玉篇では鼻莖。『全訳経絡学』では鼻梁。はなばしら、つらぼね。頬骨。

265 「足太陽之筋、（中略）其支者、別入結于舌本。其直者、結于枕骨、上頭、下顔、結于鼻。其支者、爲目上網、下結于頄」足の太陽の筋は、（中略）其の支なる者は、別れて入り舌本に結ぼる。其の直なる者は、枕骨に結ぼれ、頭を上り、顔を下り、鼻に結ぼる。其の支なる者は、目の上網と為り、下りて頄に結ぼる。勝田正泰訳所収（前掲）『現代語訳・黄帝内経霊枢』上、281～283頁。※頄はつらぼね。

266 「足少陽之筋、（中略）直者、上出腋、貫缺盆、出太陽之前、循耳後、上額角、交巓上、下走頷、上結於頄。支者、結於目眥爲外維」足の少陽の筋、（中略）直なる者は、上りて腋に出で、缺盆を貫き、太陽の前に出で、耳後を循り、額角に上り、巓上に交わり、下りて頷に走り、上りて頄に結ぼる。支なる者は、目眥に結ぼれて外維と為る。勝田正泰訳所収（前掲）『現代語訳・黄帝内経霊枢』上、283～285頁に基づき一部を改めた。

267 「足陽明之筋、（中略）上頸、上挾口、合於頄、下結於鼻、上合於太陽、太陽爲目上網、陽明爲目下網。其支者、從頬結於耳前」足の陽明の筋は（中略）頸に上り、上りて口を挾み、頄に合し、下りて鼻に結び、上りて太陽に合し、太陽は目の上網と為り、陽明は目の下網と為る。其の支なる者は、頬より耳の前に結ぼる。勝田正泰訳所収（前掲）『現代語訳・黄帝内経霊枢』上、２８６~２８８頁に基づき一部を改めた。

268 「手太陽之筋、（中略）其支者、後走腋後廉、上繞肩胛、循頸、出走太陽之前、結於耳後完骨。其支者、入耳中。直者、出耳上、下結於頷、上屬目外眥」手の太陽の筋は、（中略）其の支なる者は、後に腋の後の廉に走り、上りて肩胛を繞い、頸を循り、出でて太陽の前に走り、耳の後の完骨に結ぼる。其の支なる者は、耳の中に入る。直なる者は、耳の上に出で、下りて頷に結ぼれ、上りて目の外眥に屬す。勝田正泰訳所収（前掲）『現代語訳・黄帝内経霊枢』上、２９４~２９６頁に基づき一部を改めた。

269 「手少陽之筋、（中略）其支者、當曲頬入繋舌本。其支者、上曲牙、循耳前、屬目外眥、上乘頷、結於角」手の少陽の筋は、（中略）其の支なる者は、曲頬に當たり、入りて舌本に繋がる。其の支なる者は、曲牙に上り、耳前を循り、目の外眥に屬し、上りて頷に乘り、角に結ぼる。勝田正泰訳所収（前掲）『現代語訳・黄帝内経霊枢』上、２９７~２９８頁に基づき一部を改めた。『黄帝内經素問』氣穴論篇第五十八に「曲牙二穴」とあり、その注釈に「頬車穴也、在耳下、曲頬端、陥者中開口有空」とみえる。『類経』巻七、經絡類の該当部分の注釈は、「頷當作額」として、「頷」は「額」とすべきであるとしている。

270 「手陽明之筋、（中略）直者、從肩髃上頸。其支者、上頬、結於頄。直者、上出手太陽之前、上左角、絡頭、下右頷」手の陽明の筋は、（中略）直なる者は、肩髃から頸に上る。其の支の者は、頬に上がりて頄に結ぶ。直なる者は、上って手の太陽の前に出で、左角に上り、頭を絡い、右の頷（かん）に下る。勝田正泰訳所収（前掲）『現代語訳・黄帝内経霊枢』上、２９８~２９９頁に基づき一部を改めた。

271 図は傅擧有、陳松長『馬王堆漢墓文物』湖南省新華書店、１９９２年、１４７~１５０頁。解説が甄志亜著『中国医学史』第三版、人民衛生出版社、１９９１年、75頁にある。

272 小曽戸洋氏は『養生方』の写真版に対して「復元修復作業はいささか不用意、杜撰に行われたと思えるふしがあり、不審な点がいくつもある」と、再検討の必要性を指摘している。目で見る漢方資料館（１６０）馬王堆漢墓医書『五十二病方』養生方、『漢方の臨床』２００１年、48巻、2~4頁。

273 馬王堆出土文献訳注叢書編、大形徹著『胎産書・雑禁方・天下至道淡・合陰陽方・十問』東方書店、２０１５年、２９９~３０２頁。

274 英語の形容詞化。また、『羅和辞典』にみる、ex-uro、燃やす、焦がす、熱するなど意味から、三焦の「気」の働きが示唆される。田中秀央篇『羅和辞典』研究社、２００４年、２４０頁。

275　ジョセフ・ニーダム著、山田慶児邦訳『東と西の学者と工匠』下、河出書房新社、１９７７年、１１７〜１１８頁

276　「夫人之常數、太陽常多血少氣。少陽常少血多氣。陽明常多氣多血。少陰常少血多氣。厥陰常多血少氣。太陰常多氣少血。此天之常數也」夫れ人の常數、太陽は常に血多く氣少し。少陽は常に血少く氣多し。陽明は常に氣多く血多し。少陰は常に血少く氣多し。厥陰は常に血多く氣少し。太陰は常に氣多く血少し。此れ天の常數なり。人民衛生出版社整理『黄帝内経』影印本、２０１３年、57頁。

277　根結を知らざれば、五藏六府は、関を折り枢を敗り、開闔して走り、陰陽大いに失われ、復た取るべからず。九鍼の玄、要は終始に在り。故に能く終始を知らば、一言にして畢（つ）き、終始を知らざれば、鍼道咸な絶ゆ。松木きか訳所収『現代語訳・黄帝内経霊枢』上、東洋学術出版社、２００７年、１１４〜１１５頁を一部引用改変した。

278　「不知根結、五藏六府、折關敗樞、開闔而走、陰陽大失、不可復取。九鍼之玄、要在終始。故能知終始、一言而畢、不知終始、鍼道咸絶」「足太陽根于至陰、溜于京骨、注于崑崙、入于天柱飛揚也。足少陽根于竅陰、溜于丘墟、注于陽輔、入于天容光明也。足陽明根于厲兌、溜于衝陽、注于下陵、入于人迎豐隆也。手太陽根于少澤、溜于陽谷、注于少海、入于天窻支正也。手少陽根于關衝、溜于陽池、注于支溝、入于天牖外關也。手陽明根于商陽、溜于合谷、注于陽谿、入于扶突偏歴也」日本内経医学会所蔵、明刊無名氏本『新刊黄帝内経霊枢』２００６年、14頁、三〜一、三〜二。『類経』諸經根結開闔病刺の該当部分の注は「…下者為根、上者為結、…治之者、當審根結之本末、察藏府之陰陽、明開闔樞之淺深出入、斯得其要」とみえる。

279　「先立五形金木水火土、別其五色、異其五形之人、而二十五人具矣」先ず五形金木水火土を立て、其の五色を別ち、其の五形の人を異ならしむるの人、すなわち二十五人具わる。白杉悦雄訳所収（前掲）『現代語訳・黄帝内経霊枢』下、２３３〜２３４頁に基づき一部を改めた。『鍼灸甲乙経』陰陽二十五人形性血氣不同第十六は「先立五形金木水火土、別其五色、異其五聲而二十五人具也（先ず五形、金木水火土を立て、其の五色に別ち、其の五声を異にすれば二十五人具わるなり）」につくる。

280　「木形之人、比於上角、似於蒼帝。其爲人蒼色、小頭、長面、大肩背、直身、小手足、好有才、勞心、少力、多憂勞於事。能春夏不能秋冬、感而病生、足厥陰佗佗然。大角（一曰左角）之人、比於左足少陽、少陽之上遺遺然。左角（一曰少角）之人、比於右足少陽、少陽之下随随然。釱角（一曰右角）之人、比於右足少陽、少陽之上推推然。判角之人、比於左足少陽、少陽之下栝栝然」（前掲）日本内経医学会、『新刊黄帝内経霊枢』２００６年、78頁、下段、18〜4。木形の人、上角に比

し、蒼帝に似る。其の人と為（な）りは蒼色、小頭、長面、大肩背、直身、小手足、好く才有り、心を労し、力少なく、憂は多く事に労す。春夏に能（た）うるも秋冬に能えず、感じて病生じ、足の厥陰は佗佗然たり。大角の人（一に左角と曰う）、左足の少陽に比す、少陽の上、遺遺然たり。左角（一に少角と曰う）の人、右足の少陽に比す、少陽の下、随随然たり。釱角（一に右角と曰う）の人、右足の少陽に比す、少陽の上、推推然たり。判角の人、左足の少陽に比す、少陽の下、栝栝然たり。白杉悦雄訳所収（前掲）『現代語訳・黄帝内経霊枢』下、２３５～２３７頁に基づき一部を改めた。角は、宮（きゅう）・商（しょう）・角（かく）・徴（ち）・羽（う）という五音の一つ。「木」に配当されている。ここの「上角」「大角」「左角」「釱角」「少角」「右角」について、中国中医科学院研究生班編著『黄帝内経霊枢注評』中国中医薬出版社、２０１２年、３６７頁に所載する注釈（1）には「角音属木。上、大、釱、左、判是角音之分類、用以説明二十五種人的体質特点（角の音は木に属している。上、大、釱、左、判は角音の分類で、それによって二十五種の人の体質や特徴を説明している）」とある。なお音楽関係の書物には、このような言い方はみえないように思われる。能春夏不能秋冬。「能」は、たえる。『鍼灸甲乙経』巻一は「耐春夏不耐秋冬」につくる。それだと「春夏に耐うるも秋冬に耐えず」となり、わかりやすい。（）内は『鍼灸甲乙経』巻一の割り注。『類経』の注に、「角為木音」とみえる。上角については未詳。『類経』の注に、「比、属也」とあり、それにしたがった。『類経』の注に、「蒼為木色」とみえる。『類経』の注に「筋柔遅重之貌」とあるのにしたがった。「佗佗」は『詩経』鄘風、君子偕老の「委委佗佗」の伝に「佗佗者、徳平易也」とあり、「釈文」は、「佗佗、徳之美貌」、疏は「行歩之美」である。『爾雅』釈訓に「佗佗、美也」。郭璞の注に「佗佗、佳麗美艶之貌」とみえる。白杉訳は「足の厥陰肝経に属し、その性格の特徴は、穏やかで麗（うるわ）しくゆったりしています」とする。『類経』の注に「遺遺、柔退貌」とあるのにしたがった。『詩経』斉風、敝笱の「其魚唯唯」の「釈文」は、「唯唯、韓詩作遺遺、言不能制」とあり、「制することのできない」という意味。『管子』枢言の「遺遺乎」の『管子纂詁』は「逍遙不迫貌」で、「ゆったりとして迫らない」という意味となる。『類経』の注に「随随、従順貌」とあるのにしたがった。

281
「火形之人、比於上徴、似於赤帝。其爲人赤色、廣䏘、鋭面、小頭、好肩背髀腹、小手足、行安地、疾心、行揺肩、背肉満、有気、輕財、少信、多慮、見事明、好顔、急心、不壽暴死。能春夏不能秋冬、秋冬[注1]感而病生、手少陰核核然。質徴之人（一曰質之人、一曰大徴）、比於左手太陽、太陽之上肌肌然（一曰質之人、一曰大徴）。少徴之人、比於右手太陽、太陽之下慆慆然。右徴之人、比於右手太陽、太陽之上鮫鮫然（一曰熊熊然）。質判（一曰質徴）之人、比於左手太陽、太陽之下支支頤頤然」火形の人、上徴に比す、赤帝に似る。其の人と為りは赤色、広䏘[注2]、鋭面、小頭、肩背髀腹を好くし、小なる手足、

行くに地に安んじ、疾（と）き心[注3]、行くに肩を揺すり、背の肉満ち、気有り、財を軽（かろ）んじ、信少なく、慮（おもんばかり）多く、事を見るに明（めい）にして、顔（かんばせ）を好くし、心を急がせ、寿（じゅ）ならずして暴（にわかに死す。春夏に能（た）うるも秋冬に能えず、秋冬に感じて病生じ、手の少陰、核核然[注4]たり。質徴の人、左手の太陽に比し、太陽の上、肌肌然[注5]たり（一に「質之人」と曰い、一に大徴と曰う）。少徴の人、右手の太陽に比し、太陽の下、慆慆然[注6]たり。右徴の人、右手の太陽に比し、太陽の上、鮫鮫然[注7]たり（一に熊熊然[注8]と曰う）。質判（一に質徴と曰う）の人、左手の太陽に比し、太陽の下、支支[注9]頤頤然[注10]たり。白杉悦雄訳所収（前掲）『現代語訳・黄帝内経霊枢』下、237～239頁に基づき一部を改めた。（注1：ここは「能春夏不能秋冬、秋冬感而病生」と、「秋冬」が重なっている。さきの木形では「能春夏不能秋冬、感而病生」であった）。（注2：胴は背肉）。（注3：『類経』の注に「火性速也〈火性は速きなり〉」とあるのにしたがった。『国語』晋語、「民之疾心」は、にくむ心）。（注4：『類経』の注に「核核然火不得散而結聚為形也〈核核然は、火、散ずるを得ずして結聚して形を為すなり〉」とみえる）。（注5：『類経』の注に「肌肌膚淺貌〈肌肌は膚浅きの貌〉」とみえる）。（注6：『類経』の注に「慆慆不反貌又多疑也〈慆慆は反（そむ）かざるの貌、又た疑い多きなり〉」とみえる）。（注7：『類経』の注に「鮫鮫踴躍貌〈鮫鮫は踴躍の貌〉」とみえる）。（注8：『類経』には注がない）。（注9：『鍼灸甲乙経』陰陽二十五人形性血氣不同第十六は、「支支然」につくる。『類経』の注に「支支枝離貌〈支支は枝離るるの貌〉」とみえる）。（注10：『類経』の注に「頤頤自得貌〈頤頤は自得の貌〉」とみえる）。

「土形之人、比於上宮、似於上古黄帝。其爲人黄色、圓面、大頭、美肩背、大腹、美股脛、小手足、多肉、上下相稱、行安地、擧足浮、安心、好利人、不喜權勢、善附人也。能秋冬不能春夏、春夏感而病生、足太陰敦敦然。大宮之人、比於左足陽明、陽明之上婉婉然。加宮之人、比於左足陽明、陽明之下坎坎然（一曰衆之人）。少宮之人、比於右足陽明、陽明之上樞樞然。左宮之人、比於右足陽明、陽明之下兀兀然（〈一曰衆之人〉一曰陽明之上）」。土形の人、上宮に比す、上古の黄帝に似る。其の人と為りは黄色、円面、大頭、美なる肩背、大腹、美なる股脛、小さき手足、肉多く、上下、相い称（かな）う、行くに地に安んじ、足を挙ぐれば浮き[注1]、心を安んじ、好く人を利す、権勢を喜（この）まず善く人に附せざるなり。秋冬に能（た）うるも春夏に能えず、春夏に感じて病を生じ、足の太陰、敦敦然[注2]たり。大宮の人、左足の陽明に比し、陽明の上、婉婉然[注3]たり。加宮の人、左足の陽明に比し、陽明の下、坎坎然[注4]たり（一に「衆の人」と曰う）。少宮の人、右足の陽明に比し、陽明の上、枢枢然[注5]たり。左宮の人、右足の陽明に比し、陽明の下、兀兀然[注6]たり（一に「衆の人」と曰う。一に陽明の上と曰う）。白杉悦雄訳所収（前掲）『現代語訳・黄帝内経霊枢』下、239～241頁に基づき一部を改めた。（注

283

284

1：『類経』の注に「大氣舉之也〈大気もて之れを挙ぐるなり〉」とみえる）。（注2：『類経』の注に「敦敦重實貌〈敦敦は重実の貌〉」とみえる）。（注3：『類経』の注に「婉婉委順貌〈婉婉は委順の貌〉」とみえる）。（注4：『類経』の注に「坎坎深固貌〈坎坎は深固の貌〉」とみえる）。（注5：『類経』の注に「樞樞圓轉貌〈枢枢は円転の貌〉」とみえる）。（注6：『類経』の注に「獨立不動貌〈独立不動の貌〉」とみえる）。

「金形之人、比於上商、似於白帝。其爲人方面、白色、小頭、小肩、小腹、小手足、如骨發踵外、骨輕、身清廉、急心、靜悍、善爲吏。能秋冬不能春夏、春夏感而病生、手太陰敦敦然。釱商之人、比於左手陽明、陽明之上廉廉然。右商之人、比於左手陽明、陽明之下脱脱然。左商之人、比於右手陽明、陽明之上監監然。小商之人、比於右手陽明、陽明之下嚴嚴然」金形の人、上商に比す、白帝に似る。其の人と為りは方（四角）い面、白色、小頭、小さき肩背、小さき腹、小さき手足、骨、踵の外に発（ひら）くが如く、骨軽く、身は清廉、心を急がせ、静悍、善く吏と為る。秋冬に能うるも春夏に能えず、春夏に感じて病生じ、手の太陰、敦敦然[注1]たり。釱商の人、左手の陽明に比し、陽明の上、廉廉然[注2]たり。右商の人、左手の陽明に比し、陽明の下、脱脱然[注3]たり。左商の人、右手の陽明に比し、陽明の上、監監然[注4]たり。小商の人、右手の陽明に比し、陽明の下、厳厳然[注5]たり。白杉悦雄訳所収（前掲）『現代語訳・黄帝内経霊枢』下、241〜243頁に基づき一部を改めた。（注1：『類経』の注に「敦敦堅實貌〈敦敦は堅実の貌〉」とみえる。なお「敦敦」は先にもみえ、そこでは「敦敦重實貌〈敦敦は重実の貌〉」）。（注2：『類経』の注に「廉廉稜角貌〈廉廉は稜角の貌〉」とみえる）。（注3：『類経』の注に「脱脱蕭洒貌〈脱脱は蕭洒の貌〉」とみえる）。（注4：『類経』の注に「監監多察貌〈監監は多察の貌〉」とみえる）。（注5：『類経』の注に「嚴嚴莊重貌〈厳厳は荘重の貌〉」とみえる）。

「水形之人、比於上羽、似於黒帝。其爲人黒色、面不平、大頭、廉頤、小肩、大腹、動手足、發行搖身、下尻長背、延延然、不敬畏、善欺紿人、戮死。能秋冬不能春夏、春夏感而病生、足少陰汗汗然。大羽之人、比於右足太陽、太陽之上頰頰然。小羽之人、比於左足大陽、大陽之下紆紆然。衆之爲人、比于右足太陽、太陽之下潔潔然（一曰加之人）。桎之爲人、比於左足太陽、太陽之上安安然」水形の人、上羽に比す、黒帝に似る。其の人と為りは色黒く、面（かお）は平らかならず、大頭、廉（かど）ばりし頤（あご）、小肩、大腹、手足を動かし、行を発するに身を揺すり、下りし尻、長き背、延延然[注1]たり。敬い畏れず、善く人を欺紿（あさむ）き、戮死（りくし）す。秋冬に能うるも春夏に能えず、春夏に感じて病を生じ、足の少陰、汗汗然[注2]たり。大羽の人、右足の太陽に比し、太陽の上、頰頰然[注3]たり。小羽の人、左足の大陽に比し、大陽の下、紆紆然[注4]たり。衆の人と為（な）り、右足の太陽に比し、太陽の下、潔潔然[注5]たり（一に「加之人」と曰う）。桎の人となり、左足の太陽と比し、太陽の上、安安然[注6]たり。白杉悦雄訳所収（前掲）『現代語訳・黄帝内経霊枢』下、２４３～２４６頁に基づき一部を改めた。（注１：『類経』の注に「亦長意也〈亦た長きの意なり〉」とみえる）。（注２：『鍼灸甲乙経』は「汚汚然」、『類経』は「汗汗然」につくり、注は「汗汗濡潤貌〈汗汗は濡潤の貌〉」という）。（注３：『類経』の注に「頬頬得色貌〈頬頬は色を得るの貌〉」とみえる）。（注４：『類経』の注に「紆紆曲折貌〈紆紆は曲折の貌〉」とみえる）。（注５：『類経』の注に「潔潔清浄貌〈潔潔は清浄の貌〉」とみえる）。（注６：『類経』の注に「安安定靜貌〈安安は静を定むるの貌〉」とみえる）。

285 劉義慶、梁劉孝標注『世説新語』四部備用所収、中華書局據金臺本校刊、北京、１９３６年、14頁（22裏）。

286 「樂也者、動于内者也。礼也者、動于外者也。樂極和、礼極順、内和而外順、則民胆其顔色而弗与争也、望其容貌而民莫不承聴」楽なる者は、内に動く者なり。礼なる者は、外に動く者なり。楽は和を極め、礼は順を極む。内和して外順なれば、則ち民、その顔色をみてともに争わざるなり。其の容貌を望みて、民、易慢を生ぜず。故に徳煇、内に動き手、民、承聴せざるは莫し。鄭玄注、孔穎達疏、龔抗雲整理、王文錦審定、李学勤主篇『十三経注疏』（標点本）礼記正義（下）、北京大学出版社、１９９９年、１１４１頁（訳）（前掲）『中国古代養生思想の総合的研究』、１８３頁。

287 魏徴等撰『隋書』第三冊、「志第二十九」経籍三子、人物志三巻劉邵撰と載る。中華書局、１９７３年、１００４頁。また、湯用彤著、『魏晋玄学論稿及其外』「読人物志」北京大学出版社、２０１０年、５～９頁。徐林祥、『劉煕載美学思想研究論文集』四川大学出版社、１９９３年、１８３～１９１頁。李沢厚、劉網紀主篇『中国美学史』「人物品藻与美学」、安徽文芸出版社、１９８７年、59～１０１頁。

288 曾国藩著『冰鑒』吉林出版集団、２０１０年、75～93頁。曾国藩の研究者、中国南京師範大学の麗波准教授は『冰鑒』は曾国藩によるものではないとの指摘がある。

289 宋学海主篇、曾国藩著『挺経』雲南人民出版社、昆明、２０１１年参照。

290 『檀几叢書』巻三十、秀水徐震秋濤著「美人譜」、２頁。

291 楊上器撰『太上玄元皇帝道徳経』二巻、尹父操撰『太上老君玄元皇帝聖紀』十巻と載る。劉昫撰『舊唐書』巻四十七、経籍志第二十七、経籍下、欽定四庫全書、２６９冊、３３９頁、下段。

292 「唐玄宗天寶元年」と、宋の王欽若等撰『冊府元龜』巻五十四、帝王部、尚黄老第二、欽定四庫全書にみえる。９０３冊、７０頁、下段。

293 「老子曰、治身太上養神、其次養形、神清意平、百節皆寧、養生之本也」老子曰く、身を治するの太上は神を養い、其の次、形を養う、神、清くして、意、平ら、百節、皆、寧らか、養生の本なり。『文子』巻下、下徳、欽定四庫全書、1058冊、350頁、下段。

294 後世の偽作であるという。日原利国篇『中国思想辞典』研文出版、1984年、369頁に載る鶏飼尚代によるもの。

295 高誘注『淮南鴻烈解』巻二十、泰族訓、欽定四庫全書、848冊、744頁、下段中央。

296 杜道堅撰『文子纉義』巻九、下徳篇、欽定四庫全書、1058冊、449頁、下段。

297 日本内経医学会所蔵『重廣補注黄帝内経素問』（四部叢刊子部）2004年、58頁。

298 「五藏有七神、各何所藏耶。然。藏者、人之神気所舍藏也。故肝藏魂、肺藏魄心藏神、脾藏意与智、腎藏精与志也」答え。「臓」とは人間の神気が住んでいる場所である。そこで肝は魄を蔵し、肺は魄を蔵し、心は神を蔵し、脾は意と智を蔵し、腎は精と志を蔵するのである。日本内経医学会所蔵『難経集註』2002年、55頁、上段3～35。

299 「手少陰気絶、則脉不通」手の少陰の気、絶すれば、則ち脈通ぜず。島田隆司訳所収（前掲）『現代語訳・黄帝内経霊枢』上、234～235頁に基づき一部を改めた。

300 「足太陰気絶者、則脉不榮肌肉。唇舌者、肌肉之本也。脉不榮、則肌肉軟。肌肉軟、則舌萎、人中滿。人中滿、則唇反。唇反者、肉先死」足の太陰の気、絶するは、則ち脈、肌肉を栄せず。唇舌者は肌肉の本なり。脈栄せざれば、則ち肌肉軟か。肌肉軟（やわら）かければ、則ち舌萎え、人中満つ。人中満つれば、則ち唇反る。唇反（そ）るは、肉先（ま）ず死す。島田隆司訳所収（前掲）『現代語訳・黄帝内経霊枢』上、235～236頁に基づき一部を改めた。

301 「黄色薄皮弱肉者、不勝春之虚風。白色薄皮弱肉者、不勝夏之虚風。青色薄皮弱肉者、不勝秋之虚風。赤色薄皮弱肉者、不勝冬之虚風也」黄色にして薄皮弱肉なる者は、春の虚風に勝えず。白色にして薄皮弱肉なる者は、夏の虚風に勝えず。青色にして薄皮弱肉なる者は、秋の虚風に勝えず。赤色にして薄皮弱肉なる者は、冬の虚風に勝えず。武田時昌、佐藤実訳所収（前掲）『現代語訳・黄帝内経霊枢』下、120～122頁。

302 「是故五形之人二十五變者、衆之所以相欺者是也。黄帝曰、得其形、不得其色、何如。岐伯曰、形勝色、色勝形者、至其勝時年加、感則病行、失則憂矣。形色相得者、富貴大樂」是の故に五形の人の二十五変とは、衆の相い欺く所以の者、是（これ）なり。黄帝曰く、其の形を得るも、其の色を得ざるは何如、と。岐伯曰く、形、色に勝ち、色、形に勝つ者は、其の勝つ時に至りて年加わり、感ずれば則ち病行り、失えば則ち憂う。形色相い得る者は、富貴にして大いに楽しむ、と。白杉悦雄訳所収（前掲）『現代語訳・黄帝内経霊枢』下、244～248頁に基づき一部を改めた。家本誠一著『黄帝内経霊枢訳注』医道の日本社、2010年、125頁も参照した。

303 白杉悦雄訳所収（前掲）『現代語訳・黄帝内経霊枢』下、375～376頁に基づき一部を改めた。※尺については肘から手首までの皮膚。「審其尺之緩急、小大滑濇、肉之堅脆、而病形定矣」其の尺※の緩急、小大滑濇、肉の堅脆を審かにすれば、病の形定まる。（前掲）『霊枢経』論疾診尺第七十四に詳しい。

304 馬継興著「医心方中的古医学文献初探」撰進一千年記念医心方所収、医心方一千年記念会1986年、論文の最後にある表2『医心方』引録古籍称及条数の最後に204種10881条と載る。

305 日本古医学資料センター篇『醫心方』〈覆刻版〉巻第二十六、講談社、美色方、1964年、11～13頁。

306 坂本太郎他『日本書紀』岩波書店、1994年、46頁。

307 久下司著『日本化粧文化史の研究』(株)ビューティビジネス、1993年、508頁。

308 「黄帝曰、何以度知其肥瘦。伯高曰、人有肥、有膏、有肉。黄帝曰、別此奈何。伯高曰、䐃肉堅、皮満者、肥。䐃肉不堅、皮緩者、膏。皮肉不相離者、肉。黄帝曰、身之寒温何如。伯高曰、膏者、其肉淖、而粗理者身寒、細理者身熱。脂者、其肉堅、細理者熱、粗理者寒」黄帝曰く、何を以て其の肥瘦を度り知るや。伯高曰く、人に肥あり、膏あり、肉あり。黄帝曰く、此れ別つことといかん。伯高曰く䐃肉堅く、皮満なる者は肥。䐃肉堅からず、皮緩き者は膏。皮肉相離れざる者は肉。黄帝曰く、身の寒温はいかん。伯高曰く、膏なる者は、其の肉淖にして、粗き理なる者は身寒く、細かき理なる者は身熱し。脂なる者は、其の肉堅く、細かき理なる者は熱く、粗き理なる者は寒し。武田時昌、佐藤実訳所収（前掲）『現代語訳・黄帝内経霊枢』下、2007年、189～190頁。（前掲）内経医学会『新刊黄帝内経霊枢』74頁、17～3、17～4。（前掲）『黄帝内経霊枢訳注』58～60頁参照。

309 「黄帝曰、其肥瘦、大小奈何。伯高曰、膏者、多気而皮縦緩。故能縦腹垂腴。肉者、身體容大。脂者、其身收小。黄帝曰、三者之気血多少何如。伯高曰、膏者、多気、多気者熱、熱者耐寒。肉者多血則充形、充形則平。脂者、其血清、気滑少、故不能大。此別於衆人者也。黄帝曰、衆人奈何。伯高曰、衆人皮肉脂膏、不能相加也。血與気不能相多。故其形不小不大、各自稱其身、命曰衆人。黄帝曰、善。治之奈何。伯高曰、必先別其三形、血之多少、気之清濁、而後調之、治無失常経。是故膏人、縦腹垂腴、肉人者、上下容大、脂人者、雖脂不能大者」黄帝曰く、其の肥瘦、大小はいかん。伯高曰く、膏なる者は、気多くし皮縦緩す。故に能く縦腹垂腴す。肉なる者は、身体容大なり。脂なる者は、其の身収小なり。黄帝曰く、三者の気血の多少はいかん。伯高曰く、膏なる者は、気多く、気多き者は熱く、熱き者は寒に耐う。肉なる者は、血多ければ則ち形を充たし、形を充たせば則ち平たり。脂なる者は、其の血清く、気滑にして少なく、故に大なる能わず。此れ衆人に別つ者なり。黄帝曰く、衆人はいかん。伯高曰く、衆人の皮肉脂膏は、相加うる能わざるなり。血と気と相多かる能わず。故に其の形、小ならず大ならず、各自ずから其の身に称い、命づけて衆人と曰う。黄帝曰く、善し。これを治することいかん。伯高曰く、必ず先ず其の三形、血の多少、気の清濁を別ちて、而る後にこれを調うれば、治すること常に経を失うこと無し。是の故に膏人は縦腹垂腴し、肉人なる者は上下容大にして、脂人なる者は、脂と雖も大なる能わざる者なり。武田時昌、佐藤実訳所収（前掲）『現代語訳・黄帝内経霊枢』下、191〜193頁に基づき一部を改めた。

310 「黄帝曰、夫經脉之小大、血之多少、膚之厚薄、肉之堅脆及膕之大小、可為量度乎。岐伯答曰、其可為度量者、取其中度也。不甚脱肉、而血気不衰也。若夫度之人、痟痩而形肉脱者、悪可以度量刺乎」黄帝曰く、夫れ脈の小大、血の多少、膚の厚薄、肉の堅脆及び膕[注1]（ひかがみ・よぼろ）の大小は、量度を為す可きか、と。岐伯答えて曰く、其の度量を為す可き者は、其の中度に取るなり。甚だしくは脱肉せずして、血気衰えざればなり。若（も）し夫（そ）れ之れを度（はか）らんとするの人にして、痟[注2]痩して形肉脱する者なれば、悪（いずく）んぞ以て度量して刺すべけんや、と。勝田正泰訳所収（前掲）『現代語訳・黄帝内経霊枢』上、278〜279頁に基づき一部を改めた。（注1：膝の裏のくぼんだところ）。（注2：『類経』の注に「痟通作消〈痟通じて消に作る〉」とみえる。『説文解字』は「酸痟、頭痛」だが、ここにはあてはまらない。『玉篇』は「痟、渇病也。漢司馬相如痟渇疾〈痟、渇病なり。漢の司馬相如、痟渇疾〉」で、『漢書』司馬相如伝は「消渇」。消渇は糖尿病のこと）。

311 「黄帝曰、願聞人之白黒肥痩小長、各有數乎。岐伯曰、年質壮大、血気充盈、膚革堅固、因加以邪。刺此者、深而留之。此肥人也。廣肩腋、項肉薄、厚皮而黒色、唇臨臨然、其血黒以濁、其気濇以遲、其爲人也、貪於取與。刺此者、深而留之、多益其數也。黄帝曰、刺痩人奈何。岐伯曰、痩人者、皮薄色少、肉廉廉然、薄唇輕言、其血清気滑、易脱於気、易損於血。刺此者、淺而疾之。黄帝曰、刺常人奈何。岐伯曰、視其白黒、各爲調之。其端正敦厚者、其血気和調。刺此者、無失常數也」黄帝曰く、願わくは聞かん、人の白黒・肥痩・小長に、各々数あるか。岐伯曰、年質壮大にして、血気充盈し、膚革堅固にして、因りて加うるに邪を以てするときは、此を刺す者は、深くしてこれを留む。此れ肥ゆる人なり。広き肩腋にして、項肉は薄く、厚皮にして黒色、唇は臨臨然として、其の血は黒くして以て濁り、其の気は濇（しぶ）りて以て遲く、其の人の為りや、取與を貪る。此れを刺す者は、深くしてこれを留め、多くは其の数を益すなり。黄帝曰く、痩せし人を刺すはいかん。岐伯曰く、痩せし人は、皮薄く色少なし、肉は廉廉然として、薄き唇にして言軽し、其の血は清く気滑らかなれば、気を脱し易く、血を損い易し。此れを刺す者は、浅くしてこれを疾（と）くす。黄帝曰く、常人を刺すはいかん。岐伯曰く、其の白黒を視て、各々これを調うことを為す。其の端正にして敦厚なる者は、其の血気和調す。此れを刺す者は、常数を失うなかれ。前田繁樹訳所収（前掲）『現代語訳・黄帝内経霊枢』上、５２９～５３１頁に基づき一部を改めた。

312　「八素云、春宜食辛（辛能散也）、夏宜食鹹（鹹能潤也）、長夏宜食酸（酸能収也）、秋宜食苦（苦能堅也）、冬宜食甘肥（甘能緩中而長肌肉、肥能密理而補中）。皆益五蔵而散邪気矣。此四時之味、随所宜加之食、皆能益蔵而除於邪、養生之道、可不移矣」八素曰く、春宜しく辛を食らうべし（辛は能く散ずる也）、夏宜しく鹹を食らうべし（鹹は能く潤すなり）、長夏は宜しく酸を食らうべし（酸は能く収めるなり）、秋は宜しく苦を食らうべし（苦は能く堅なり）、冬は宜しく甘肥を食らうべし（甘は能く中を緩めて肌肉を長ぜむ、肥は能く理を密にして中を補す）、皆、五蔵を益して邪気を散ずるなり。この四時の味、随所宜しく之が食を食らうべけんや、皆能く益して邪を除すべし。養生の道、移さざるべきか。（前掲）『道蔵』巻十八、修真秘録、食宜篇、１９８８年、52頁、下段。

313　「足太陽之上、血気盛則美眉、眉有毫毛、血多気少則悪眉、面多少理、血少気多則面多肉、血気和則美色」足の太陽の上は、血気盛んなれば則ち眉を美しくし、眉に毫毛有り。血多く気少なければ則ち眉を悪（みにく）くし、面に少理多し。血少なく気多ければ則ち面に肉多し。血気和すれば則ち色を美しくす。白杉悦雄訳所収（前掲）『現代語訳・黄帝内経霊枢』下、２５２～２５３頁に基づき一部を改めた。

314　「手少陽之上、血気盛則眉美以長、耳色美。血気皆少則耳焦悪色」手の少陽の上、血気盛んなれば則ち眉美（うるわ）しくて以て長く、耳の色美し。血気皆な少なければ則ち耳焦げ色悪（みにく）し。白杉悦雄訳所収（前掲）『現代語訳・黄帝内経霊枢』下、２５４～２５５頁に基づき一部を改めた。

315　「黄帝曰、二十五人者、刺之有約乎。岐伯曰、美眉者、足太陽之脉、気血多。悪眉者、血気少。其肥而澤者、血気有餘。肥而不澤者、気有餘、血不足。痩而無澤者、気血倶不足。審察其形気有餘不足而調之、可以知逆順矣」黄帝曰く、二十五人の者は、之れを刺すに約有るか、と。岐伯曰く、美（うるわ）しき眉の者は、足の太陽の脈、気血多し。悪（みにく）き眉の者は、血気少なし。其の肥えて沢（つや）ある者は、血気余り有り。肥えて沢（つや）あらざる者は、気余り有りて、血足らず。痩せて沢無き者は、気血足らず。審らかに其の形気の余り有ると足らざるを察してこれを調うれば、以て逆順を知るべし。白杉悦雄訳所収（前掲）『現代語訳・黄帝内経霊枢』下、２００７年、２５５～２５８頁に基づき一部を改めた。

316 村澤博人『美人進化論 ―顔の文化誌』東京書籍、１９８７年、63～67頁。

317 「衛気者、所以温分肉、充皮膚、肥腠理、司関闔者也」衛気なる者は分肉を温め、皮膚を充たし、腠理を肥やし、関闔を司るゆえんの者なり。前田繁樹訳所収（前掲）『現代語訳・黄帝内経霊枢』下、61～63頁に基づき一部を改めた。

318 「衛気和則分肉解利、皮膚調柔、腠理緻密矣」衛気和すれば則ち分肉[注1]解利[注2]し、皮膚調柔し、腠理緻密なり。前田繁樹訳所収（前掲）『現代語訳・黄帝内経霊枢』下、62～63頁に基づき一部を改めた。（注１：『類経』本藏二十五變に「肉有分理、故云分肉〈肉に分理有り、故に分肉と云う〉」とみえる）。（注２：『類経』巻三、藏象類、天年常度の注に「解利者、可無留滞〈解利とは、留滞無かる可し〉」とみえる）。

319 「手太陰気絶、則皮毛焦。太陰者、行気温于皮毛者也。故気不榮、則皮毛焦。皮毛焦、則津液去皮節、津液去皮節者、則爪枯毛折」手の太陰の気、絶するときは、則ち皮毛焦（やつ）る。太陰者は、気を行らせて皮毛を温むる者なり。故に気栄（やしな）わざれば、則ち皮毛焦る。皮毛焦るれば、則ち津液皮節を去る。津液皮節を去るは、則ち爪枯れ毛折る。島田隆司訳所収『（前掲）現代語訳・黄帝内経霊枢』上、２３４～２３５頁に基づき一部を改めた。

320 「何謂氣。岐伯曰、上焦開發、宣五穀味、熏膚、充身、澤毛、若霧露之漑、是謂氣。何謂津、岐伯曰、腠理發泄、汗出溱溱、是謂津。何謂液、岐伯曰、穀入気滿、淖澤注於骨、骨屬屈伸、洩澤補益腦髓、皮膚潤澤、是謂液」何をか気と謂う。岐伯曰く、上焦開発（ひら）き、五穀の味を宣（の）ぶ、膚を熏じ、身を充たし、毛を沢（つや）やかにすること、霧露の漑ぐが若くす、是れを気と謂う。何をか津（しん）と謂う。岐伯曰く、腠理発（ひら）き泄（も）れ、汗出づること溱溱（しんしん）たり、是れを津と謂う[注1]。何をか液と謂う、と。岐伯曰く、穀入りて気満ち、淖沢（うるお）いて骨に注ぎ、骨の属、屈伸し、沢（うるお）いを洩らし脳髄を補益し、皮膚潤沢（うるお）う、是れを液と謂う[注2]。藤山和子訳所収（前掲）『現代語訳・黄帝内経霊枢』上、４７１～４７３頁に基づき一部を改めた。（注１：『類経』巻四、藏象類、精氣津液血脉脱則為病の注に、「津者陽之液、汗者津之泄也。腠理者、皮膚之隙。溱溱滋澤貌〈津は陽の液、汗は津の泄なり。腠理は、皮膚の隙。溱溱は滋澤の貌〉」とみえる）。（注２：『類経』巻四、藏象類、精氣津液血脉脱則為病の注に「淖澤濡潤也、液者陰之津、穀入於胃、其氣滿而化液、故淖澤而注於骨。凡骨屬舉動屈伸、則經脉流行而洩其澤、故内而補益腦髓、外而潤澤皮膚、皆謂之液〈淖沢は濡潤なり、液は陰の津、穀、胃に入り、其の気満ちて液に化す、故に淖沢して骨に注ぐ。凡そ骨の属、挙動屈伸すれば、則ち経脉流行して其の沢を洩らす、故に内にして脳髄を補益し、外にして皮膚を潤沢す、皆な之れを液と謂う〉」とみえる。その解釈にしたがって訓読した）。

321 「液脱者、骨属屈伸不利、色夭、脳髄消、脛痠、耳数鳴」液脱（も）るる者は、骨の属、屈伸利あらず、色夭（そこな）い※、脳髄消え、脛痠（いた）く、耳数（しば）しば鳴る。藤山和子訳所収（前掲）『現代語訳・黄帝内経霊枢』上、474～475頁に基づき一部を改めた。（※『類経』巻四、藏象類、精氣津液血脉脱則為病の注に「色枯而夭〈色枯れて夭（そこな）う〉」とみえる）。

322 「血脱者、色白、夭然不沢、其脈空虚」血脱（も）るる者は、色白く、夭然として沢（つや）あらず、其の脈、空虚。藤山和子訳所収（前掲）『現代語訳・黄帝内経霊枢』上、474～475頁に基づき一部を改めた。

323 吉川忠夫『六朝道教の研究』春秋社所収の釜谷志著「『真誥』の詩と色彩語――あかい色を中心に――」234～258頁。

324 荘宏誼「道教養生文化」『中国史新論』宗教史分冊、中央研究院、2010年、280頁。

325 「面者神之庭、髪者脳之華、心悲則面燋、脳減則髪素、所以精元内喪、丹津損竭也」面は神の庭、髪は脳の華、心悲しければ則ち面燋（かおやつ）れ、脳減ずれば則ち髪素（しろ）く、精の元、内に喪（うしな）われ、丹津損ない竭（つ）くる所以なり。吉川忠夫、麥谷邦夫著『眞誥研究』訳注篇、京都大学人文科学研究所研究報告、2000年、53頁に基づき一部を改めた。

326 拙論「鍼灸美容にみえる《美》意識についての考察」、全日本鍼灸学会雑誌、2013年、63巻、123～131頁。

327 「是故聖人視其顔色、黄赤者多熱氣、青白者少熱氣、黒色者多血少氣、美眉者太陽多血」是の故に聖人は其の顔色を視る。黄赤なる者は熱気多く、青白なる者は熱気少なく。黒色なる者は血多く気少し。眉を美しくする者は太陽に血多し。白杉悦雄訳所収（前掲）『現代語訳・黄帝内経霊枢』下、269～270頁に基づき一部を改めた。

328 「審皮膚之寒温滑濇、知其所苦」皮膚の寒温滑濇を審らかにすれば、其の苦しむ所を知る。白杉悦雄訳所収（前掲）『現代語訳・黄帝内経霊枢』下、360頁。

329 「黄帝問于岐伯曰、余聞刺有五官五閲以觀五気、五気者五藏之使也。五時之副也、願聞其五使當安出。岐伯曰、五官者、五藏之閲也。黄帝曰、願聞其所出、令可爲常。岐伯曰、脉出于気口、色見於明堂、五色更出、以應五時、各如其常。経氣入藏、必當治裏。帝曰、善。五色獨決於明堂乎。岐伯曰、五官已辨、闕庭必張、乃立明堂。明堂廣大、蕃蔽見外、方壁高基、引垂居外、五色乃治、平博廣大、壽中百歳。見此者、刺之必已。如是之人者、血気有餘、肌肉堅緻、故可苦已鍼。黄帝曰、願聞五官。岐伯曰、鼻者、肺之官也。目者、肝之官也。口唇者、脾之官也。舌者、心之官也。耳者、腎之官也。黄帝曰、以官何候。岐伯曰、以候五藏。故肺病者、喘息鼻脹。肝病者、眥青。脾病者、唇黄。心病者、舌巻短、顴赤。腎病者、顴與頬黑。

黄帝曰、五脉安出、五色安見、其常色殆者如何。岐伯曰、五官不辨、闕庭不張、小其明堂、蕃蔽不見、又埤其牆、牆下無基、垂角去外、如是者、雖平常殆、況加疾哉。黄帝曰、五色之見于明堂、以觀五藏之気、左右高下、各有形乎。岐伯曰、府蔵之在中也、各以次舍、左右上下、各如其度也」黄帝、岐伯に問うて曰く。余聞く、刺に五官五閲有り、以て五気を観る。五気とは五蔵の使いなり、五時の副なり、願わくは聞かん、其の五使は当に安に出づるべきか。岐伯曰く。五官なる者は、五蔵の閲なり。黄帝曰く。願わくは其の出づる所を聞き、常と為すべからしめん。岐伯曰く。脈は気口に出で、色は明堂に見れ、五色更（こも）ごも出でて、以て五時に應じ、各おの其の常の如し。経気蔵に入れば、必ず當に裏を治すべし。帝曰く。善し。五色は独り明堂に決するか。岐伯曰く。五官已に弁じ、闕庭必ず張れば、乃ち明堂を立つ。明堂は広大にして、蕃蔽（はんへい）は外に見（あらわ）れ、壁は方にして基は高く、垂を引いて外に居り、五色は乃ち治まり、平博にして広大なれば、壽は百歳に中たる。此れを見す者は、これを刺せば必ず已む。是の如きの人は、血気に餘り有りて、肌肉は堅緻なり、故に苦（治）するに鍼を已（も）てすべし。黄帝曰く。願わくは五官を聞かん。岐伯曰く。鼻は肺の官なり。目は肝の官なり。口唇は脾の官なり。舌は心の官なり。耳は腎の官なり。黄帝曰く。官を以て何をか候わん。岐伯曰く。以て五蔵を候う。故に肺病むときは、喘息して鼻張る。肝病むときは、眥（し）青し。脾病むときは、唇黄なり。心病むときは、舌巻きて短く、顴赤し。腎病むときは、顴と顔と黒し。黄帝曰く。五脈安らかに出で、五色安らかに見れ、其の常色にして殆（あやう）き者はいかん。岐伯曰く。五官弁ぜず、闕庭張らず、其の明堂を小さく、蕃蔽見れず、又其の牆を埤（ひく）くし、牆の下に基なく、垂・角外に去る、是の如き者は、平常と雖も殆し、況や疾を加うるをや。黄帝曰く。五色の明堂に於いて見れ、以て五蔵の気を觀るに、左右高下、各々形あるか。岐伯曰く。府蔵の中に在るや、各々次舍を以てす、左右上下、各々其の度の如きなり。前田繁樹訳所収（前掲）『現代語訳・黄帝内経霊枢』上、５１９～５２３頁に基づき一部を改めた。

330 麦谷邦夫篇訳「養性延命録訓註」坂出祥伸らによる研究成果報告書、１９８７年、19頁。

331 張君房著『雲笈七籤』巻三十三、雑修攝、攝養枕中方、太白山處士孫思邈撰、中華書局、２００３年、７４８頁。

332 陳夢雷篇『古今図書集成』(58)、第４６９冊、文星書店、芸術典、１９６４年、５９８～６３４頁。

333 坂本太郎他篇『日本書紀』岩波書店、１９９４年、46頁。

334 村澤博人、『美人進化論 ─顔の文化誌』東京書籍、１９８７年、63～67頁。

335 手は柔らかき荑（つばな）の如く、膚は凝りたる脂の如し、領（うなじ）は蝤蠐（すくも）の如く、歯は瓠（ふくべ）犀の如し。螓首蛾眉、巧笑倩たり、美目盼たり。石川忠久著、新釈漢文大系第１１０巻『詩経』上、明治書院、１９９７年、１

５９～１６０頁。「巧」は好。「倩」は口もとの愛らしきこと。「盼」は目を動かすさま。出典、諸橋轍次著『大漢和辞典』巻四、大修館書店、１９６７年、３６８頁。

336 「手如柔荑、膚如凝脂、領如蝤蠐。齒如瓠犀、螓首蛾眉、巧笑倩兮、美目盼兮」李学勤主篇『十三経注疏・毛詩正義』北京大学出版社、１９９９年、２２１～２２４頁。

337 陳高華、徐吉軍主篇『中国服飾通史』寧波出版社、２００２年、３３９～４７１頁。

338 「櫻桃小口」「朱唇」は婦女の美しさを形容する。（前掲）『中国服飾通史』４７４頁。

339 十眉図は、宋代の『海録砕事』巻十四、『欽定四庫全書』９２１冊、驪江出版社、１９８８年、７０５頁、下段、中央。などによって十種類に区別される。また、明代の『蜀中廣記』巻四、名勝記第四、川西道、成都府四にもある。『欽定四庫全書』９２１冊、驪江出版社、１９８８年、40頁、下段、中央。

340 槇佐知子訳『医心方』巻四、美容篇、筑摩書房、１９９７年、89～94頁。

341 「上焦開發　宣五穀味　熏膚、充身澤毛　若霧露之漑　是謂気」上焦を開発（ひら）き、五穀の味を宣（の）ぶ、膚を熏じ、身を充たし、毛を沢（つや）やかにすること、霧露の漑ぐが若くす。是れを気と謂う。藤川和子訳所収（前掲）『現代語訳・黄帝内経霊枢』上、東洋学術出版社、２００７年、４７１～４７３頁に基づき一部を改めた。

342 「上古有眞人者。提挈天地、把握陰陽、呼吸精氣、獨立守神、肌肉若一。故能壽敝天地、无有終時」上古に真人なる者あり。天地を提挈し、陰陽を把握し、精気を呼吸し、独立して神を守り、肌肉は一なる若し。故に能く壽は天地を敝い、終わりし時ある无し。島田隆司訳所収（前掲）『現代語訳・黄帝内経素問』上、２００６年、39～41頁に基づき一部を改めた。

343 六朝宋代の臨川王、劉義慶（４０３～４４４）に『世説』八巻があり、梁の劉孝標がこれに注記を加えて十巻としたことが『隋志』に見えていることが、魯迅著『中國小説史略』第七篇（１９２４年）の中にみえる。現存しているのは三巻本で、『世説新語』といい、宋代の晏殊が篇集しなおしたもので、注の一部が削られている。しかし、「新語」という二字を付け加えたのかは判らない。唐代では「新書」と呼んだ。今村与志雄訳、魯迅『中国小説史略』筑摩書房、１９９７年、３７８～３７９頁。

344 李宇玲著『古代宮廷文学論』勉誠出版、２０１１年、21～51頁には六朝期における風流の語義その内実をめぐる論考が載る。また、同書34～35頁の「玉台新詠」では、「風流」とは女性の美（官能的な美、なまめかしさ）を指す言葉として用いられていたとある。

345 魏徴等撰『隋書』第三冊、「志第二十九」経籍三子、人物志三巻劉邵撰と載る。中華書局、1973年。湯用彤著、『魏晋玄学論稿及其外』「読人物志」北京大学出版社、2010年。徐林祥、『劉熙載美学思想研究論文集』、四川大学出版社、1993年。李沢厚、劉綱紀主篇『中国美学史』「人物品藻与美学」、安徽文芸出版社、1987年。四庫全書、848冊、759～789頁、『人物志』巻上が762頁に記されている。

346 宋学海主篇、曾国藩著『挺経』雲南人民出版社、昆明、2011年参照。

347 曾国藩著『冰鑒』吉林出版集団、2010年、75～93頁。

348 今村与志雄訳『中國小説史略』、今村氏の注記では原文は「品目」とする。品は等級のこと。官吏の等級のこと、目は品題のこと。つまり、人物を評価して、その高下を定めるとある。

349 愛新覚羅・玄燁（1654～1722）撰『庭訓格言』中州古籍出版社、2010年、17～23頁に品性の修養について載る。

350 西子、毛嬙、夷光、李夫人、卓文君、班婕妤、王昭君、趙飛燕、合得、蔡琰、二喬、緑珠、碧玉、張麗華、候夫人、楊太真、崔鸎鸎、關盼盼、蘇蕙、非烟、柳姫、霍小玉、貞娘、花蕊夫人、朱淑真とあり、二十五名の名があるが、『檀几叢書』巻三十、秀水徐震秋濤著「美人譜」2頁に載る府本には二十六とある。

351 『檀几叢書』巻三十、秀水徐震秋濤著「美人譜」1～5頁。刊行者は「新安張氏霞擧堂」（1695）、また刊行年は序文等とそれに付された年号から採っている。初集の張潮序に「康熙乙亥七夕」二集王晫序に「子曩有檀几叢書之輯、歳在乙亥、張子山來、刻而傳之」とあり、初集刊年を康熙三十四年（乙亥）刊二集凡例末尾に「丁丑九日」の紀年があることからも二集以下は康熙三十六年（丁丑）刊としたものかと思われる。

352 北京大学哲学系『中国美学史資料選篇』中華書局、1981年、1～2頁。古田真一、山名伸生、木島史雄篇『中国の美術―見かた・考えかた』昭和堂、2003年、175頁。

353 潘顕一、李裴、申喜萍著『道教美学思想史研究』商務印書館、2010年、544～545頁。また、「善」と「美」については657～658頁、「純―其徳：至善―至美的風采」には『国語』楚語にも伍挙の「美」についての記載があり、さらに孔子の「美」と「善」の統一を『論語』尭曰に上げている。「子張曰、何謂五美、子曰、君子恵而不費、労而不怨、欲而不貪、泰而不驕、威而不猛（子張曰わく、何をか五美と謂う。子曰わく、君子、恵（けい）して費やさず、労して怨みず、欲して貪らず（むさぼらず）、泰（ゆたか）にして驕らず（おごらず）、威にして猛からず（たけからず））と載る。

354 『檀几叢書』二集、巻六、繍水宋瑾豫菴著「古顱人法」1～9頁には先人が見る優れた人間像に対して記されている。

355 岩城秀夫著『中国人の美意識』創文社、1992年には、詩、言葉、人、書物、演劇にみえる中国人の「美」意識について記されている。

356 『諸子集成』第八冊、中華書局香港分局、1978年、159～164頁。竹田晃、黒田真美子篇著『世説新語』明治書院、2006年、706頁には「容止」が威儀ある正しい姿や振る舞いという意味を持っているという。

357 「何平叔美姿儀、面白。魏明帝疑其傅粉。正夏月、與熱湯餅既噉。大汗出、以朱衣自拭、色転皎然」竹田晃、黒田真美子『世説新語』明治書院、2006年、706頁。

358 久下司、『化粧』、法政大学出版社、1984年、70頁。七世紀末には鉛からできた鉛白粉が日本に存在し、平安初期の制度を記録した『延喜式』（藤原時平、忠平・作）典薬寮の条（927年）には「白粉」「胡粉」と載る。「胡粉」の「胡」の本来の意味は「糊」で、顔に糊で塗り固めるために「胡粉」といわれる。古代では「水粉」「瓦粉」「定粉」と呼ばれ、原料には鉛以外にもコメや粟などの穀物が用いられていた。十六世紀初頭に成立した『七十一番職人歌合』などに白粉売りや水銀掘りがみられることから、一説には白粉としての登場は室町時代以降とされる。また、男性の化粧が秦漢代より行われ、『釈名。釈形体』には「髭、姿也、為姿容之美也」と、髭を整えることが美男子の象徴であった。（前掲）『中国服飾通史』寧波出版社、173頁。また、同書473頁の第二節の化粧には眉を描くための石墨「画眉石」がみえる。

359 槇佐知子訳『医心方』巻四、筑摩書房、1997年、101～214頁には、ニキビ、シミ、雀斑、黒子（ほくろ）、疣、ウオノメ、尋常性白斑などに対する治療方法が載っている。

360 江戸時代の初期に伝わった明末の中国技術百科全書、宋応星（1587～1665）の『天工開物』には白粉の製造法が載る（藪内清訳注『天工開物』東洋文庫130、平凡社、1969年）。それを村澤博人氏は追試し、塩基性炭酸鉛を試薬としてつくり出して用いた。村澤博人著『美人進化論 ―顔の文化誌』東京書籍、1987年、32～34頁。また、紀元前3000年に、一本眉の婦人坐像がマリで出土された。現在では、中央アジアや中近東で、ウスマという植物の葉っぱから抽出した汁で左右の眉を一本につなげた化粧法が行われ、日本ではアイヌの人たちの間で存在していた。同書63～67頁。宋代にみえる美容膏については陳元靚撰『事林廣記』中華書局、1999年、537～541頁に記されている。

361 「賢明な婦人」という意味。竹田晃、黒田真美子『世説新語』〈六朝Ⅱ〉明治書院、2006年、241～256頁。

362 「王司徒婦、鍾氏女、太傅曽孫、亦有俊才女徳」蒋凡、李笑野、白振奎評注『全評新注世説新語』人民文学出版社、北京、2009年、829～830頁に載る。

363 「許因謂曰、婦有四徳、卿有其幾」竹田晃、黒田真美子『世説新語』明治書院、東京、２００６年、２４１〜２５６頁。

364 安溪李光坡撰『周禮述註』巻七、欽定四庫全書。また、『周礼』巻七、天官の冢宰治官之職に、婦人の備えるべき四つの徳として、婦徳（貞順）、婦言（辞令）、婦功（糸麻・機織りなどの手仕事）、婦容を挙げている。

365 陶弘景『本草経集注』の序には「精神の本宅は身体である。身体が邪を受ければ、精神もまた乱れる。精神が乱れれば、鬼霊が侵入してくる」尚志鈞『本草経集注』人民衛生出版社、１９９４年、15頁。訳は大形徹著『魂のありか』角川書店、２０００年、１８２頁。

366 呉景東著『中医美容技術』科学出版社、２００６年、１１４〜１１９頁。

367 実質、本質、素質のような内実のこと。陳景元は「質」は「徳」と相関するという。（前掲）『道教美学思想史研究』３９２頁。

368 文様、文飾、天文のように外観のこと。『論語』雍也第六、『中国美学史資料選篇』上、中華書局、１９８０年、15頁。

369 記録や文章などの長いもの、金谷治訳注の『論語』岩波書店、２０００年、１１７頁の「史」についての解釈は、「朝廷の文書をつかさどる役人で、典故に通じて文章の外面的な修飾をつとめる」とある。

370 違うものがほどよく混じり合う様子。

371 「質勝文、則野。文勝質、則史。文質彬彬、然後君子」欧陽詢、汪紹楹校、『藝文類聚』巻二十二、人部六、質文、上海古籍出版社、１９８２年、４０９〜４１２頁。

372 加地伸行篇『論語』講談社、２００４年、１３４〜１３５頁に載る。

373 劉熙載著『藝概』巻一、文概、上海古籍出版社、１９７８年、2頁。

374 「有諸内必形諸外」諸を内に有すれば必ず諸を外に形わす。衛湜撰『礼記集説』、欽定四庫全書、経部、台北国立故宮博物院所蔵本、文淵閣四庫全書、第１１９冊所収、驪江出版社、１９９８年、１１４頁。

375 「從內之外者、調其內。從外之內者、治其外」内従り外に之く者は、其の内を調う。外従り内に之く者は、其の外を治む。松村巧訳所収（前掲）『現代語訳・黄帝内経素問』下、４６０〜４６４頁に基づき一部を改めた。

376 「故遠者司外揣內、近者司內揣外」故に遠き者は外を司りて内を揣り、近き者は内を司りて外を揣る。前田繁樹訳所収（前掲）『現代語訳・黄帝内経霊枢』下、46〜47頁に基づき一部を改めた。

377 之を求むるに貌を以ってし、之れを責むるに妍を以てす。俗人徒に其の外形の粗簡を睹、其の精神の淵邈を察する能わず。本田濟訳注『抱朴子外篇1』平凡社、２００２年、２４７〜２４８頁。

378 「求之以貌、責之以妍。俗人徒睹其外形之粗簡、不能察其精神之淵邈」楊明照撰、新篇諸子集成『抱朴子外篇校釈』中華書局、１９８５年。

379 高誘注『淮南子』精神訓、諸子集成巻七、香港中華書局、１９７８年、99～１１２頁。

380 安徽省『淮南子』研究会、淮南子研究、李霞『淮南子』的生命三要素論及其対道家生命結構観的発展、黄山書社、２００６年、99～１０４頁。

381 「抱朴子曰、妍姿媚貌、形色不齊、而悦情可均。絲竹金石、五聲詭韻、而快耳不異。繳飛鉤沉、罾舉罝抑、而有獲同功。樹勳立言、出處殊塗而所貴一致」妍姿、媚貌は形、色齊しからざれども、而も情を悦すは均しかる可し。絲竹、金石は五聲韻を詭うれども、而も耳を快くするは異ならず。飛べるを繳し沉めるを釣り、舉がれるを罾し、抑めるを罝すれども、而も獲る有るは功を同じうす。勳を樹て言を立つるは出・處塗を殊にすれども貴ぶ所を致を一にす。御手洗勝著『抱朴子外篇簡注』（三）広島大学文学部哲学研究室、１９６７年、５７９頁。

382 本田濟訳注『抱朴子外篇2』平凡社、２００２年、85頁。

383 陸費逵総勘『四部備要』子部、『抱朴子』外篇、中華書局據平津館本校刊を参照。

384 本田濟訳注『抱朴子外篇1』平凡社、２００２年、１９９～２０２頁。また、校勘は『諸子集成』抱朴子、外篇、行品巻、第二十二、中華書局香港分局、１９７８年、１４１～１４２頁。

385 抱朴子曰く、人技は、未だ知り易からずして、真・偽、相似たる或り。御手洗勝著『抱朴子外篇簡注』（二）広島大学文学部哲学研究室、１９６７年、５７９頁。

386 本田濟訳注『抱朴子外篇1』平凡社、２００２年、１９９～２００頁。

387 「士有顔貌修麗、風表閑雅、望之溢目、接之適意、威儀如龍虎、盤旋成規矩。然心蔽神否、才無所堪、心中所有、盡附皮膚。口不能吐片奇、筆不能屬半句、入不能宰民、出不能用兵、治事則事廢、銜命則命辱。動静無宜、出處莫可。蓋難分之一也」士には、顔貌修麗にして、風表閑雅、これを望めば目に溢れ、これに接すれば意に適い、威儀、龍・虎の如く、盤旋、規矩を成す有り。然れども、心、蔽われ、神、否にして、才、堪うる所無く、心中の有る所、盡く皮膚に附き、口、片奇をも吐く能わず、筆、半句をも屬ぬる能わず、入りては民を宰る能わず、出でては兵を用うる能わず、事を治むるときは、則ち事廢し、命を銜むときは、則ち、命、辱しめられ、動静、宜しきこと無く、出處、可しきこと莫し。蓋し、分かち難きの一なり。御手洗勝著『抱朴子外篇簡注』（二）、広島大学文学部哲学研究室、１９６７年、５７９～５８０頁。

388 本田濟訳注『抱朴子外篇1』平凡社、2002年、199~200頁。
389 「士有貌望樸悴、容觀矬陋、聲氣雌弱、進止質澁。然而含英懷寶、經明行高、幹過元凱、文蔚春林。官則庶績康用、武則克全獨勝。蓋難分之二也」士には、貌望樸悴れ、容觀矬陋く、聲気雌弱く、進止、質澁もの有り。然り而るに英を含み寶を懐き、経に明らかにして行い高く、幹は元凱に過ぎ、文は春林よりも蔚んにして、官は則庶績用て康く、武は則ち克く全く、獨り勝つ。蓋し、分かち難きの二なり。御手洗勝著『抱朴子外篇簡注』(二)、広島大学文学部哲学研究室、1967年、579~580頁。
390 本田濟訳注『抱朴子外篇1』平凡社、2002年、200頁。
391 「士有謀猷淵邃、術略入神、智周成敗、思洞幽玄、才兼能事、神器無宜、而口不傳心、筆不盡意、造次之接、不異凡庸。蓋難分之三也」士には、謀猷淵邃くして術略神に入り、智、成敗に周く、思、幽玄を洞き、才、能事を兼ね、神器、宜しくは無し。口、心を傳ず、筆は意を盡さず、造次の接にては凡庸と異ならず。蓋し、分かち難きの三なり。御手洗勝著『抱朴子外篇簡注』(二)、広島大学文学部哲学研究室、1967年、580頁。
392 本田濟訳注『抱朴子外篇1』平凡社、2002年、200頁。
393 「士有機變清鋭、巧言綺粲、擊引譬喻、淵湧風厲。然而口之所談、身不能行、長於識古、短於理今、為政政亂、牧民民怨。蓋難分之四也」士には機變は清鋭く巧言は綺粲やかにして、譬喩を擊引きて淵湧き風厲しきもの有り。然り而るに、口の談ずる所をば、身、行なう能わず、古を識るに長るるに、今を理むるに短くして、政を為しては政亂れ、民を牧いては民怨む。蓋し、分かち難きの四なり。御手洗勝著『抱朴子外篇簡注』(二)、広島大学文学部哲学研究室、1967年、580頁。
394 本田濟訳注『抱朴子外篇1』平凡社、2002年、200頁。
395 「士有外形足恭、容虔言恪。而神疎心慢、中懷散放、受任不憂、居局不治、蓋難分之五也」士には、外形足恭、容虔しやかに言恪しめるもの有り。而るに神疎心慢く、中懐散放くして、任を受けては憂えず、局に居りては治まらず、蓋し、分かち難きの五なり。御手洗勝著『抱朴子外篇簡注』(二)、広島大学文学部哲学研究室、1967年、580頁。
396 本田濟訳注『抱朴子外篇1』平凡社、2002年、200~201頁。
397 「士有控弦命中、空拳入白、倒乘立騎、五兵畢習。而體輕慮淺、手勦心怯、虛試無對、而實用無驗、望塵奔北、聞敵失魄。蓋難分之六也」士には、弦を控きて命中し、空拳白に入り、倒に乗り立ちて騎り、五兵畢く習えり。而るに體は輕きも慮は淺く、手は勦きも心は怯え、虛試には對無けれども實用には驗無く、塵を望みて奔北り、敵を聞いて魄を失うもの有り。蓋し、分かち難きの六なり。御手洗勝著『抱朴子外篇簡注』(二)、広島大学文学部哲学研究室、1967年、580頁に基づき一部を改めた。

398 本田濟訳注『抱朴子外篇1』平凡社、2002年、201頁。

399 「士有梗概簡緩、言希貌樸、細行闕漏、不為小勇、跼蹐拘檢、犯而不校、握爪垂翅、名為弱愿。然而膽勁心方、不畏強禦、義正所在、視死猶歸、支解寸斷、不易所守。蓋難分之七也」士には梗概簡緩にて、言希に貌樸び細行に闕漏あり、小勇を為さず、跼蹐、拘檢えて犯せども校わず、爪を握り翅を垂れ、名づけて弱愿と為すもの有り。然り而るに膽勁く心方しく、強禦を畏れず、義正の在る所、死を視ること猶を歸るがごとく、支解、寸斷さるるも、守る所を易れず。蓋し、分かち難きの七なり。御手洗勝著『抱朴子外篇簡注』(二)、広島大学文学部哲学研究室、1967年、580頁。

400 本田濟訳注『抱朴子外篇1』平凡社、2002年、201頁。

401 「士有孝友温淑、恂恂平雅、履信思順、非禮不蹈、安困潔志、操清氷霜、而疏遲迂濶、不達事要、見機不作、所為無成、居己梁倡、受任不舉。蓋難分之八也」士には、孝友・温淑、恂恂・平雅、信を履み順を思い、禮に非ざれば蹈まず、困しみに安んじ志を潔くし、操は氷・霜よりも清きもの有り。而るに疏遲・迂濶にして事要を達らず、機を見て作さず、為す所成る無く、己に居りて梁倡たり、任を受けては舉がらず。蓋し、分かち難き八なり。御手洗勝著『抱朴子外篇簡注』(二)、広島大学文学部哲学研究室、1967年、580〜581頁。

402 本田濟訳注『抱朴子外篇1』平凡社、2002年、201頁。

403 「士有行己高簡、風格峻峭、嘯傲偃蹇、凌儕慢俗、不肅檢括、不護小失、適情率意、旁若無人、朋黨排讁、談者同敗、士友不附、品藻所遺。而立朝正色、知無不為、忠於奉上、明以攝下。蓋難分之九也」士には、己を行うこと高簡にして風格峻峭しく、嘯傲り偃蹇り、儕を淩ぎ俗を慢り、檢括に肅まず、小失を護わず、情を適くし意に率いて、旁人無きが若く、朋黨は排讁け、談者は同に敗り、士友附かずして遺し所を、品藻するもの有り。而るに朝に立ちて色を正し、知りて為さざること無く、奉上に忠にして、明以て下を攝つ。蓋し、分かち難きの九なり。御手洗勝著『抱朴子外篇簡注』(二)、広島大学文学部哲学研究室、1967年、581頁。

404 本田濟訳注『抱朴子外篇1』平凡社、2002年、202頁。

405 「士有含弘曠濟、虚己受物、藏疾匿瑕、温恭廉潔、勞謙冲退、救危全信、寄命不疑、託孤可保、而純良暗權、仁而不斷、善不能賞、惡不忍罰、忠貞有餘、而幹用不足、操柯猶豫、廢法效非、枉直混錯、終於負敗。蓋難分之十也」士には含弘、曠濟

い、己を虚しうして物を受け、疾を藏め瑕を匿し、温恭にして廉潔、勞謙にして冲退、危きを救いて信を全し、命を寄せて疑えず、孤を託して保う可きもの有り。而るに純良にして權に暗く、仁にして斷たず、善は賞する能わず、惡は罰するに忍びず、忠貞は餘り有れども、幹用は足らず、柯を操りて猶豫し法を廢して非を効し、枉直混錯し、負敗に終る。蓋し、分かち難きの十なり。御手洗勝著『抱朴子外篇簡注』(二)、広島大学文学部哲学研究室、1967年、581頁。

406 本田濟訳注『抱朴子外篇1』平凡社、2002年、202頁。

407 「神」の物質基礎が「気」(元気)であり、「形」に現れた「美」の特徴が「韻」である。そして内在の「気」と外在の「韻」による「美」の完全結合を指す。万志全著『中国古代審美理想』中国社会科学出版社、2010年、217~223頁。

408 『宋書』巻六十六、梁、沈約撰、列傳、第二十六、王敬伝。

409 諸橋轍次『大漢和辞典』第8巻、大修館書店、1967年、444頁。

410 許慎撰『説文解字』上海古藉出版社、1988年、3頁。

411 「有神自在身、一往一來、莫之能思。失之必亂、得之必治」神、自ら身に有り、一往一来、之を能く思ふもの莫し。之を失へば必ず乱れ、之れを得れば必ず治まる。遠藤哲夫著、新釈漢文大系第43巻『管子』(中)、明治書院、1991年、831~833頁。

412 「唯、神化為貴、至精為神」唯だ神化を貴と為し、至精を神と為す。楠山春樹著、新釈漢文大系、第55巻、『淮南子』(中)、明治書院、1982年、397~398頁。

413 「古聖王、至精形於内、而好憎忘於外、出言以副情、發號以明旨、陳之以禮樂、風之以歌謡、業貫萬世而不壅」古の聖王は、至精、内に形して、好憎、外に忘れ、言を出して以て情に副ひ、号を発して以て旨を明らかにし、之を陳ぶるに礼楽を以てし、之を風するに歌謡を以てし、業、万世を貫きて壅がらず。楠山春樹著、新釈漢文大系、第55巻、『淮南子』(中)、明治書院、1982年、401~403頁。

414 諸橋轍次『大漢和辞典』第12巻、大修館書店、1968年、225頁。

415 『黄帝内経』における和諧の思想は『周易』と先秦諸家学説の影響を受け、『易傳』には和諧思想を提唱し、「太和」の概念を生み出したという。蘇培慶、戦文翔主篇『中医哲学概論』中国中医薬出版社、2009年、49~53頁。

416 「凡治身者、太上養身、其次養形也」凡そ身を治むるは、太上は身を養い、其の次は形を養うなり。黄帝内経注解叢刊第九巻『類経』オリエント出版、1993年、68頁。

417 「執道者徳全、徳全者形全、形全者神全、神全者聖人之道也」道を執る者は徳全く、徳全き者は形全く、形全き者は神全し。神全き者は聖人の道なり。市川安司『荘子』新釈漢文大系第八巻、明治書院、２００８年、３８４頁。

418 「抱朴子曰、體粗者繋形。知精者得神。原始見終者、有可推之緒。得之未眹者、無假物之因、是以書見天地」抱朴子曰く、體の粗き者は形に繫り。知の精なる者は神を得る。始めを原ね終りを見る者は、推る可きの緒有り。これを未眹に得る者は、物の因に假ることし。書、以て天地を見る（未だ明と称するに足らず）。御手洗勝著『抱朴子』外篇簡注（三）、広島大学文学部中国哲学研究室、１９６８年、９９９頁。

419 本田濟訳注『抱朴子外篇２』平凡社、２００２年、71頁。

420 「抱朴子曰、威施之艶、粉黛無以加。二至之気、吹呼不能増。是以懐英逸之量者、不務風格以示異。體邈俗之器者、不恤小譽以徇通」抱朴子曰く、威施の艶は、粉、黛も以て加うるなく、二至の気は、吹呼も増すこと能わず。是を以て英逸の量を懐ける者は、風格に務めて以て異を示すことをせず、邈俗の器を體する者は、小譽を恤えて以て通を徇むることをせず。御手洗勝著『抱朴子』外篇簡注（三）、広島大学文学部中国哲学研究室、１９６８年、１０１３〜１０１４頁。

421 本田濟訳注『抱朴子外篇２』平凡社、２００２年、77頁。

422 「抱朴子曰、物貴濟事而飾爲其末。化俗以徳而言非其本。故綿布可以禦寒。不必貂狐。淳素可以匠物。不在文辯」抱朴子曰く、物は事をなすを貴ぶ。而して飾は、其の末と為す。俗を化するには徳を以てす、而して言は其の本に非ず。故に綿布は、寒を禦ぐ可くして、貂狐（けがわ）を必（ま）たず。淳素は以て匠（ただ）す可くして、文辯（かざりたることば）に在（あ）らず。御手洗勝著『抱朴子』外篇簡注（三）、広島大学文学部中国哲学研究室、１９６８年、１１０４頁。

423 本田濟訳注『抱朴子外篇２』平凡社、２００２年、１０６頁。

424 『大漢和辞典』第一巻、２９３頁。

425 万志全著『中国古代審美理想』中国社会科学出版社、２０１０年、２７９頁。

426 鄭玄（１２７〜２００年）、後漢の訓詁学者。

427 味を調べる。通じて和を作る。『集韻』「盉、通作和」諸橋轍次著『大漢和辞典』八巻、大修館書店、１９６７年、１０８〜１０９頁。

428 「是故謹和五味、骨正筋柔、気血以流、湊理以密。如是則骨気以精。謹道如法、長有天命」是の故に謹んで五味を和すれば、骨正しく筋柔らか、気血は以て流れ、腠理は以て密なり。是の如ければ則ち骨気を以て精なり。道に謹しむこと法の如くすれば、長く天命を有たん。島田隆司訳所収（前掲）『現代語訳・黄帝内経素問』上、78〜79頁に基づき一部を改めた。

429 「五氣入鼻、藏於心肺。上使五色修明、音聲能彰。五味入口、藏於腸胃。味有所藏、以養五氣。氣和而生、津液相成、神乃自生」五気は鼻より入り、心肺に蔵さる。上は五色をして明を修めしむれば、音声能く彰らかなり。五味は口より入り、腸胃に蔵さる。味に蔵する所有りて、以て五気を養う。気和して津液を生じ、相い成りて神乃ち自ら生ず。庄司良文訳所収（前掲）『現代語訳・黄帝内経素問』上、182〜183頁に基づき一部を改めた。『類経』巻十一氣味類天食人以五氣地食人以五味の注に「五味入口、由咽而藏於腸胃。胃藏五味、以養五藏之氣、而化生津液、以成精、精氣充而神自生（五味口より入り、咽由りして腸胃に蔵さる。胃、五味を蔵し、以て五蔵の気を養いて、化して津液を生じ、以て精を成し、精気充ちて神自ら生ず）」とみえる。（）の部分は、この注を参照して補った。

430 「余聞、人之合於天道也、内有五藏、以應五音、五色、五時、五味、五位也。外有六府、以応六律。六律建陰陽諸經、而合之十二月、十二辰、十二節、十二経水、十二時、十二経脈者」余聞く、人の天道に合するや、内に五蔵あり、以て五音、五色、五時、五味、五位に応ずるなり。外に六府あり、以て六律に応ず。六律は陰陽の諸経を建て、而して之れを十二月、十二辰、十二節、十二経水、十二時、十二経脈に合せしむる者なり。勝田正泰訳所収（前掲）『現代語訳・黄帝内経霊枢』上、259〜261頁に基づき一部を改めた。

431 「黄帝曰、願聞穀気有五味、其入五藏、分別奈何。伯高曰、胃者、五藏六府之海也。水穀皆入于胃、五藏六府皆稟気于胃。五味各走其所喜」黄帝曰く、願わくは穀気に五味ありて、其の五蔵に入るや、分別することいかなるかを聞かん。伯高曰く、胃なる者は、五蔵六府の海なり。水穀皆胃に入り、五蔵六府皆気を胃に稟く。五味各々その喜ぶ所に走る。武田時昌、佐藤実訳所収（前掲）『現代語訳・黄帝内経霊枢』下、162〜163頁。

432 「脾胃者、倉廩之官、五味出焉」脾胃は、倉廩の官、五味焉より出づ。日本内経医学会所収『重廣補注黄帝内経素問』霊蘭秘典論篇第八、2004年、23頁、下段。

433 「五味之美、不可勝極。嗜欲不同、各有所通。天食人以五氣、地食人以五味」五味の美は、勝（あ）げて極む可からず。嗜欲同じからず、各々通ずる所あり。天は人に食らわしむるに五気を以てし、地は人に食らわしむるに五味を以てす。庄司良文訳所収（前掲）『現代語訳・黄帝内経素問』上、181〜183頁に基づき一部を改めた。

434 「五味入口、藏於胃、以養五藏氣。氣口亦太陰也」五味、口より入り、胃に蔵され、以て五蔵の気を養う。気口もまた太陰なり。庄司良文訳所収（前掲）『現代語訳・黄帝内経素問』上、211〜212頁に基づき一部を改めた。『黄帝内經素問』

巻三、唐王冰次註、宋林億等校正、五藏別論の注に「氣口在手魚際之後、同身寸之一寸、氣口之所候、脉動者是手太陰脉氣所行。故言氣口亦太陰也〈気口は手の魚際の後に在り、身寸の一寸に同じ、気口の候う所、脉動は是れ手の太陰脉の気の行（めぐ）る所。故に気口も亦た太陰と言うなり〉」とみえる。

435 「中和の美」「文質の美」の概念がある。呉景東、劉寧主篇、普通高等教育十一五国家級規格教材『中医美容技術』科学出版社、２００６年、１１４～１１９頁。類似した考え方は彭慶星、黄霏莉、傅杰英、李紅陽篇『美容中医学』新世紀美容学継続教育重書、科学出版社、１９９９年、71～77頁に所載。

436 「和也者、天下之達道也。致中和、天地位焉、萬物育焉」和なる者は、天下の達道なり。中和を致して、天地位し、万物育（はぐく）む。赤塚忠、文入宗義、田中忠著、新釈漢文大系第二巻『大学・中庸』明治書院、１９６７年、２０４～２０５頁。

437 東京大学中国哲学研究室篇『中国思想史』東京大学出版会、１９８４年、27～29頁に基づき一部を加筆した。

438 「治気養心之術、血気剛彊、則柔之以調和。〈中略〉愚款端愨、則合之以禮樂通之以思索」治気養心の術、血気剛強なれば、則ち之を柔ぐるに調和を以てし、〈中略〉愚款端愨なれば、則ち之れを合するに礼楽を以てし、之を通ずるに思索を以てす。藤井専英、三樹彰、田中忠著、新釈漢文大系第五巻『荀子』（上）、明治書院、１９６７年、51～52頁。

439 「能以中和理天下者、其道大盛。能以中和養其身者、其寿極命」能く中和を以て天下を理むる者は、其の道（徳）大ひに盛ん。能く中和を以て其の身を養ふ者は、其の寿、命を極む。董仲舒の撰になる『春秋繁露』（以下『繁露』と称す）については、偽書との疑問を抱かれたこともあり、古来あまり重視されてはこなかった。『欽定四庫全書』経部五、春秋繁露、目録、春秋類、附録は次のようにある。「臣等謹案春秋繁露十七巻、漢董仲舒撰。繁或作蕃、蓋古字相通。其立名之義不可解、中興館閣書目謂、繁露、冕之所垂。有聯貫之象。春秋比事屬辭、立名或取諸此。亦以意為説也。其書發揮春秋之旨、多主公羊、而往往及陰陽五行。考仲舒本傳、蕃露・玉杯・竹林皆所著書名、而今本玉杯・竹林乃在此書之中。故崇文總目頗疑之、而程大昌攻之尤力。今觀其文、雖未必全出仲舒、然中多根極理要之言、非後人所能依託也。是書宋代已有四本、多寡不同、至樓鑰所校、乃為定本臣」。文淵閣本『四庫全書』１８１冊、経部１７５、春秋類、驪江出版社、１９８８年、７００頁。また、四庫全書出版工作委員会篇『文津閣四庫全書提要匯篇』商務印書出版、２００６年、４３４頁にもみえる。

440 「守之以一、養之以和」。帰葉山房発行、重校精印『漢魏六朝百三名家集』、「嵇中散集」論、九の表。

441 日本人が培ってきた「和」が、異質のものを共存させる力を育て、互いに対立するもの、相容れないものを和解させ、調和させる力が働いているという。長谷川櫂著『和の思想―異質のものを共存させる力―』中公新書、２０１０年、41～42頁、

60頁。

442 「礼之用和為貴注1、先王之道斯為美」礼の用は和を貴しと為す。先王の道も、斯れを美と為す。吉田賢抗著、新釈漢文大系第一巻『論語』明治書院、１９６０年、28～29頁。（注１：礼の運用にあたっては、和らぎ、調和することを大切とする意味）。

443 「必先五勝、疏其血氣、令其調達、而致和平」必ず五勝を先にし、その血気を疏し、それをして調達せしめ、和平を致す。松村巧訳所収、（前掲）、『現代語訳・黄帝内経素問』下、２００６年、４５４～４５７頁に基づき一部を改めた。

444 気は陽に属し上昇、外に向かう性質を持つ。血は陰に属し下降、内に向かう性質がある。相対立する性質が共存しながら人体の正常な営みを行っている。

445 万志全著『中国古代審美思想』中国社会科学出版社、２０１０年、２５８～２６０頁に『鄭板橋集』所載の板橋題画の「竹」をあげ、こころの物質化について述べている。鄭燮著『鄭板橋集』板橋題画、「竹」上海古籍出版社、１９６２年、１５４頁参照。

446 「若然者、其心忘、其容寂、其顙頯、凄然似秋、煖然似春、喜怒通四時、與物有宜、而莫知其極」然るが若き者は、其の心忘たり、其の容（かたち）寂たり、其の顙頯（ひたひけい）たり。凄然として秋に似、煖然として春に似たり、喜怒は四時に通じ、物と宜しき有りて、其の極を知る莫し。唐順之篇『文篇』巻二十四、大宗師、欽定四庫全書にある。句読は阿部吉雄他、『老子・荘子』明治書院、新釈漢文大系第7巻、２００７年、２４９頁。

447 宇佐美文理著『歴代名画記』岩波書店、２０１０年、99～１０６頁、１８８頁。

448 「抱朴子曰、膚表或不可以論中。望貌或不可以核能。仲尼以喪家之狗。公旦類朴斲之材。咎繇面如蒙箕。伊尹形若槁骸。及龍陽宋朝猶、土偶之冠夜光。藉孺、董鄧猶錦紈之裹塵埃也」抱朴子曰く、膚表は、以て中を論ず可からず或り。望貌は、以て能を核ぶる可からざる或り。仲尼は喪家の狗に似。公旦は朴斲の材に類し、咎繇は面蒙供の如く、伊尹は形槁體の若くなりけり、龍陽、宋朝に及んでは、猶お土偶の冠れるがごとく。藉孺、董賢、鄧通は猶お錦紈の塵埃を裹めるがごとし。御手洗勝著『抱朴子』外篇簡注（三）、広島大学文学部中国哲学研究室、１９６８年、１０４５～１０４６頁。

449 本田濟訳注『抱朴子外篇２』平凡社、２００２年、88～89頁。

450 「抱朴子曰、志得則顔怡。意失則容戚。木朽則末枯。源淺則流促。有諸中者必形乎表、發乎邇者必著乎遠」抱朴子曰く、志、得れば則ち顔怡び、意、失すれば則ち容戚み、木、朽つれば則ち末枯れ、源浅ければ則ち流促し。諸を中に有する者は、必ず表に形れ、邇きに發する者は、必ず遠きに著わる、と御手洗勝著『抱朴子』外篇簡注（三）、広島大学文学部中国哲学研究室、1968年、1029頁。

451 本田濟訳注『抱朴子外篇2』平凡社、2002年、85頁。

452 拙著『わかりやすい臨床中医蔵府学』第三版、医歯薬出版、2013年、21～22頁。

453 「五藏所藏。心藏神」五藏の藏する所。心は神を藏す。藤山和子訳所収（前掲）『現代語訳・黄帝内経素問』上、408頁に基づき一部を改めた。

454 「心者君主之官也、神明出焉」心なる者は、君主の官なり。神明焉（ここ）より出ず。庄司良文訳所収（前掲）『現代語訳・黄帝内経素問』上、161～164頁。『黄帝内経素問補註釋文』巻之八、霊蘭秘典論篇、『黄帝内経素問遺篇』巻之三、『黄帝内経素問遺篇』巻之五に同文がある。

455 「心者、生之本、神之變也。其華在面、其充在血脉」心なる者は、生の本、神の変なり。其の華は面に在り、其の充は血脈にあり。庄司良文訳所収（前掲）『現代語訳・黄帝内経素問』上、183～184頁に基づき一部を改めた。『黄帝内經素問』巻三、唐王冰次註、宋林億等校正、六節藏象論の注に「心者君主之官、神明出焉、然君主者、萬物繫之、以興亡、故曰心者生之本、神之變也。火氣炎上、故華在面也、心養血、其主脉、故充在血脉也〈心は君主の官、神明焉より出づ、然らば君主は、万物之れに繋がりて、以て興亡す、故に曰く、心は生の本、神の變なり。火気炎上す、故に華、面に在るなり、心、血を養い、其れ脉を主る、故に充、血脉に在るなり〉」とみえる。

456 「衣被不斂、言語善惡、不避親疏者、此神明之亂也」衣被斂（おさ）めず、言語善悪し、親疏避けざる者は、此れ神明の乱るるなり。庄司良文訳所収（前掲）『現代語訳・黄帝内経素問』上、273～274頁に基づき一部を改めた。

457 「夫五運陰陽者、天地之道也。萬物之綱紀、變化之父母、生殺之本始、神明之府也」それ五運陰陽なる者は、天地の道なり。萬物の網紀、変化の父母、生殺の本始、神明の府なり。松村巧訳所収（前掲）『現代語訳・黄帝内経素問』下、4～6頁。『黄帝内経素問補註釋文』巻之五「府官府也。言所以生殺變化之多端者、何哉以神明居其中也。下文曰、天地之動靜、神明爲之綱紀。故『易繫辭』曰、陰陽不測之謂神。亦謂居其中也。新校正云、詳「陰陽」至「神明之府」與『天元紀大論』同注頗異」とある。『重廣補注黄帝内経素問』巻第二、陰陽應象大論篇第五に載る「神明之府」の注に同文がある。

458 「金〈正〉心在中、不可匿。外見於形容、可知於顏色」正心中に在れば、匿す可からず。外、形容に現れ、顔色に知らる。「金」と「正」の誤りとする。（兪樾、許維遹）に従い、「正心在中」に改める。遠藤哲夫著、新釈漢文大系、第43巻『管子』

中、明治書院、２０１０年、７００～０２頁。本書は管仲の著作として伝えられてきたが、最近の研究では戦国時代から秦漢にかけて管仲の複数の弟子らによって書き継がれて成立したとされる。内山知也著・新釈漢文大系、別巻『漢籍解題事典』明治書院、２０１３年、62頁。

459 「全〈正〉心在中、不可蔽匿。和〈知〉於形容、見於膚色」全心中に在れば、蔽匿す可からず。形容に知られ、膚色に見る。全心在中不可蔽匿、心術下篇(2)の「金心在中不可匿」の「金」を「正」に改めたのにならい、「全」を「正」の字に改める。また、和於形容見於膚色の「和」を「知」の誤りとする。（劉績、王念孫）に従い、「知」の字に改める。遠藤哲夫著、新釈漢文大系、第43巻『管子』中、明治書院、２０１０年、８３５～８３６頁。

460 「人能正静、皮膚裕寛、耳目聰明、筋信而強」人能く正静なれば、皮膚裕寛に耳目聡明に、筋信びて骨強し。遠藤哲夫著、新釈漢文大系、第43巻『管子』中、明治書院、２０１０年、８３２～８３３頁。

461 「氣者身之充也。行（正）者（行）之義也。充不美、則心不得」気は身の充なり。正は行ひの義なり。充、美ならざれば、則ち心、得ず。遠藤哲夫著、新釈漢文大系、第43巻『管子』中、明治書院、２０１０年、６９６～６９９頁。

462 「輔鍼導氣、邪得淫泆、眞氣得居」鍼をたすけて気を導けば、邪、淫泆するを得、真気、居るを得。白杉悦雄訳所収（前掲）『現代語訳・黄帝内経霊枢』下、３２７～３２８頁に基づき一部を改めた。

463 「凡欲診病者、必問飲食居處、暴樂暴苦、始樂後苦。皆傷精氣、精氣竭絶、形體毀沮」凡そ病を診んと欲する者は、必ず、飲食、居処、暴（にわ）かに楽しみしか、暴かに苦しみしか、始めに楽しみしか、後に苦しみしか、を問う。皆な精気を傷つけ、精気をして竭絶せしめ、形体をして毀沮せしむるなり。石田秀実訳所収（前掲）『現代語訳・黄帝内経素問』下、４９４～４９５頁に基づき一部を改めた。『類経』巻十一五過四徳の注に「樂則喜、喜則氣緩、苦則悲、悲則氣消、故苦樂失常。皆傷精氣、甚至竭絶、則形體毀沮。沮壊也（楽しめば則ち喜び、喜べば則ち気緩み、苦しめば則ち悲しみ、悲しめば則ち気消ゆ、故に苦楽、常を失う。皆な精気を傷つけ、甚しきは竭絶するに至れば、則ち形体毀沮す。沮は壊なり）」とみえる。

464 （前掲）『難経解説』３３６～３３８頁に基づき一部を改めた。

465 「神乎神、耳不聞、目明、心開而志先。慧然獨悟、口弗能言。倶視獨見。適若昏、昭然獨明、若風吹雲。故曰神」神なるかな神、耳、聞かざるも、目、明らかにして、心開きて志（おぼ）ゆること先んず。慧然として独り悟るも、口言うこと能わず。倶に視るも独り見る。適（かな）うこと、昏（くら）きに昭然として独り明らかなるが若く、風の雲を吹くが若し。故に神と曰う。「目明」については郭靄春『黄帝内経素問校注語訳』貴州教育出版社、２０１０年、１６３頁に「目」の下に

「不」の字が欠けている説を紹介している。これにより「目明らか（ならず）して」という訳になるとの家本誠一の指摘がある。（前掲）『黄帝内経素問訳注』第二巻、145頁。

466 「一日治神。二日知養身。三日知毒藥爲真。四日制砭石小大。五日知府藏血気之診」一に曰く神を治む。二に曰く身を養うことを知る。三に曰く毒薬の真たるを知る。四に曰く砭石の小大を制す。五に曰く府蔵血気の診を知る。藤山和子訳所収（前掲）『現代語訳・黄帝内経素問』上、424～425頁に基づき一部を改めた。

467 「血有餘則怒、不足則恐」血、余り有れば則ち怒り、足らざれば則ち恐る。藤山和子訳所収（前掲）『現代語訳・黄帝内経素問』中、375～376頁に基づき一部を改めた。

468 「手少陽之上、血気盛則眉美以長、耳色美。血気皆少則耳焦悪色」手の少陽の上、血気盛んなれば則ち眉美（うるわ）しくて以て長く、耳の色美し、血気皆な少なければ則ち耳焦げ色悪（みにく）し。白杉悦雄訳所収（前掲）『現代語訳・黄帝内経霊枢』下、254～255頁に基づき一部を改めた。

469 景自中央図書館珍蔵善本、明、徐春甫撰『古今医統大全』新文豊出版、民国64年。

470 李鼎主篇『経絡学』上海科学技術出版社1994年、120頁。

471 「聚気可布」聚気は布く可し。島田隆司訳所収（前掲）『現代語訳・黄帝内経霊枢』上、189～190頁。

472 「人亦有四海十二経水、経水者、皆注於海」人にも亦四海、十二経水あり。経水なる者は、皆な海に注ぐ。藤川和子訳所収（前掲）『現代語訳・黄帝内経霊枢』上、2007年、486～489頁に基づき一部を改めた。

473 「散気可収」散気は収むべし。島田隆司訳所収『現代語訳・黄帝内経霊枢』上、189～190頁。

474 「故絡絶則徑通、四末解則気従合、相輸如環」故に絡絶すれば則ち徑通じ、四末解くれば則ち気従い合し、相い輸ること環のごとし。白杉悦雄訳所収（前掲）『現代語訳・黄帝内経霊枢』下、222～223頁。

475 「其離合出入奈何」其の離合出入、奈何、と。〔中略〕「足太陽之正、別入於膕中」足の太陽の正は、別れて膕中に入る。〔中略〕「手少陰之正、別入于淵腋兩筋之間、屬於心、上走喉嚨、出于面、合目内眥」日本内経医学会『霊枢』2006年、29頁、下段、6～2。手の少陰の正は、別れて淵腋（淵腋穴）の両筋に入り、心に属し、上りて喉嚨を走り、面に出て、目の内眥に合す。勝田正泰訳所収、（前掲）『現代語訳・黄帝内経霊枢』上、2007年、260～266頁。

476 オリエント臨床文献研究所監修、鍼灸流儀書集成20『沙脹玉衡・瘍医新書』オリエント出版、2002年、73頁。

477 賀普仁主篇『中華鍼灸宝庫賀普仁臨床点評本』清巻、北京科学技術出版社、2012年、1～8頁。ここには風痧、暑痧、

陰痧、陽痧、紅痧、斑痧をはじめとする72種類の痧証について論じ、痧脹の治療方法64種類が詳しく載る。

478 Mayumi Watanabe. 2012. Skin rubdown with a dry towel,'kanpu-masatsu'is an aerobic exercise affect-ing body temperature, energy production, and the immune and autonomic nervous systems. *Biomedical Research* 33（4）: 243-248.

479 Mayumi Watanabe. 2012. The effects of application of an ancient type of acupuncture needle on body temperature, immunefunction and autonomic nerve system. *Health* Vol. 4, No. 10 : 775-780.

480 傳田光洋著『皮膚感覚と人間のこころ』、新潮社、２０１３年、１１２頁に池山和幸氏の論文（Ikeyama k. 2010. *J Invest Dermatol* 130 : 1158-1166.）を引用。

481 （前掲）『皮膚感覚と人間のこころ』１１２頁にBoutin AT. 2008. *Cell* 133 : 223-234. を引用。

482 （前掲）『皮膚感覚と人間のこころ』１１３頁にScheidemann F. 2008. *Exp Dermatol* 17 : 481-488. を引用。

483 広井良典著『ケア学』医学書院、２００７年、16頁。

484 （前掲）『ケア学』１６５頁。

485 王冰注、林億等校正、明顧従徳翻刻宋本縮影『黄帝内経素問』人民衛生出版社、１９６３年。

486 王洪図著『王洪図講稿』人民衛生出版社、２００８年、４４７〜４５２頁。

487 渡辺慧氏は、物理学者シュレディンガーによると、生体は外部環境からの負のエントロピーを取り込み、正のエントロピーを放出して「内部環境」の秩序を維持しているシステムで、渡辺氏はこのような生体の「内部環境」では逆因果律とでもいうべき現象、つまり、未来が過去を決定する「逆因果律」という原理が基本となりうることを提言している。過去の状態を決めれば未来が決まり、また逆に未来の状態を決めれば過去の状態が決まる。つまり、因果律と逆因果律の両方が成立する。時間が過去から現在へ、そして未来へ流れるのは閉鎖系でしか見られない現象であり、生命は閉鎖系ではない。生体内では時間の流れが存在しないか、あるいはその方向が私たちの常識とは異なっている可能性がある。渡辺慧、清水博「物質の科学・生命の科学—因果律を超えて—」所収の石井威望他篇『ヒューマンサイエンス1ミクロコスモスへの挑戦』中山書店、１９８４年、２１８〜２２４頁。（前掲）『第三の脳』２０２〜２０４頁にも載る。

488 「抱朴子曰、事有縁微而成著。物有治近而致遠」抱朴子曰く、事、微に縁りて著を成すことあり。物、近きを治めて遠きを致すことあり。御手洗勝著『抱朴子外篇簡注』（三）広島大学文学部哲学研究室、１９６７年、１１０４頁。

489 本田濟訳注『抱朴子外篇２』平凡社、２００２年、１０７頁。

顔面部全息図

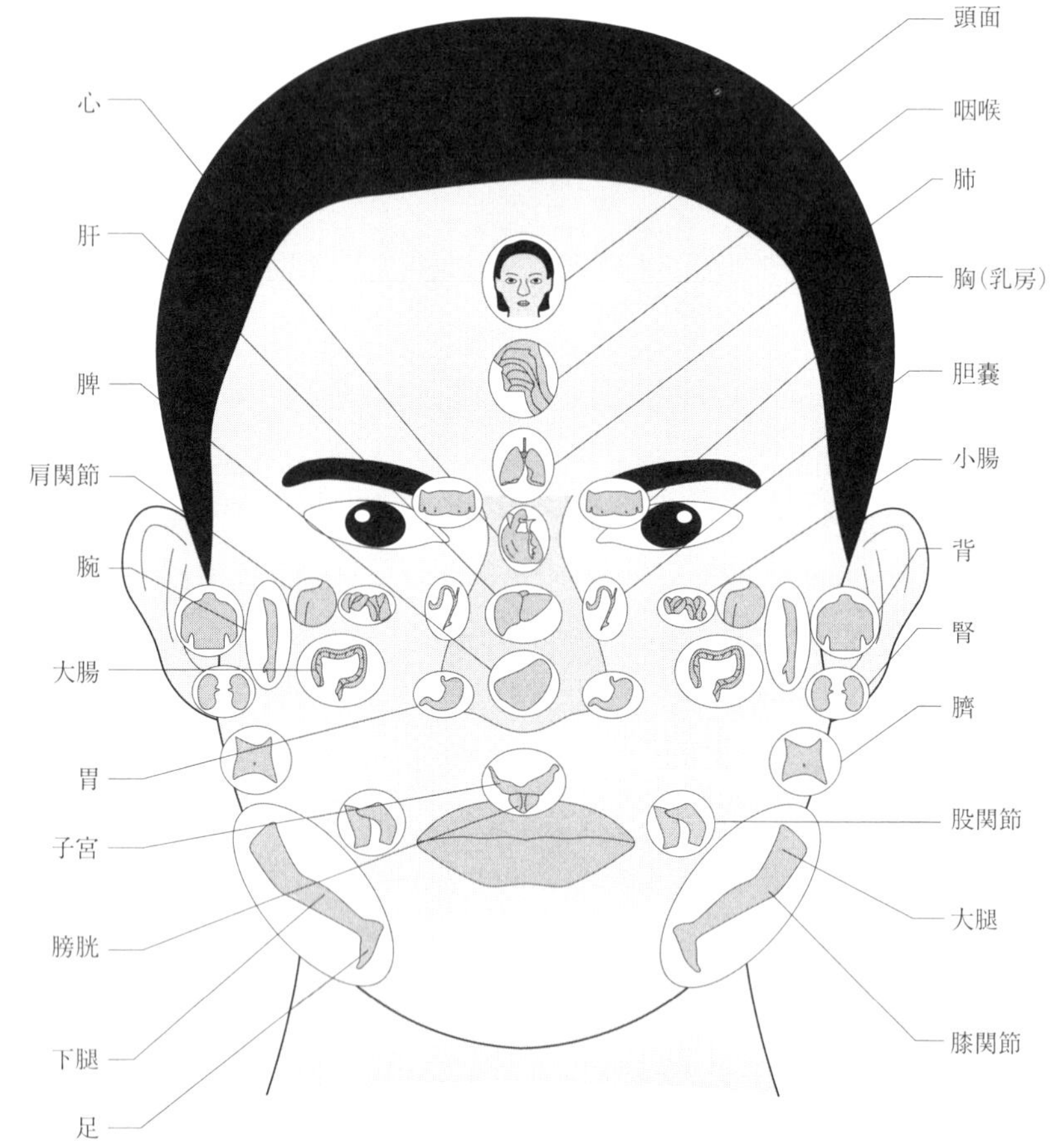

出典：陳大為編『顔面色診』天津科学技術出版社、2009 年より引用改編した。

手掌全息図

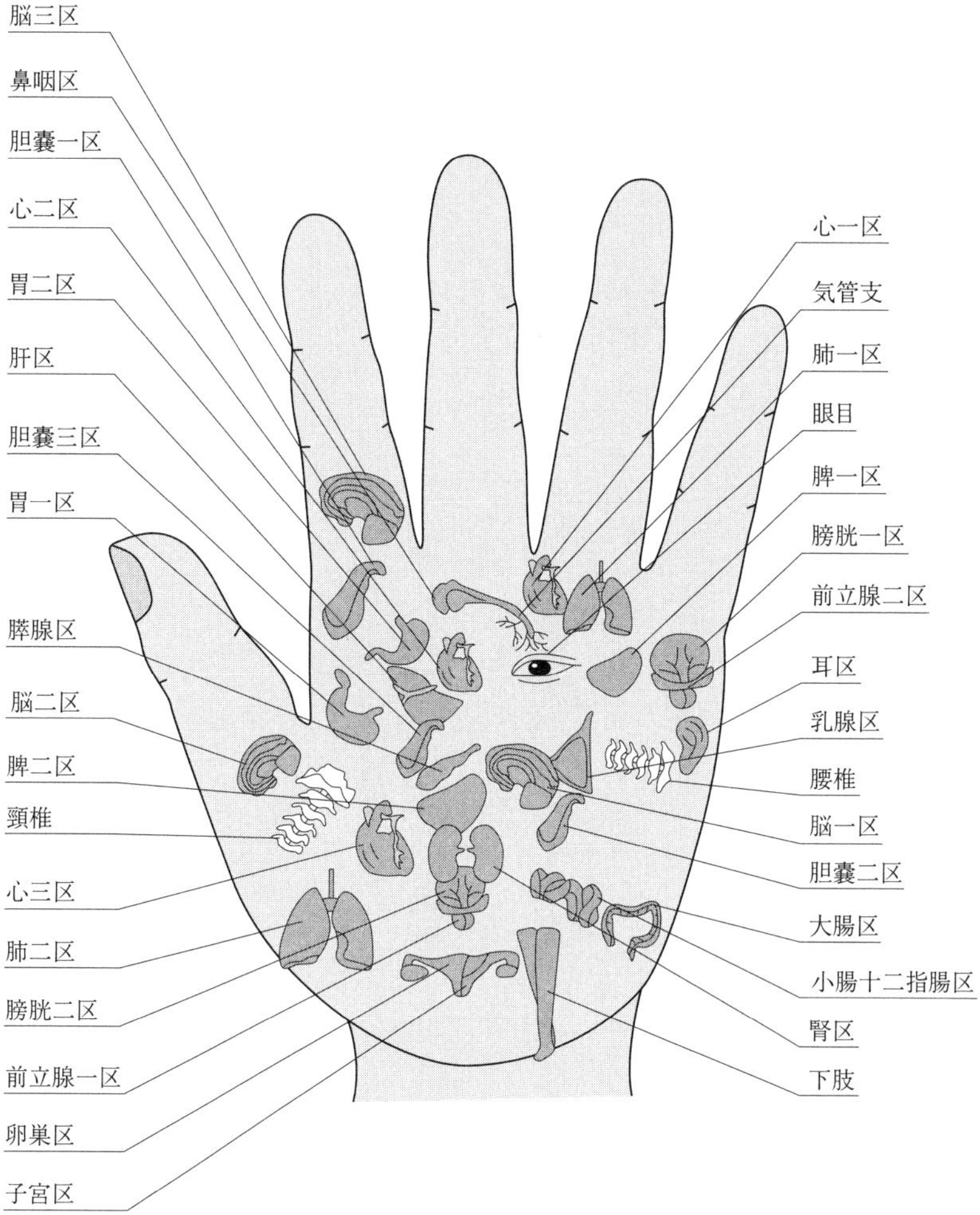

出典：陳大為編『顔面色診』天津科学技術出版社、2009年より引用改編した。

監修をおえて

大阪府立大学 人間社会システム科学研究科教授　大形　徹

王財源氏は、『黄帝内経』などに淵源をもつ医学理論にもとづいて鍼灸治療を行っている。

２０１３年、王氏の博士論文の公聴会が、大阪府立大学でつつがなく終了したあと、審査委員の一人であった斎藤憲教授が、「右肩があがらない」と訴えた。斎藤教授は科学思想史の著名な研究者である。イタリア調査から帰国した際にスーツケースが重すぎたことが原因らしい。王氏は斎藤教授の右腕に軽くさわって確かめたあと、痛む腕とは反対の左腕に少し触れただけのようにみえた。すると、ものの一分もたたないうちに、右腕が自由に動かせるようになったのである。その場に居合わせた人たちは、その神技を目の当たりにし、目を丸くしたのである。王氏の本業である鍼は一本も使っていない。王氏にとっては、これしきのことで鍼など使う必要もなかったということであろう。

その王氏が鍼を50本も自分の顔に刺している写真がある。鍼を打つと顔が小さくなり、いわゆる小顔になる。また皺がシャキッと伸びる。その顕著な効果により、鍼灸美容は、いまや世間の注目を一挙に集め、大変なブームである。しかし、これは王氏の目指すものではなかった。

王氏は、鍼灸により美しくなれるとする、この鍼灸美容の創始者の一人であり、第一人者ともいえる。その効果を自らの顔面で示したのにはわけがあったのである。

鍼灸美容は、顎の骨を削ったり、シリコンを入れたり、たるんでいる皮膚を無理矢理、引っ張ったりする美容整形とは根本的に異なっている。

「鍼」という道具を使うものの、自らに内在する力を引き出して、美しくさせるのである。

ただ、われわれが気になる、もっとも根本的な問題がある。

鍼灸は「病」の治療に用いられているが、「美しくない」ことは「病」ではない。

また、「美しい」「美しくない」は、その基準が、歴史的にも地域によっても異なり、また当然、個人にもよるため、一概にとらえることはできないのである。

唐の楊貴妃（玉環）（719～756年）は、誰もが知る世界的な美人である。白楽天（772～846年）の長恨歌で「凝脂を洗う」とされ、また唐代の宮女がふくよかに描かれていることから、楊貴妃もそのようであったとされている。わたしが、中国に留学していた1983年ぐらいまでは「胖《パン》（ふとっている）」という中国語は褒め言葉であった。ところがあれよあれよというまに、女性に向かって「胖」という言葉を発することは禁句となった。現代の中国の若い女性に「楊貴妃のようだ」と言うと白い眼で睨まれるであろう。ことほどさように「美」の観念は、うつろいやすいのである。

「美」に対する感覚は難しい。「傾城」「傾国」の美女というのは、君主がその色香に迷い、国をも滅ぼしてしまうという否定的なニュアンスを含んでいる。紂王《ちゅうおう》を誑かし、殷を滅ぼした妲己、幽王を蠱惑し、周を滅ぼした褒姒《ほうじ》はマイナスイメージを含んだ美女として描かれる。

その反動として、劉宋、劉義慶編纂（４０３〜４４４年）の『世説新語』では、女性は賢媛篇のなかにおしこめられ、「賢」ということのみが称揚された。

『世説新語』には「容止《ようし》」篇があり、そこでは容姿と立ち居振る舞いについて述べられている。しかし、そこで取り上げられているのは、男性ばかりである。たとえば、魏の何晏《かあん》（何平叔）（?〜２４９年）は、お白粉をつけているのではないかと疑われるほど色が白かったとされている。またこの書の劉孝標（４６３〜５２１年）の注釈にひかれる『魏略』には、何晏が自らの容姿を自慢しており、立ち居振る舞いにも気をつけていたことが記されている（第四章）。美の基準のひとつが色白、つまり皮膚の色が白いということにあったことは注目すべきであろう。

何晏は『論語』の注釈書である『論語集解《しっかい》』の作者として知られている。堅苦しい儒学の経典の注釈者のイメージとはかけはなれている。

現在は男性も「美」を気にかけることが多く、男性向けのエステも人気がある。そのことを考えれば、『世説新語』にえがかれる何晏などの故事は、はるかに時代を先取りしたものであった。

さて王氏は、「安易な外形の《美》のみの追求だけでは内面の《美》に置き換えることは不可能である（第三章）」と紹介し、内面の「美」をとりあげる。外形の「美」をもとめて本書を手にとった人にとっては、肩透かしをくらったように思われるかもしれない。それではいったい、内面の「美」はどのようにすれば得られるのであろう。

じつは鍼灸医療のバイブルとされている『黄帝内経』素問には、「美」ということば自体は、わずか10箇所しかあらわれない。そして「美其食（其の食を美《うま》しとす）」（巻一、上古天真論篇第一）、「五味之美（五味の美）」（巻三、六節藏象論篇第九）のように美味の意味でとらえられている箇所が多い。また「草木榮美」（巻二十、五常政大論篇第七十）は、たしかに「美」であるが、人ではなく植物である。そして人に対して直接、「美」と述べている箇所はみあたらないように思われる。

そう考えると『黄帝内経』素問そのものは、とくに「美」を追究した書物のようにはみえないのである。王氏は、この問題をどのように解決しているのであろう。そこが、本書の最大の見所であろう。

鍼灸以外に薬物も東洋医学で重視されている。薬物は本来、「毒薬（『周礼』天官冢宰下）」である。「毒を以て毒を制す」は、毒薬で体内に入り込んだ悪鬼を殺すということに近い。治病の薬は本来、劇薬であり、飲み続けるとむしろ健康な肉体を損なうものである。ところが、毎日、飲み続けてもだいじょうぶな薬があらわれた。『神農本草経』にいう上薬（養命の仙薬）、中薬（養生の健康薬）がそうである。それぞれ１２０種ほどの薬が載せられている。これは久服すれば長寿になり、健康の増進にも効果があり、また美しくなるとされている。

『神農本草経疏』巻一二、栢實という上薬には、「久服令人潤澤美色、耳目聰明、不饑不老、輕身延年（久しく服さば人をして潤沢美色、耳目聡明、飢えず老いず、身を軽くし年を延ばさしむ）」とみえる。老いないこと、年を延ばすこと、とともに「潤沢美色」、つまり膚が潤い艶やかになり、色が美しくなるとうたわれている。

柏の実という薬物を長く服用すれば、そのような効果があらわれる。このような薬物の服用法は、鍼灸でいう「未病を治す」に近い。ただ、ここにみえる「美」は現代的な感覚の容姿を美しくすることとは少し異なっている。

『神農本草経疏』巻六、麦門冬には、「…令人肥健、美顔色、有子（…人をして肥健、顔色を美しくし、子有らしむ）」とみえる。「美顔色」だけを取り出せば、「顔色を美しくさせる」だが、その前の部分に「肥健（健やかに肥《ふと》らせ）」とあり、その後ろに「有子（子どもができるようにさせる）」とみえる。当然のことだが、これらの話は女性に対してというよりも、むしろ男性に対しての記述にみえる。また誰もが飽食できなかった古代では、むしろ肥えている方が健康であった。

本書は、第一章に序論、第二章「《気》と身体について」とある。ここでは医学書にみる「気」と「養生」の関係を明らかにしている。これは身体であるが、心理的な影響が「気」に作用し、それが経絡を介して蔵府にも影響を与えることをも論じている。

第三章「《気》による養生と《美》の観念」こそが、本書の眼目である。「《気》が《美》を創出するうえでの基本的な概念として成立することを論じた（序論での王氏の説明）」という。そして「美」の文化、養生術、医学を並べて考察している。

また「美」を妨げるものとして、「内傷七情」や「外感六淫」について論じ、また飲食が十二経絡を通じて肌膚に与える影響についても考察している。

第四章「鍼灸学による身体美の創出」では、養生の法則より、『黄帝内経』霊枢が皮膚の美容と結びついていることを考察している。また「根結篇」に記された経穴を実際に用いている。興味深いのは古代九鍼を刺さない鍼である鍉鍼として使用していることである。これは実践方法について論じている。この書が純粋な研究だけではなく、実用に供することをも目的としているということがわかる。

古典にもとづき深く研究したうえで、その成果を現代に活かすことができる、というのは研究者にとっての理想的な姿であると思う。

■著者略歴

王　財源（おう　ざいげん）

兵庫県神戸市生まれ。1981 年大阪医科大学麻酔科学教室実習生、明治東洋医学院卒業（旧：明治鍼灸柔道整復専門学校）。2007 年佛教大学大学院文学研究科　中国文学専攻修士課程修了、修士（中国文学）。2014 年大阪府立大学大学院　人間社会学研究科人間科学専攻博士後期課程修了、博士（人間科学）。

現在関西医療大学大学院　保健医療学教授（学部兼任）。日本東洋医学会会員。日本中医学会評議員。日本良導絡自律神経学会常任理事。全日本鍼灸学会近畿支部学術委員などを務めている。

著書に『わかりやすい臨床中医臓腑学』『中医学に基づいた、実践！美容鍼灸』『入門・目でみる臨床中医診断学』（医歯薬出版）など多数。共著に『特殊鍼灸テキスト』（医歯薬出版）、『図解・鍼灸療法技術ガイド』（文光堂）、『鍼灸美容学』（静風社）などがある。

■監修者略歴

大形　徹（おおがた　とおる）

兵庫県明石市生まれ。1982 年大阪大学大学院文学研究科博士後期課程単位修得退学。大阪府立大学総合科学部助手、講師、助教授を経て、現在、大阪府立大学大学院人間社会システム科学研究科教授。

著書に『不老不死－仙人の誕生と神仙術－』（講談社）。『魂のありか－中国古代の霊魂観』（角川書店）。『胎産書・雑禁方・天下至道談・合陰陽方・十問』（東方書店）。『列仙伝』共編、尾崎正治・平木康平・大形徹編（角川書店）。『講座道教第三巻・道教の生命観と身体論』共編、三浦國雄・堀池信夫・大形徹編（雄山閣出版）。『道教的・密教的辟邪呪物の調査研究』共編、大形徹・坂出祥伸・頼富本宏編（ＢＮＰ）。『道教と中国文化』葛兆光著、共訳、坂出祥伸・大形徹・山本敏雄・戸崎哲彦訳（東方書店）などがある。

美容《びよう》と東洋医学《とうよういがく》　人間美《にんげんび》と健康美《けんこうび》の原点《げんてん》

2017年11月25日　第１刷発行

著　　者　王《おう》　財源《ざいげん》
監 修 者　大形《おおがた》　徹《とおる》
発 行 者　岡村静夫《おかむらしずお》
発 行 所　株式会社静風社《かぶしきがいしゃせいふうしゃ》
〒101-0061　東京都千代田区三崎町２丁目20-7-904
TEL　03-6261-2661　FAX　03-6261-2660
http://www.seifusha.co.jp

本文・カバーデザイン　有限会社オカムラ
印刷／製本　モリモト印刷株式会社

©Zaigen Oh

ISBN978-4-9909091-1-6
Printed in Japan

落丁、乱丁本は弊社送料負担にてお取り替えいたします。

本書の複写にかかる複製、上映、譲渡、公衆送信（送信可能化も含む）の各権利は株式会社静風社が管理の委託を受けています。

JCOPY 〈(社)出版者著作権管理機構 委託出版物〉

本書の無断複写（電子化も含む）は著作権法上での例外を除き、禁じられています。複写される場合は、そのつど事前に、(社)出版者著作権管理機構（電話 03-3513-6969、FAX 03-3513-6979、e-mail : info@jcopy.or.jp）の許諾を得てください。